Die Heilkunst der Chinesen

Dr. med. Chao-Lai Meng/Dr. med. Wolfgang Exel

Die Heilkunst der Chinesen

Anleitung zur Selbsthilfe

Unter Mitarbeit von Chao-Ning Meng.

Orac

Zeichnungen: Archiv von Dr. Chao-Lai Meng sowie Gottfried Moritz

2. Auflage 1986
ISBN 3-85368-963-9

Schutzumschlag: Bronislaw Zelek
Graphische Gestaltung: Gottfried Moritz
Lektorat: Ursula Sladek
Technik: Imprima W. Menches
Satz: Bernhard Computertext KG, Wien
Druck und Bindearbeiten: Wiener Verlag, Himberg bei Wien

Inhaltsverzeichnis

Vorwort

Auf den ersten Blick stimmt dieses Buch mit meinen grundsätzlichen Ansichten nicht ganz überein. Ich vertrete nach wie vor die Meinung, daß Medizinisches ausschließlich von Medizinern geleitet und durchgeführt werden muß, stehe also jeder Selbstbehandlung kritisch gegenüber. Nun haben wir aber andererseits gerade mit der Akupunktur und den ihr nahe stehenden Techniken eine unschädliche Methode zur Verfügung, die in vielen Fällen sehr nützlich sein kann. In dankenswerter Weise wird in diesem Buch zudem immer wieder ausdrücklich darauf hingewiesen, keine Selbstbehandlung ohne ärztliche Anleitung und Kontrolle vorzunehmen.
Mit dem vorliegenden Buch besitzt der Leser die Möglichkeit, das Gedankengut der traditionellen chinesischen Medizin zu erfassen. Das wiederum schafft gute Voraussetzungen für den Patienten, seinen Arzt bei der Behandlung wirkungsvoll zu unterstützen. In diesem Sinne begrüße ich das Buch.
Wie gesagt, es ist eine wertvolle Hilfe für alle, die sich ernsthaft mit der chinesischen Heilphilosophie befassen wollen. Die Autoren haben sich größte Mühe gegeben, Wissenswertes leicht verständlich wiederzugeben. Deshalb wünsche ich „Chinas Heilkunst“ entsprechende Verbreitung im interessierten Leserkreis.
Als Akupunkteur mit mehr als 30jähriger Erfahrung staune ich noch immer darüber, wie rasch sich die Akupunktur und ihre „Verwandten“ (Akupressur, chinesische Massage usw.) im Westen durchgesetzt haben. Leider auch mit zahlreichen Auswüchsen, die ich verurteile. Dieses Buch allerdings bietet seriöse Information.

Prof. Dr. med. Johannes Bischko

Akupunktur — Akupressur

Allgemeines

Verunsichert durch Sensationsberichte über die Schädlichkeit von Medikamenten (deren Nutzen in unverantwortlicher Weise pauschal bestritten wird), wenden sich immer mehr Patienten sogenannten Alternativmethoden zu. Nicht nur Großmutters Hausmittel kommen verstärkt zu Ehren, auch mystische Heilmethoden ferner Länder. Selbst die öffentliche Entlarvung jener Taschenspielertricks, deren sich philippinische „Wunderheiler" bedienen, konnte leider nur wenige beeindrucken. Der dringende Wunsch, an jemanden oder an etwas zu glauben, treibt Kranke mehr denn je in die Arme von Scharlatanen.
Wir wollen hier nicht untersuchen, warum das Vertrauen vieler Patienten in die Kunst der Ärzte und auch in die doch so gewaltigen Errungenschaften der modernen Medizin nachhaltig erschüttert ist. Uns hat vielmehr das wachsende Interesse für Akupunktur, Akupressur und andere fernöstliche Techniken dazu veranlaßt, die Leser einerseits mit der traditionellen chinesischen Medizin vertraut zu machen, aber auch Beziehungen zu den bei uns gebräuchlichen Heilmethoden herzustellen.
Dieses Buch enthält daher zwar viele Anleitungen zur Selbstbehandlung, soll jedoch keinesfalls sinnvolle ärztliche Anordnungen ersetzen. Am Beginn jeder Eigentherapie muß unbedingt die Diagnose eines Arztes stehen, der in den meisten Fällen auch keine Einwände gegen unterstützende Maßnahmen durch den Patienten selbst geltend machen wird.
Worin unterscheidet sich Chinas ärztliche Wissenschaft von der westlichen Medizin? In bezug auf Fortschritte hinsichtlich der Technik, der Operationsmethodik oder beispielsweise auch der Chemotherapie (Penicillin wird natürlich auch in Chinas Krankenhäusern verwendet) eigentlich gar nicht. Darüber hinaus jedoch betrachten die Chinesen den Menschen wesentlich deutlicher im ganzen, als dies bei uns der Fall ist.
Die Spezialisierung wird wohl ebenfalls vorangetrieben, der Mensch in seiner Einheit allerdings darüber nicht vergessen. Während sich an unseren Universitäten einzelne Lehrer mit oft geringem Erfolg darum bemühen, Krankheiten des Körpers vom Leiden der Seele nicht völlig loszulösen, hat man in China den Zusammenhang zwischen geistigem und körperlichem Wohlbefinden schon vor Jahrtausenden erkannt.
Die Lehre der Akupunktur ist Ausdruck davon. Die Philosophie von den Körperströmen Yin und Yang, die miteinander im Gleichklang stehen müssen, zeigt dies deutlich. Chinas Kultur brachte auf dem Gebiet der Medizin reiche Erfahrungen, deren Bedeutung heute von aller Welt in zunehmendem Maße anerkannt wird. Wer von Chinas Medizin hört, denkt bestimmt in erster Linie an Akupunktur, die auch die Basis manch anderer Heilmethoden darstellt. Wir nehmen in diesem Buch verstärkt auf Techniken Bezug, die von Laien mit zufriedenstellendem Erfolg angewendet werden können. Vor allem das große Gebiet der traditionellen chinesischen Massage bietet dem Patienten viele Möglichkeiten.
Nur dem Patienten? Wesentlicher Bestandteil aller Anstrengungen in Richtung

Gesundheit ist die Vorbeugung. Sie, liebe Leser, erhalten daher auch zahlreiche Anleitungen, wie Leiden verschiedenster Art bereits im Ansatz zu verhindern sind.
Dabei leistet nicht nur die Akupressur gute Dienste, auch vernünftige Ernährung sowie regelmäßige Bewegung sind außerordentlich wichtig. Natürlich kennen auch die Chinesen jenen Dauerlauf, den die Amerikaner unter dem Namen „Jogging" als ihre Erfindung propagieren. Viel gezielter ist jedoch der Bewegungsablauf des Taijiquan (siehe Seite 111 ff.).
„Ein Fingerdruck — und der Schmerz ist weg!" Ganz so einfach funktioniert Akupressur, für die auf genannte Weise Werbung gemacht wird, natürlich nicht. Aber sachkundig angewendet, kann mit dieser besonderen Massagetechnik zahlreichen Schmerzzuständen tatsächlich erfolgreich der Kampf angesagt werden. Wichtig ist die genaue Kenntnis der entsprechenden Punkte. Auch von der Druckintensität hängt die Wirkung ab. Entscheidend ist jedoch die richtige Einstellung zu dieser Behandlungsmethode. Wir wollen Sie daher kurz mit der chinesischen Philosophie bekanntmachen, die der Akupunktur und damit auch der Akupressur zugrundeliegt.
Welch entscheidende Bedeutung die Ernährung für uns Menschen hat, wissen auch die Chinesen längst. Der Altersprozeß läßt sich zwar nicht gänzlich stoppen, aber doch soweit verzögern, daß das Leben selbst in vorgerücktem Alter noch „lebenswert" ist. Ein Kapitel ist Ernährungsrichtlinien gewidmet, deren Einhaltung als ideale Vorbeugung gegen Altersbeschwerden anzusehen ist.
Zahllose Legenden ranken sich um Ginseng, jene Wurzel, der man seit jeher wunderbare Wirkung nachsagt.
Moderne Wissenschafter stehen der Ginseng-Wurzel und ihrer angepriesenen Wirkung als Stärkungs- und vor allem Potenzmittel weit nüchterner gegenüber. Was von der koreanischen Wurzel wirklich zu halten ist, steht nunmehr zweifelsfrei fest (siehe Seite 97 ff.).
Stichwort Potenz: Selbst wenn man davon ausgeht, daß Probleme auf diesem Sektor vorwiegend psychischen Ursprungs sind, so bestehen doch Möglichkeiten, den Körper in bessere Verfassung zu bringen. Der weise Spruch „mens sana in corpore sano" (sinngemäß übersetzt: „Nur in einem gesunden Körper wohnt auch ein gesunder Geist") hat hier insoferne ebenfalls volle Berechtigung, als der willigste Geist nichts nützt, wenn das Fleisch zu schwach ist. Wir wollen jene Hilfe anbieten, die laut chinesischer Medizin möglich ist, um Potenzschwäche und auch Frigidität positiv beeinflussen zu können.
Zahlreiche Tips betreffen Alltagsleiden wie Kopfschmerz, rheumatische Beschwerden, Menstruationsstörungen, Schlaflosigkeit, Nervosität, Verstopfung usw. Die Chinesen haben für diese und auch viele andere Leiden Maßnahmen parat, die rasch und ohne schädliche Nebenwirkungen Abhilfe schaffen. Voraussetzung ist die Konsequenz des Patienten, der die Ratschläge auch genauso wie empfohlen befolgen muß.
Zahnärzte sollen durch unser Werk nicht „brotlos" gemacht werden — aber als Überbrückungshilfe gegen rasende Schmerzen (die erfahrungsgemäß an Wochenenden auftreten) eignet sich hervorragend chinesische Massage. Auch bei Haarausfall (siehe Seite 60 ff.) kann man Massage sehr wirkungsvoll einsetzen.
Zu den großen Problemen unserer trotz aller Krisen noch immer „wohlstands-

verseuchten" Gesellschaft (das ist gar nicht so abwertend gemeint, wie es klingen mag — schließlich können wir froh sein, daß es uns noch gut geht) zählen Nikotinmißbrauch und Übergewicht. Beide stellen Risikofaktoren für eine ganze Reihe lebensbedrohender Leiden dar. Denken wir nur an Bluthochdruck, der Herzinfarkt und irreparable Nierenschäden sowie schwere Durchblutungsstörungen zur Folge hat. Von Lungenkrebs ganz zu schweigen. Wer den Vorsatz faßt, das Rauchen aufzugeben und auch beim Essen Maß zu halten, der sollte einfache chinesische Methoden anwenden, die ihn bei seinem Vorhaben wirkungsvoll unterstützen.
Augenfehler bedürfen natürlich grundsätzlich einer fachärztlichen Beurteilung. Aber Sehschwäche kann wegtrainiert werden! Die Chinesen bedienen sich seit jeher einer speziellen Augenmassage, die ins tägliche Programm aufgenommen werden soll. Das Sehvermögen wird durch simple Übungen oft so sehr verbessert, daß der Patient sogar auf Brillen verzichten kann.
Zu den weiteren Anwendungsgebieten der von uns beschriebenen chinesischen Heilmethoden gehören auch noch Kreislaufstörungen, Kreuzschmerzen, zu niederer Blutdruck sowie Leistungsschwäche und Antriebslosigkeit. Allerdings: Chinas Heilkunst zeigt uns nur den richtigen Weg — gehen müssen wir ihn selbst.
Zuletzt noch ein paar Worte zur Atmung, die neben der Nahrungsaufnahme der zweite wichtige Energielieferant ist. Atmen Sie sich gesund! Chinesische Atem- und Konzentrationsübungen kurbeln die Körperabwehr durch ausreichende Sauerstoffzufuhr an.

Traditionelle chinesische Massage

Viele Menschen verbinden mit dem Begriff „Massage" noch immer eher Sauna und brutales Muskelkneten. Selbst nicht gut ausgebildete Masseure vertreten die Ansicht, sie würden ihre Kunden nur dann zufriedenstellen, wenn diese noch Tage nach der Behandlung Schmerzen verspüren.
Abgesehen davon, daß wirklich gute Spezialisten auf diesem Gebiet — etwa jene, die in Wien durch die Schule Willi Dungls gegangen sind — eine solche Vorgangsweise ablehnen, verstehen die Chinesen unter Massage eine besondere Form der Gesundheitsvorsorge. Auf den Bereich der Selbstmassage wollen wir uns beschränken.
Grundsätzlich hat die Massage uralte Tradition. Sie wurde zur Linderung und Beruhigung von Schmerzen verwendet. Der Begriff stammt aus dem Griechischen: „Massein" bedeutet „Kneten". Nachdem jahrhundertelang nur Laien die Kunst der Massage überliefert haben, beschäftigte sich erstmals P. H. Ling am Zentralinstitut für Gymnastik in Stockholm „wissenschaftlich" mit diesem Thema. Er unterschied damals noch nicht zwischen Gymnastik und Massage; deshalb nannte man diese Form auch „schwedische Massage". Heute ist das „Muskelkneten" eine Behandlungsform, die auf den Erkenntnissen der modernen Neurophysiologie beruht.
Massage wird in erster Linie lokal angewendet, im Sinne einer Reflextherapie. Dazu zählt auch die Bindegewebsmassage sowie die immer populärer werdende Reflexzonenmassage der Füße. Schmerzzustände aller Art, Störungen im Bereich des Bewegungsapparates, aber auch die große Gruppe der vegetativen

Leiden (basierend auf einer Fehlsteuerung des unbewußten Nervensystems) lassen sich mit Massage behandeln. Bei letztgenannter Gruppe wird die traditionelle chinesische Massage besonders erfolgreich angewendet.
In Österreich findet die chinesische Massage seit 1976 von der Wiener Polyklinik aus Verbreitung. Die Technik wird im Rahmen der österreichischen Gesellschaft für Akupunktur und Auriculotherapie (Präsident: Prof. Dr. Johannes Bischko) nicht mehr an Laien, sondern ausschließlich an Fachleute weitergegeben. Den Arbeitskreis für traditionelle chinesische Massage leitet der Mitautor dieses Buches, Dr. Chao-Lai (Alexander) Meng unter der Mitarbeit von Gustav Meng, Willi Dungl und K. Waltl. Die Massage ist eine ideale Ergänzung vieler anderer Behandlungsformen.
Besonderheit dieser Massage: Der Behandler macht sich die Erkenntnisse der Akupunktur zunutze. Daher befaßt sich auch ein eigenes Kapitel mit den Grundlagen dieser chinesischen Nadeltechnik.
Die Chinesen gehen von folgender Vorstellung aus: Haut und Muskulatur sind wie Mauern des Körpers gegen äußere Einflüsse (gegen Kälte, Wärme, Feuchtigkeit usw.). Die Haut ist die erste Mauer. Durch Massage erreicht man bessere Durchblutung der Haut, beziehungsweise des Muskels und des Bindegewebes. Das bedeutet auch nach den Prinzipien der westlichen Medizin eine Steigerung der Abwehrkräfte. Ein gut durchbluteter Organismus ist erwiesenermaßen widerstandskräftiger.
Nach chinesischer Philosophie bilden die Gelenke „Schranken". Sie sind als Kontrollstellen für die Zirkulation der Energie und des Blutes im Meridiansystem zu sehen. Liegt im Bereich eines Meridiankreislaufes (auch der Begriff „Meridian" wird in der Folge noch genau erklärt) eine Blockade vor, so entsteht lokaler Schmerz. Kälte oder Feuchtigkeit können neben anderen Ursachen Auslöser derartiger Blockaden sein.
Deshalb sind die Gelenke und deren Umgebung (Gelenke werden ja durch Muskeln, Sehnen, Gelenkskapsel und Haut besonders geschützt) in der chinesischen Massage wichtige Stellen, um Störungen vorzubeugen. Die Massage regt den Meridiankreislauf an und beseitigt auf diese Weise oft rasch eine Blockade. Mit anderen Worten: Das in der chinesischen Medizin so entscheidende „Gleichgewicht" ist dann wieder hergestellt.
Auf Vorbeugung wurde in China übrigens schon immer großer Wert gelegt. Das beweist die Geschichte. In früheren Zeiten bezahlten die Chinesen ihre Ärzte solange, bis jemand aus der Familie erkrankte. Dies wurde dann als Versagen des Arztes gewertet und die Geldquelle des Mediziners versiegte.
Kein Wunder, daß sich die chinesischen Ärzte besonders bemühten, Krankheiten schon im Ansatz zu verhindern. In der Kunst der Vorbeugung entwickelten sie so große Meisterschaft, daß heute, Jahrtausende später, Kollegen in aller Welt von den damals erarbeiteten Grundlagen profitieren.
Auch die Jahreszeit spielte im Vorbeugungssystem eine entscheidende Rolle. Dem Herbst ordnete man Husten, Atemwegserkrankungen und Verkühlungen zu, dem Winter Gelenks- und Knochenleiden, dem Frühjahr Leberleiden und Stimmungsschwankungen (Depressionen) und schließlich dem Sommer Erkrankungen im Bereich des Magen und des Darmes. Nach diesem System wurde der Körper gezielt gestärkt.
Eine Fülle aktiver Maßnahmen zur Kräftigung der Abwehrsituation gab es

damals und gibt es natürlich auch noch heute. Zum Beispiel betrieben die Chinesen einige Wochen vor der „Saison“ Schnupfenmassage und linderten auf diese Weise die unangenehmen Symptome von Erkältungskrankheiten. Grippeviren lassen sich zwar nicht vertreiben; — in einem abwehrkräftigen Körper können die Erreger allerdings bei weitem nicht so wirksam werden wie im Organismus eines geschwächten.

Der Patient, der nur dann an seine Gesundheit denkt, wenn er bereits leidet, wird von den Chinesen als Sklave seines Leidens betrachtet. Die Mediziner des Fernen Ostens fordern von ihren Patienten, selbst einen aktiven Beitrag für ihre Gesundheit zu leisten. Genau dazu wollen wir die Leser dieses Buches motivieren. Die Massage kann daher einen wesentlichen Beitrag leisten. Die Ratschläge und empfohlenen Übungen beziehen sich auf alle Sinnesorgane, Schultergürtel, Beckengürtel, Wirbelsäule, Beine, Arme, Atmungsorgane und das unbewußte Nervensystem ganzheitlich. „Älter werden ohne Beschwerden“, heißt die Devise.

Über das tatsächliche Alter der Akupunktur werden wir bestimmt nie Aufklärung erhalten. Aber grob geschätzt, verwenden die Chinesen ihre Nadeltechnik seit rund 4.000 Jahren. In Gräbern fand man Nadeln und andere Instrumente, die medizinische Zwecke erfüllt haben dürften. Die Nadeln waren aus Gold oder Silber, manchmal fanden auch nur Steinsplitter Verwendung. Wissenschaftliche Arbeiten über Akupunktur reichen ebenfalls schon lange zurück: Etwa 200 Jahre vor Christi Geburt entstand das Werk „Grundlagen der inneren Medizin“ (Huang Di Nei Jing Suwen), das älteste erhalten gebliebene ärztliche Lehrbuch Chinas. Dort kann man nachlesen: „Durch häufiges Erschrecken und durch Panik werden Muskulatur und Haut gelähmt, indem die Kanäle nicht mehr reibungslos funktionieren. Dieses Symptom kann durch Massage bekämpft werden.“

Das Meridiansystem

Die soeben beschriebenen „Kanäle“ sind den Meridianen gleichzusetzen, die in der Akupunktur entscheidende Bedeutung haben. Das Meridiansystem wird im Chinesischen als Jing Luo bezeichnet. Das Wort Jing heißt sinngemäß „Wege im Körper“, Luo bedeutet „Netz“ (das den Körper sozusagen umgibt). Diese engmaschige Verbindung von Wegen und Netzen garantiert eine fortlaufende Zirkulation der Energie im menschlichen Körper.

Den Mittelpunkt des Meridiansystems bilden die Eingeweide (Hohl- oder Füllorgane). Die Kanäle verteilen sich im ganzen Körper, verbinden also nicht nur die Oberfläche mit der Tiefe, sondern auch den unteren mit dem oberen Körperteil. Der Körper wird dadurch zur Funktionseinheit.

Jeder Meridian ist einem bestimmten Organsystem zugeordnet. Für die Behandlung mit Nadeln wählt man Punkte entlang der betreffenden Meridiane. Diese Punkte unterscheiden sich von ihrer Umgebung meist schon dadurch, daß sie verstärkt druck- beziehungsweise schmerzempfindlich sind. Entzündete oder vernarbte Stellen werden bei der Behandlung gemieden. Innerhalb des Punktsystems unterscheidet man wiederum zwischen Nah- und Fernpunkten. Nahpunkte liegen direkt im erkrankten Gebiet. Sie werden am häufigsten verwendet. Akupunkteure nehmen aber immer noch einige Fernpunkte dazu, deren

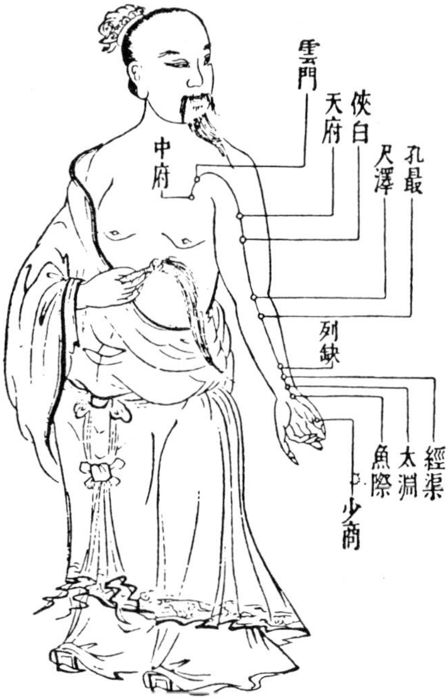

Meridian 1:
Lungenmeridian

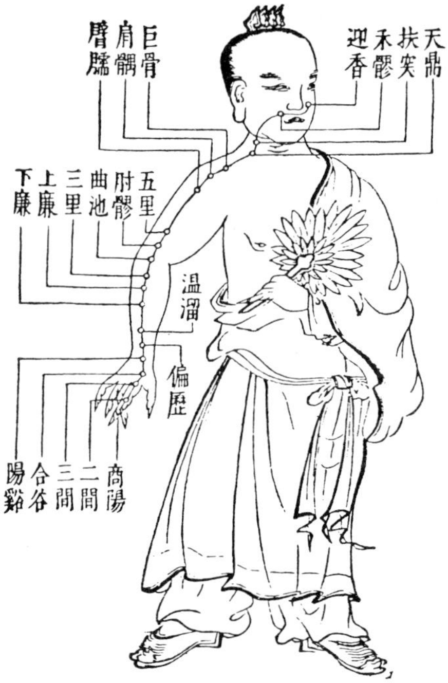

Meridian 2:
Dickdarmmeridian

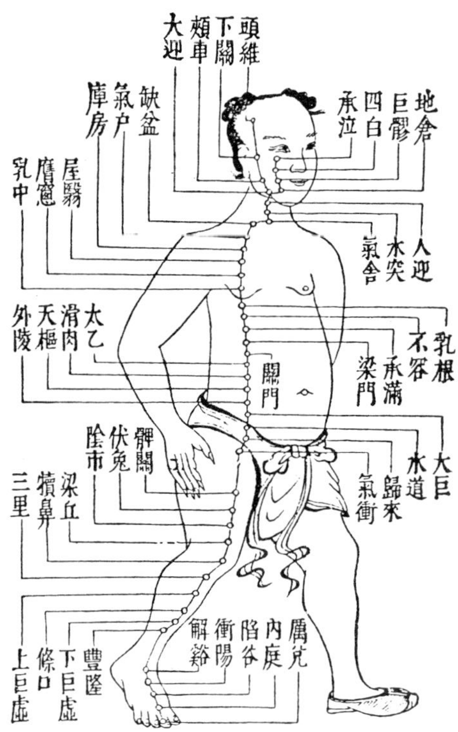

Meridian 3:
Magenmeridian

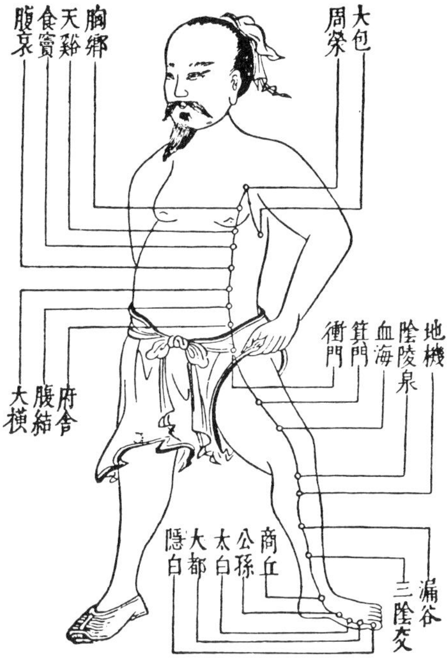

Meridian 4:
Milz-Pankreasmeridian

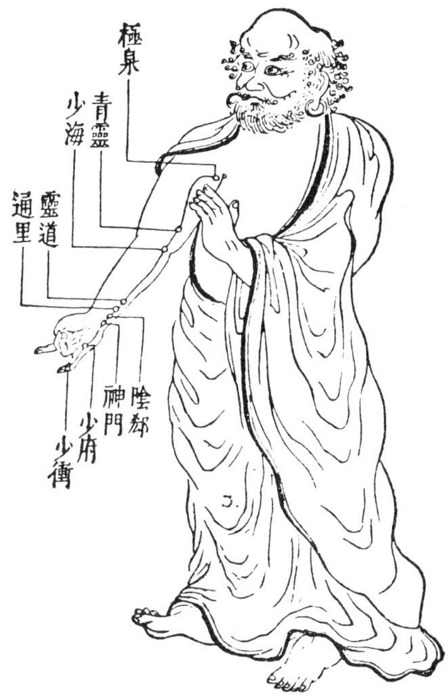

Meridian 5:
Herzmeridian

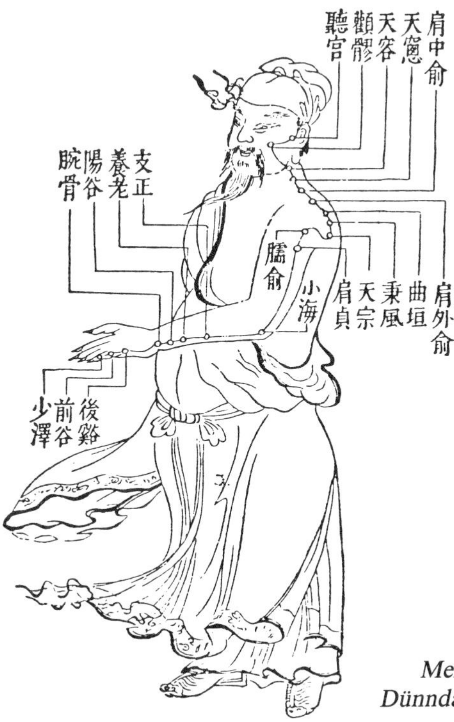

Meridian 6:
Dünndarmmeridian

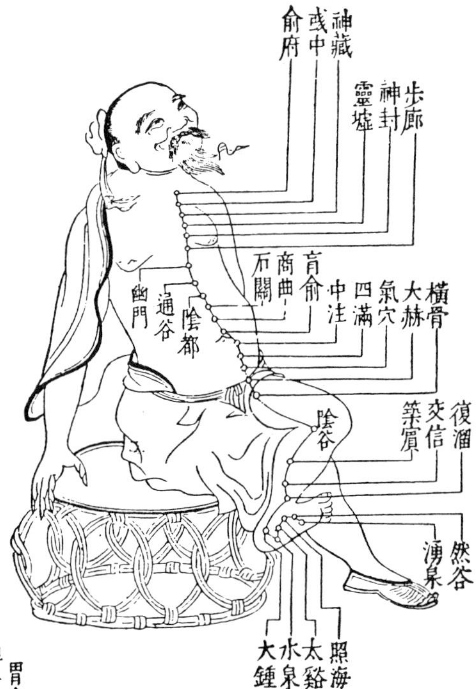

Meridian 8:
Nierenmeridian

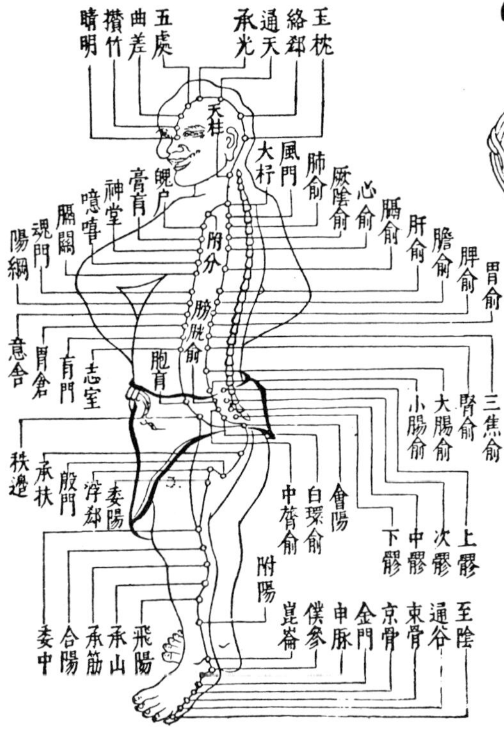

Meridian 7:
Blasenmeridian

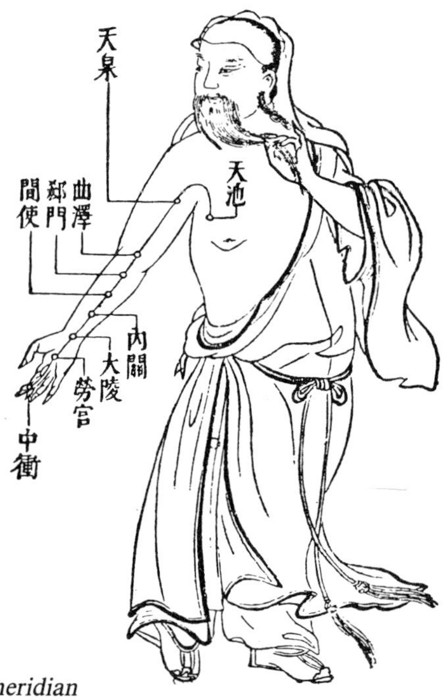

Meridian 9:
Kreislauf-Sexualitätsmeridian

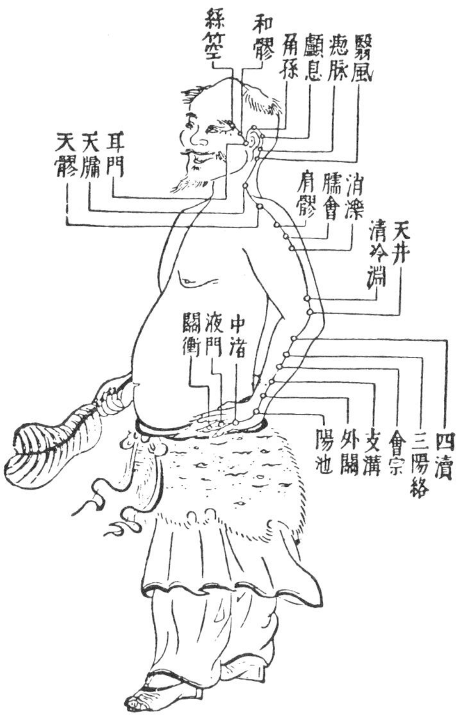

Meridian 10:
Meridian des
dreifachen Erwärmers

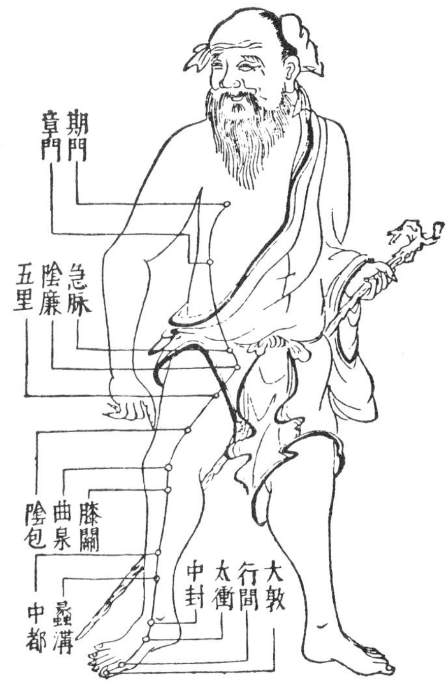

Meridian 12:
Lebermeridian

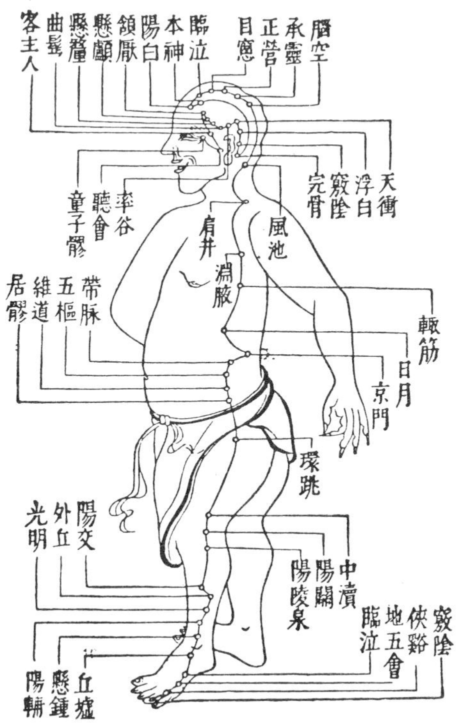

Meridian 11:
Gallenblasenmeridian

Meridiane zwar das erkrankte Gebiet durchlaufen, aber weit davon entfernt liegen.
Meridian I ist der Lunge zugeordnet (Abb. 1). Über ihn lassen sich mit Akupunktur Husten, Asthma, Brustschmerzen, Cervicalsyndrom, Atemnot, Halsschmerzen, Schmerzen im Bereich des Ellbogens, Kopfweh im Scheitelbereich, Rückenschmerzen und auch Störungen im Bereich der Gesichtsnerven (nervus facialis) beeinflussen. Professor Dr. Bischko verwendete 1972 den Punkt Lunge 11, der zwei Millimeter vom inneren Nagelfalzwinkel des Daumens entfernt liegt. Eine Patientin, die sich einer Mandeloperation unterzog, sollte schmerzunempfindlich gemacht werden. Es war dies der erste Fall in der Geschichte der westlichen Medizin, daß für einen operativen Eingriff die Akupunktur als lokales Betäubungsmittel verwendet wurde. Das Experiment funktionierte klaglos. Durch diese Art der lokalen Narkose wird nicht nur der Kreislauf des Patienten geschont, das Operationsgebiet blutet auch weniger, was die Arbeit des Chirurgen erleichtert.
Meridian II betrifft den Dickdarmbereich (Abb. 2). Auf ihm liegt etwa der sogenannte Meisterpunkt gegen Zahnschmerzen. Sie finden ihn zwei Millimeter seitlich und oberhalb des dem Daumen zugekehrten Nagelfalzwinkels des Zeigefingers. Weitere Punkte auf diesem Meridian werden gereizt, um folgende Krankheiten und Schmerzzustände zu lindern: Migräne, Trigeminusneuralgie, Gelenksbeschwerden der oberen Extremität, Verstopfung, Menstruationsstörungen, Durchfälle, Cervicalsyndrom, Tennisarm, Rachen- und Kehlkopfschmerzen, Bluthochdruck, Schilddrüsenüberfunktion, Fiebersenkung, behinderte Nasenatmung.
Sie erkennen schon aus der Art der beschriebenen Leiden, daß in vielen Fällen von einer Selbstbehandlung gewarnt werden muß.
Meridian III betrifft den Magen (Abb. 1). Indikationen sind Kopfschmerzen, Augenschmerzen, Vorbereitung für eine Behandlung des Cervicalsyndroms, Magen- und Darmbeschwerden (Gastritis, Verstopfung, Durchfall, Blähungen usw.), Schmerzen und Schwäche im Bereich der unteren Extremität, Bluthochdruck, Kräftigung bei körperlicher und seelischer Erschöpfung (psychisch ausgleichende Wirkung), Schulterschmerzen, Schwindelgefühl, Zahnschmerz.
Über den IV. Meridian (Milz-Pankreas; Abb. 1) können folgende Krankheiten wirkungsvoll beeinflußt werden: Blähungen, Menstruationsstörungen, Schlaflosigkeit, Magenschmerzen, Verstopfung, Übelkeit, Erbrechen, Durchfall, Bindegewebsschwäche, Appetitlosigkeit, hormonell bedingte Migräne, Knieschmerzen.
Der Meridian V ist dem Herzen zugeordnet (Abb. 1). Werden Punkte auf dieser Linie behandelt, so erreicht man Wirkung gegen Schmerzen im Arm, Beschwerden im Bereich des Schultergelenks, Tennisellbogen, Herzklopfen (muß natürlich vorher gewissenhaft internistisch abgeklärt werden!), Schlaflosigkeit, allgemeine Unruhe, Überreizung. Drückt der Arzt den Punkt Herz neun am dem Daumen zugekehrten Nagelwinkel des kleinen Fingers, zwei Millimeter seitlich und oberhalb davon gelegen, so kann er bei Kollapszuständen die Herztätigkeit des Patienten beschleunigen.
Meridian VI ist der Dünndarmmeridian (Abb. 3). Anwendungsbereiche sind Kopfschmerzen, Augenkrankheiten, steifer Nacken, Hexenschuß, nächtliches

Schwitzen, Verstopfung, Beschwerden im Bereich des Schultergürtels, Schmerzen in den Schulterblättern.

Nun folgt der Meridian der Blase (Abb. 1 und 3). Betrifft Erkrankungen im Bereich der Stirnhöhle, der Augen, Nackensteifheit, Kehlkopf- und Rachenbeschwerden, Husten (Bronchitis), Störungen nach Aufregungen, Kreislaufstörungen, Fehlsteuerung des unbewußten Nervensystems, Schlaflosigkeit, Lampenfieber (Prüfungsangst), Urticaria, Lebererkrankungen, Muskelschwäche, Muskelkrämpfe, Gastritis, Zwölffingerdarmgeschwüre, Potenzstörungen, Schmerzzustände der Wirbelsäule und der Gelenke allgemein, Verstopfung, Durchfall, Harnverhaltung, Blasenentzündung, Ischialgie, Schmerzen im Bereich der unteren Extremität. Der Punkt Blase 31 (im ersten Sakralloch) wird auch als „Meisterpunkt des Klimakteriums" bezeichnet, weil seine Stimulierung die Hormonausschüttung und somit auch die Beschwerden der Frau in den Wechseljahren günstig beeinflußt. Weitere Indikationen: Chronische Hautkrankheiten, Juckreiz, Haarausfall, Schwellungen im Bereich des Sprunggelenkes.

Meridian VIII ist der Niere zugeordnet (Abb. 1). Er bctrifft Kopfschmerzen im Scheitelbereich, Kollaps, Sonnenstich, Hitzschlag, mangelnde Konzentration, Gedächtnisschwäche, allgemeine Müdigkeit, Nierenbeschwerden, Zahnschmerz, nächtliches Schwitzen.

Der IX. Meridian betrifft Kreislauf und Sexualität (Abb. 1). Durch ihn beeinflussen Akupunkteure folgende Erscheinungen: Schmerzen im Bereich des Ellbogens, in den Armen sowie im Schultergürtel, Herzklopfen, Erbrechen, Magenschmerzen, Schlaflosigkeit, Kollaps. Schließlich hat seine Stimulierung auch Einfluß auf die Hormonausschüttung im Zusammenhang mit der Sexualsphäre.

Den X. Meridian nennen die Chinesen „Meridian des dreifachen Erwärmers" (Abb. 3). Indikationen: Schmerzen im Bereich der oberen Extremitäten, rheumatische Prozesse in der Gegend der Halswirbelsäule, Kopfschmerzen, Augenkrankheiten, Schluckauf.

Der Meridian der Gallenblase ist Nummer XI (Abb. 2). Anwendungsgebiete sind Kopfschmerzen, Augenkrankheiten, Schwindel, Gallenkoliken, Entzündung der Nasenschleimhaut, Fiebersenkung bei Grippe, Bluthochdruck, Wetterfühligkeit, Schmerzen im Bereich der Nieren und der Lenden, der Wirbelsäule sowie der Beine. Der Punkt Galle 31 wird auch als „Meisterpunkt der Muskulatur" bezeichnet. Er liegt vor und unterhalb des Wadenbeinköpfchens und wird bei allen Beschwerden der Muskulatur und des Sehnenapparates gereizt. Gefördert wird dadurch die Durchblutung der unteren Extremität.

Schließlich folgt noch der XII. und letzte Meridian: Er betrifft die Leber (Abb. 1). Indikationen: Nachtschweiß, Kopfschmerz, Ohnmacht, Bluthochdruck, Menstruationsstörungen, Harnverhaltung, Knieschmerzen.

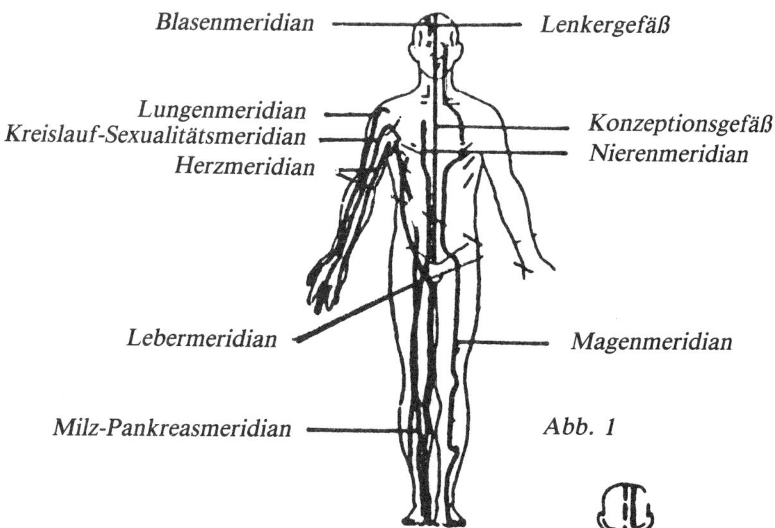

Abb. 1

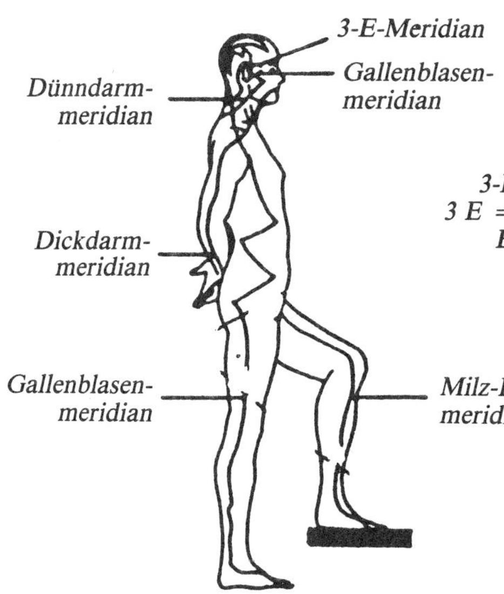

Abb. 2

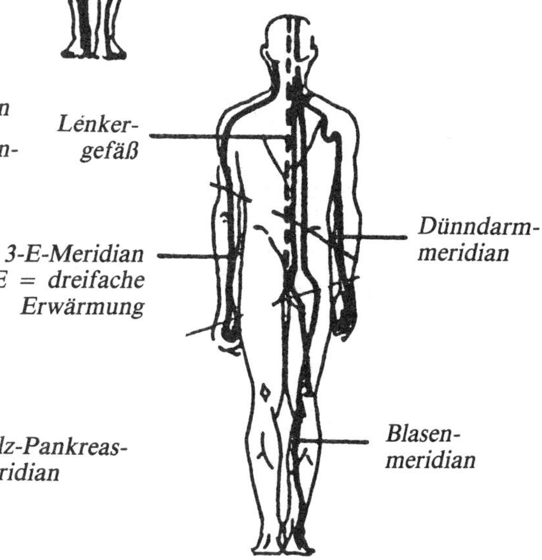

Abb. 3

Bei der Behandlung mit Akupunktur gehen die Chinesen nun davon aus, daß in diesem umfangreichen System von Kanälen ein Knoten entstanden ist; dieser bringt nun den Energiefluß zum Stillstand und ruft dadurch eine Krankheit hervor. An jedem der über 350 Akupunkturpunkte kann der Energiestrom verändert werden. Mit Hilfe feiner Nadeln reizt der Arzt nach der Diagnose entsprechende Punkte. Das bewirkt eine Lösung des Staues, die natürliche Energie beginnt wieder zu fließen. Denselben Effekt kann man allerdings in vielen Fällen auch durch Reizung der Punkte mit dem Finger erzielen. Dann spricht man fälschlicherweise von „Akupressur".

Fälschlicherweise? Schließlich ist dieser Begriff heute schon nahezu so populär wie die Akupunktur selbst. Dennoch: „Akus“ heißt „Nadel“. — Da aber eben nicht mit der Nadel, sondern meist mit der Daumenkuppe behandelt wird, ist die Bezeichnung tatsächlich nicht richtig. Das soll aber dem Vertrauen in diese Technik keinen Abbruch tun.

Yin — Yang

Wenn die Chinesen von einer Fehlsteuerung im Bereich des Energieflusses sprechen, meinen sie das Prinzip von Yin und Yang.
Auf das Gebiet der Medizin beschränkt, werden Yin und Yang als Zustandsbegriffe aufgefaßt, die Überfunktion beziehungsweise Unterfunktion bedeuten. Die Kräfte müssen dabei im Gleichgewicht zueinander stehen — überwiegt einer der beiden, ist der Mensch krank; sein Energierstrom ist in Unordnung.
Ursprünglich waren Yin und Yang geographisch-astronomische Begriffe, welche die Sonnenseite (Yang) und die Schattenseite (Yin) beziehungsweise Sommer und Winter, Hitze und Kälte oder die Helle des Tages und das Dunkel der Nacht bezeichneten. Überaus gegensätzliche Begriffe also.
Daraus ist ersichtlich, das Yin und Yang die Vorstellung von der Polarität, der Gegensätzlichkeit aller Wirkungen ausdrücken sollen. Diese Unterscheidung gab es vermutlich erstmals bereits im zweiten Jahrtausend vor Christi Geburt, das kann an Hand von Kultgefäßen aus Bronze geschlossen werden. Den schriftlichen Nachweis kennen wir allerdings erst seit etwa 2.000 Jahren. Wir kommen dabei auf das bereits erwähnte, älteste Lehrbuch Huang Di Nei Jing Suwen zurück, das mehrere Kapitel mit Darstellungen von Yin und Yang enthält.
Mittlerweile ist die chinesische Wissenschaft von einer strengen Trennung der Begriffe abgekommen. Ähnlich der westlichen Typenlehre, in der ja auch keine klare Abgrenzung etwa zwischen Choleriker und Sanguiniker besteht, hat man sich dazu entschlossen, Mischformen zu akzeptieren. Das heißt, in jedem Zustand steckt auch ein wenig vom anderen. Jeder Yang-Zustand enthält also auch etwas Yin.
Die folgende Tabelle soll noch weiter verdeutlichen, was unter Yin und Yang in der Praxis zu verstehen ist:

Yang	**Yin**
Himmel, Sonne	Erde, Mond
Wärme	Kälte
Tag, das Helle	Nacht, das Dunkel
Feuer	Wasser
Wind	Regen
Das Trockene	Das Feuchte
Beginn einer Aktion	Vollendung
Dynamisches	Beständiges
Verwandelndes	Erstarrendes
Auflösendes	Verdichtendes
Zentrifugales	Zentripedales
Oberer Körperabschnitt	Unterer Körperabschnitt
Hintere Körperseite	Vordere Körperseite

Yang	Yin
Linke Körperhälfte	Rechte Körperhälfte
Haut, Außenseite	Inneres, Körperhöhlen
Hohlorgane	Vollorgane, Knochen
Aktiv, heiteres Gemüt	Passiv, depressiv
Fülle	Leere, Erschöpfung
Akuter Krankheitsverlauf	Chronische Krankheit
Hohes Fieber	Niedere Temperatur
Überschießende Reflexe	Lähmung
Reduktion	Oxydation
Beweglichkeit des Elektrons	Masse des Kerns
Zellwand	Zellkern, Zellflüssigkeit
Blut	Blutzirkulation
Weiterentwicklung	Rückbildung, Verfall
Ungerade Zahlen	Gerade Zahlen
Sonnenenergie	Sonnenmasse
Lebende Materie	Tote Materie
Asymmetrie	Symmetrie
Befruchtende Spermien	Befruchtetes Ei
Akt der Befruchtung	Schwangerschaft
Lebenskraft	Schwäche
Jugend, Wachstum	Altern, Tod

Diese Beispiele sollten genügen, um Yin und Yang zu erklären. Natürlich ließe sich die Aufzählung beliebig fortsetzen. Beide Kräfte ergänzen einander und gehen ineinander über wie der Tag in die Nacht.

Die Verwendung der Akupunktur bei Operationen

Die Akupunktur wurde zwar frühzeitig im Abendland bekannt, konnte sich aber wegen des komplizierten Gedankengebäudes sehr lange überhaupt nicht durchsetzen. Mönche hatten die Nadeln im 16. Jahrhundert aus China mitgebracht; sie stießen aber auf Ablehnung und Spott. Vertrauen in die neue Heilmethode besaß damals niemand. Zu neuem Leben wurde die Akupunktur dann wieder im 19. Jahrhundert vor allem in Frankreich erweckt. Aber auch dort verhinderten Ungläubigkeit und Mißtrauen einen Durchbruch.

Erst im 20. Jahrhundert ist es gelungen — vor allem durch Bestrebungen in China selbst —, die Tradition der chinesischen Medizin mit den Errungenschaften der westlichen Heilkunst sinnvoll zu verbinden. So erhielten Ärzte und Forscher aus dem Ausland Einladungen nach China, um die Akupunktur an Ort und Stelle zu studieren. Andererseits waren die Chinesen an westlichen Behandlungstechniken sehr interessiert. Großes Verdienst kommt daher dem legendären Staatsmann Mao Tse-tung zu, der sich überaus aufgeschlossen gezeigt hat.

Die erfolgreiche Einführung der Akupunktur in die europäische Medizin darf ein Österreicher für sich beanspruchen: Prof. Dr. Johannes Bischko, „gelernter“ Chirurg, der nun schon seit rund 30 Jahren in Wien mit den chinesischen Nadeln arbeitet und sich auch wissenschaftlich mit der Akupunktur auseinandersetzt.

Wie bereits angedeutet, war im März 1972 die 35jährige Wiener Hausfrau Elfriede Schebesta die berühmteste Patientin der westlichen Welt. Sie war die erste Patientin außerhalb Chinas, die bei einer Operation nicht mit herkömmlicher Narkose betäubt wurde, sondern mit Hilfe der Akupunktur unter völliger Schmerzfreiheit von den Mandeln befreit wurde.
Die Operation ist in der Wiener Polyklinik durchgeführt worden, die auch heute noch das Boltzmann-Institut für Akupunktur — eine Ausbildungsstätte für Akupunkturärzte — beherbergt. Denn nur Ärzte dürfen diese Technik anwenden.
Die Patientin schilderte später ihre Eindrücke: „Als ich in den Operationssaal kam, wimmelte es nur so von Ärzten und Schwestern. Es schien, als ob die ganze Klinik versammelt war. Dann erhielt ich zwei kleine Nadelstiche in die Hand. Die Operation dauerte dann nur acht Minuten. Ich fand das ganze sehr lustig, spürte überhaupt nichts und sah den Ärzten zu, die viel aufgeregter gewesen sein dürften als ich. Ich nahm wahr, daß die Mandeln entfernt wurden und beobachtete, wie sie der Oparateur Prof. Majer auf den Tisch legte. Meine Hauptbedingung für die Einwilligung — daß es nicht weh tut — wurde hundertprozentig erfüllt...“
Prof. Bischko meinte damals: „Wir haben diese Frau ausgesucht, weil sie nicht nervös wirkte. Ich stach die Punkte Dickdarm 4 und Lunge 11, schon nach zwei Minuten war die Patientin im Hals völlig schmerzunempfindlich.“ Zwar stand zur Sicherheit eine Narkoseärztin mit schmerzstillenden Medikamenten bereit, sie wurde aber nicht benötigt.
Detail am Rande: Fast zur selben Zeit wurde der Sohn Elfriede Schebestas unter Narkose mandeloperiert — er klagte nach dem Eingriff im Gegensatz zu seiner Mutter über heftige Übelkeit und fühlte sich gar nicht wohl.
Viele Patienten leiden tatsächlich monatelang an den Nebenwirkungen starker Narkosen. Die Akupunktur-Betäubung hingegen hat keinerlei Gifteffekte. Heute ist das Hauptanwendungsgebiet der Akupunktur-Betäubung die Geburtshilfe in Risikofällen; eine mögliche Schädigung des Kindes durch Narkosemittel wird so vermieden. Es muß jedoch erwähnt werden, daß diese Methode nicht bei allen Patienten gleich gut funktioniert. Vieles hängt von der inneren Einstellung des Kranken ab — sträubt er sich gegen die Behandlung, kann das den Effekt verhindern.
In China wurden bereits an die 500.000 Operationen unter der Nadelanästhesie durchgeführt. Chinesische Statistiken geben einen etwa neunzigprozentigen Erfolg an. Zu ängstliche und überempfindliche Patienten eignen sich dafür nicht.
Bis heute sind sich „eingefleischte“ Kliniker nicht darüber einig, wo sie die Akupunktur einordnen sollen. Im Grunde bestehen noch immer Bedenken, die vor allem darauf zurückzuführen sind, daß sich die meisten Kritiker gar nicht der Mühe gezielter Forschungsarbeit unterziehen. Erfahrungswerte werden im Sinne einer wissenschaftlichen Dokumentation abgelehnt, Skeptiker machen es sich leicht und sprechen vom „Placebo-Effekt“. Sie billigen der Akupunktur demnach nur die Wirkung eines Scheinmedikamentes zu. Jene Ärzte, die gewissenhafte Forschung auf diesem Gebiet betreiben, haben das längst widerlegt. Oder ist es logisch, von einer Scheinwirkung durch die Psyche zu sprechen, wenn Akupunktur auch bei Kleinkindern und Tieren funktioniert?

Hautmessungen ergaben beispielsweise, daß im Bereich jener Punkte, die auf den beschriebenen Meridianen liegen, die Temperatur höher als in der Umgebung ist. Auswirkungen auf die Zusammensetzung des Blutes, auf die Neubildung roter Blutkörperchen schon wenige Minuten nach der Reizung entsprechender Punkte, sind nachgewiesen. Mit Hilfe elektronischer Meßmethoden erhielten die Forscher weitgehend Aufschluß über die Möglichkeiten der Beeinflussung von Organsystemen durch Stimulierung von Akupunkturpunkten.

In Labors konnte festgestellt werden, daß — im Zusammenhang mit der schmerzstillenden Wirkung — vom Körper Stoffe freigesetzt werden, die chemisch gesehen, dem Morphium entsprechen. Man nennt diese Substanzen Endorphine, also körpereigenes Morphium. Das erklärt eindeutig die Schmerzlinderung.

Um den Leser nicht zu lange von der praktischen Anwendung der Akupunkturlehre fernzuhalten, kehren wir nun zur traditionellen chinesischen Massage zurück.

Während der Ming- und Qing-Dynastie (zwischen 1368 und 1911) existierten in der kaiserlichen medizinischen Akademie 13 Abteilungen für verschiedene Behandlungsmethoden. Eine Abteilung betraf nur die Massage. Besonders Kinderkrankheiten wurden damals mit Massage behandelt. Die zu massierenden Stellen werden wie Akupunkturpunkte bestimmt; für die Behandlung gibt es aber verschiedene Massagetechniken.

Der Masseur übt mittels seiner Hände oder auch Instrumente je nach der Symptomatik an bestimmten Punkten der Meridiane Reiz aus (physikalische Reizbehandlung). Dabei muß zwischen Anregung und Beruhigung unterschieden werden. Auch die Massagedauer spielt eine wichtige Rolle.

Die an der Körperfläche liegenden Nervenrezeptoren (etwas frei übersetzt: „Angriffspunkte") werden beim Massieren gereizt. Daraus ergeben sich Impulse die über die Nerven zum Nervenzentrum im Gehirn weitergeleitet werden. Die entsprechende Zone im Gehirn wird nun angeregt und gibt daraufhin ihrerseits Erregungsimpulse ab, die sich entlang einer bestimmten Bahn ausbreiten. Wenn sie in der Folge den funktionsgestörten Organteil erreichen, bewirken sie dort bestimmte Empfindungen wie Schmerzunempfindlichkeit usw. So wird die Reflexfunktion der Nerven ausgenützt, um überschließende Hemmungs- beziehungsweise Erregungsprozesse wieder in natürliches Gleichgewicht zu bringen.

Die Anwendungsgebiete der Massage entsprechen etwa jenen der Akupunktur. In einem Krankenhaus in Shanghai ist es sogar gelungen, einen Patienten vor der Operation nur durch Einreibungen lokal schmerzunempfindlich und für den Eingriff bereit zu machen. Dabei wurden verschiedene Punkte eines bestimmten Meridians in wechselnder Folge massiert. Angespornt durch diesen Erfolg führte man in diesem Spital weitere Versuche dieser Art durch und machte in 446 Fällen eine Erfolgsquote von mehr als 95 Prozent geltend. Heute zählt die Massage in China zu den beliebtesten Behandlungsmethoden. Wer den Erfolg einmal an sich selbst festgestellt hat, der weiß, warum.

Was darf der Patient von dieser Methode erwarten? Wer noch gesund ist, erreicht durch Selbstmassage bestimmter Stellen eine Stärkung der Abwehrkraft. Er ist in der Folge nicht mehr so krankheitsanfällig. Bei chronischen Beschwerden, denen die moderne Medizin (aus Zeitmangel?) vielfach eher hilflos gegenübersteht — (wie etwa Erkrankungen des Bewegungsapparates, Wetterfühligkeit, allgemeine Schwäche, Schlaflosigkeit usw. —, verhindert die chinesische Massage zumindest eine Verschlechterung; sie kann aber in vielen Fällen auch eine Verbesserung erreichen. Grundvoraussetzung dafür ist allerdings die regelmäßige Anwendung.
Nach Rücksprache mit dem behandelnden Arzt, kann die Massage jede andere Behandlungsform wirkungsvoll unterstützen. Bei akutem Krankheitsverlauf darf sich der Patient auf keinen Fall selbst behandeln! Das nun folgende Programm basiert auf traditioneller chinesischer Gesundheitspflege. Die schriftliche Überlieferung kann man bis zur Sui-Dynastie (581 bis 618) zurückverfolgen. Der — damals — berühmte Arzt Chao-Yuanfang hat die Bedeutung der Selbstmassage in einem Buch zusammengefaßt.

Die sechs Grundgriffe

Für die vorbeugende Selbstmassage benötigen wir sechs Grundgriffe: An (drücken), Mo (streichen), Tui (schieben), Na (zwicken beziehungsweise kneten), Rou (reiben beziehungsweise friktieren) und Yao (kreisen, passive Bewegungen).
— An (drücken): Der Patient drückt entweder mit der Fingerbeere oder mit dem Nagel. Die Abbildungen 4 bis 7 zeigen verschiedene Möglichkeiten des Drückens. Auf die Kopfhaut wird beispielsweise mit den Fingernägeln gedrückt.

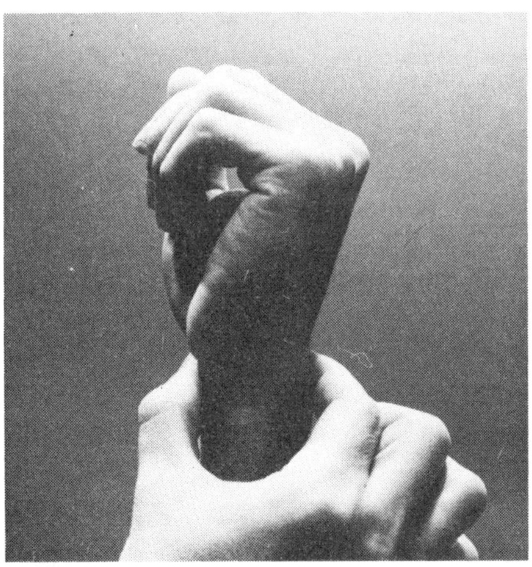

Abb. 4

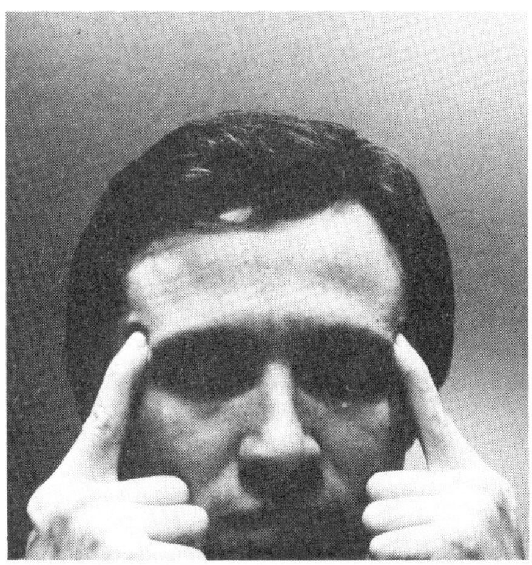

Abb. 5

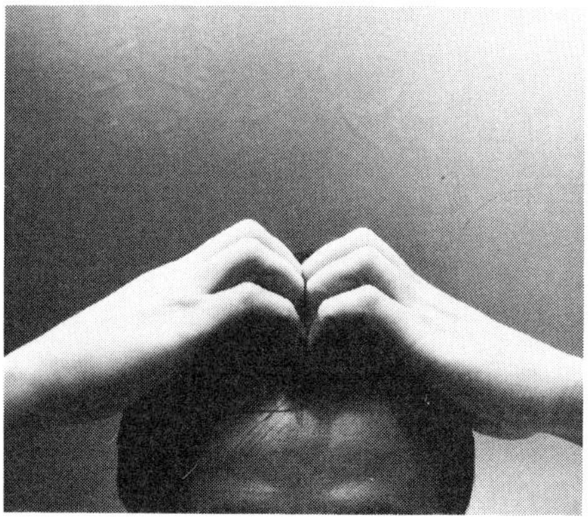

Abb. 6

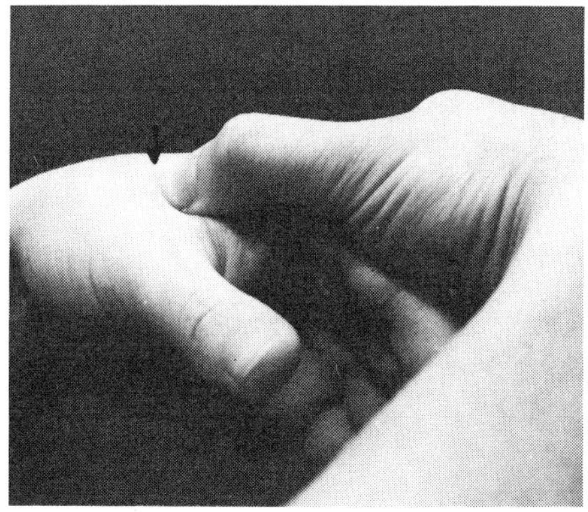

Abb. 7

— Mo (streichen): Gestrichen wird mit dem Handballen oder mit der Handwurzel, aber auch mit den Fingern. Welche Möglichkeiten es da gibt, entnehmen Sie bitte den Abbildungen 8 bis 12.

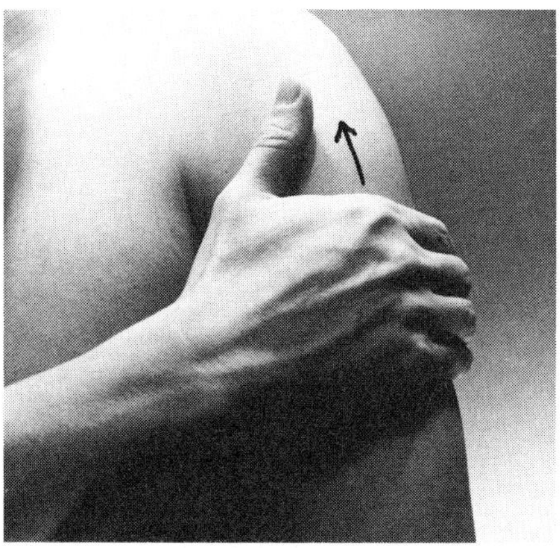

Abb. 8

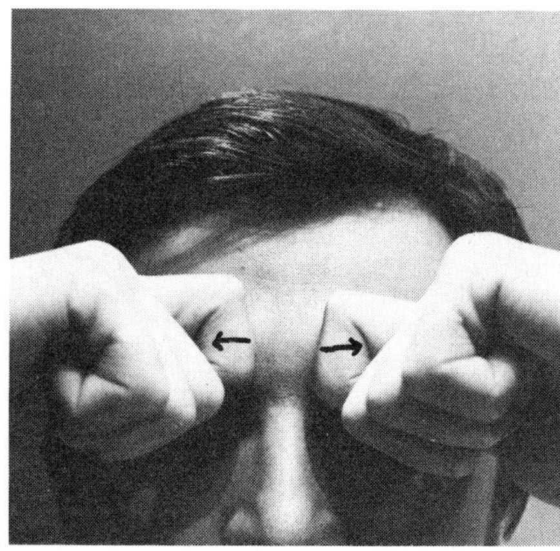

Abb. 9

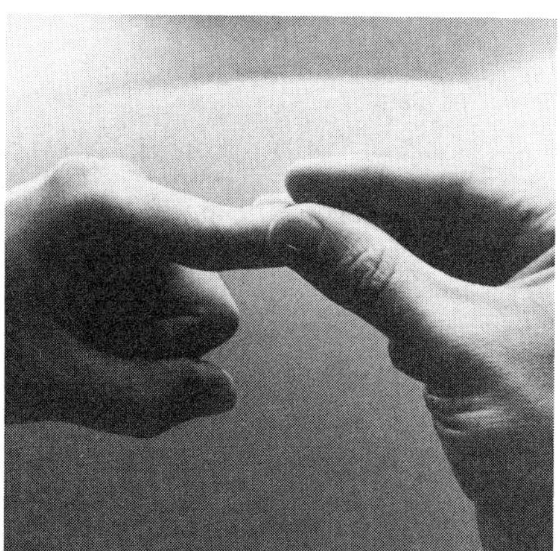

Abb. 10

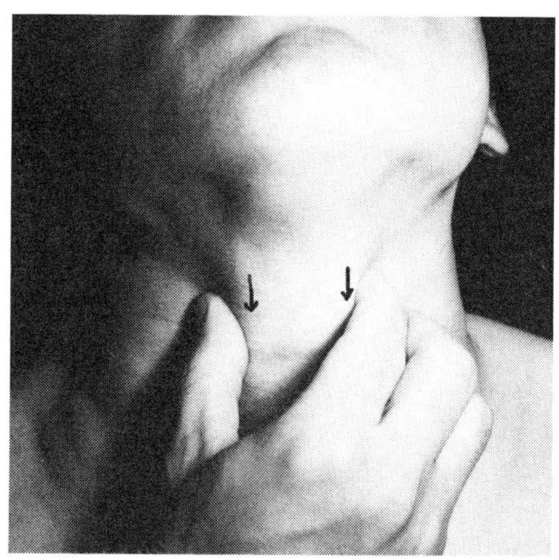

Abb. 11

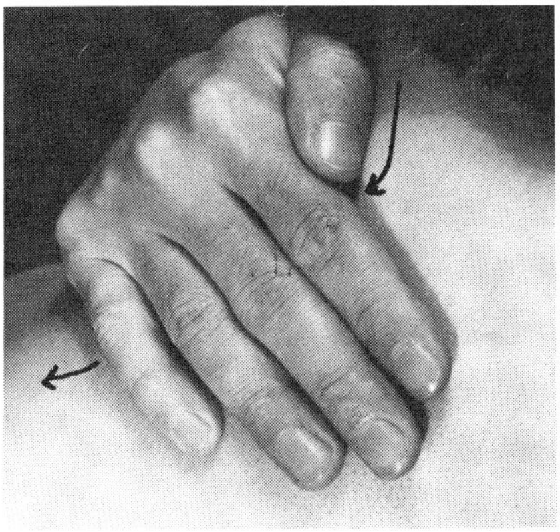

Abb. 12

— Tui (schieben): Dafür verwenden Sie einen oder mehrere Finger, oder auch die Handwurzel. Wie Sie etwa den Deltamuskelbereich schieben, zeigt Abbildung 13.

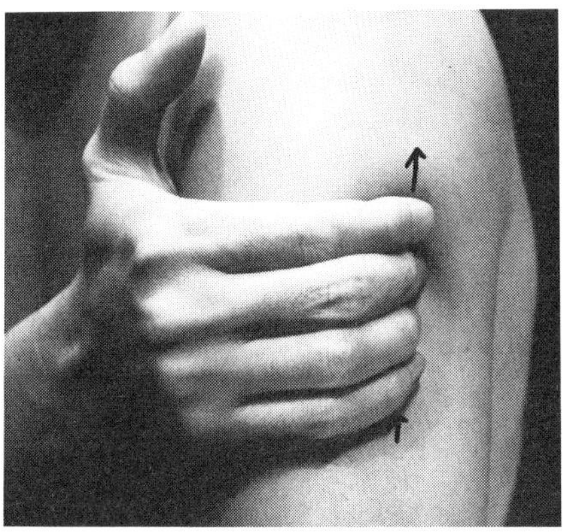

Abb. 13

— Na (zwicken oder kneten): Wie diese Form der Massage ausgeübt werden soll, sehen Sie auf den Abbildungen 14 und 15.

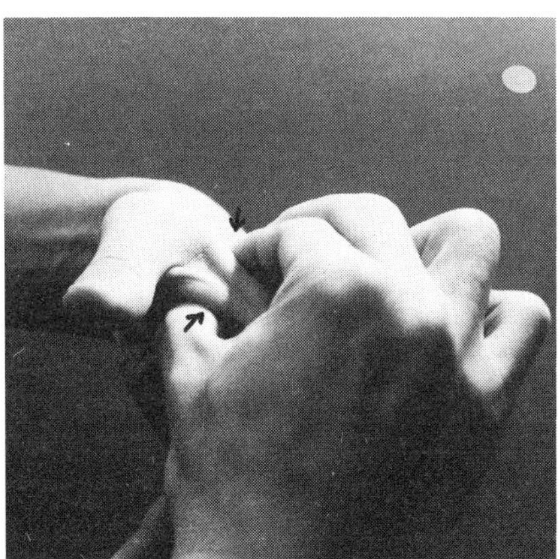

Abb. 14

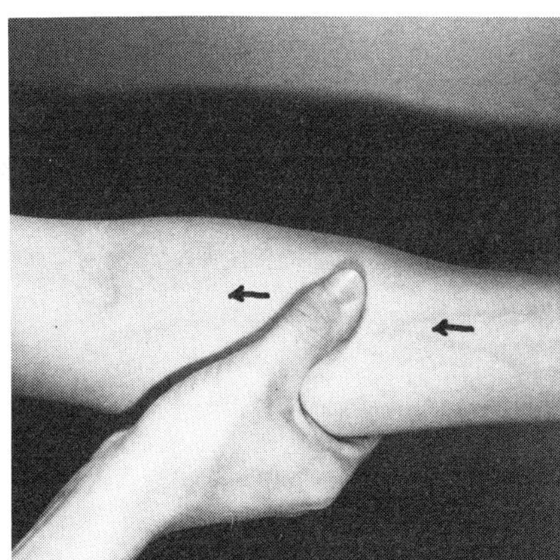

Abb. 15

— Rou (reiben, beziehungsweise friktieren): Setzen Sie dafür die Fingerbeere oder die Handwurzel ein. Die Bewegung ist jener der An-Technik ähnlich, nur wird eben nicht konstant gedrückt, sondern vibrierend, beziehungsweise kräftig gerieben. Ein Beispiel für den richtigen Bewegungsablauf entnehmen Sie Abbildung 16.

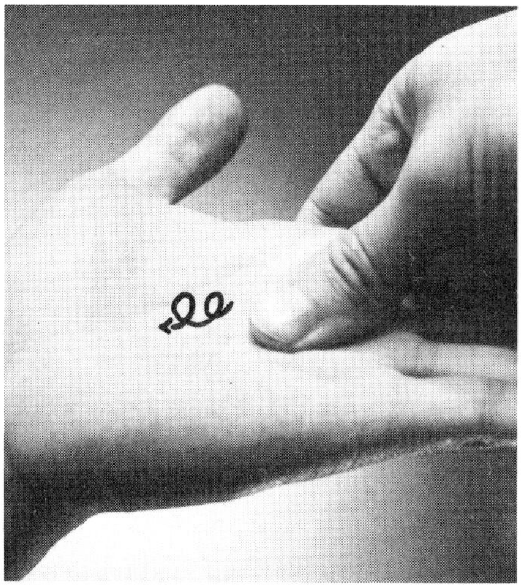

Abb. 16

— Yao (kreisen, passive Bewegung): Hier wird vor allem das Gelenk des Patienten bewegt, wie Sie den Abbildungen 17 und 18 ablesen können.

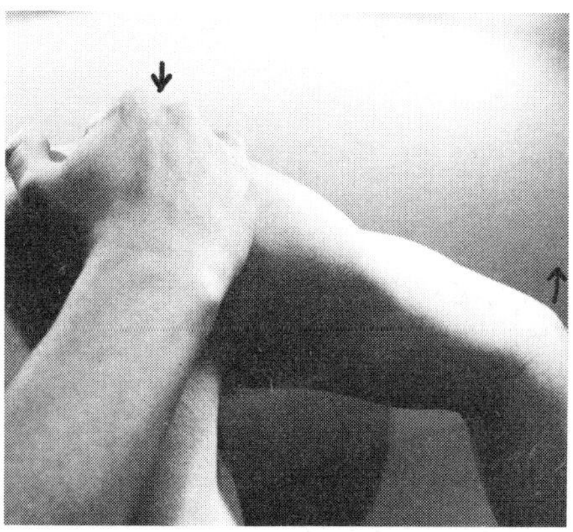

Abb. 17

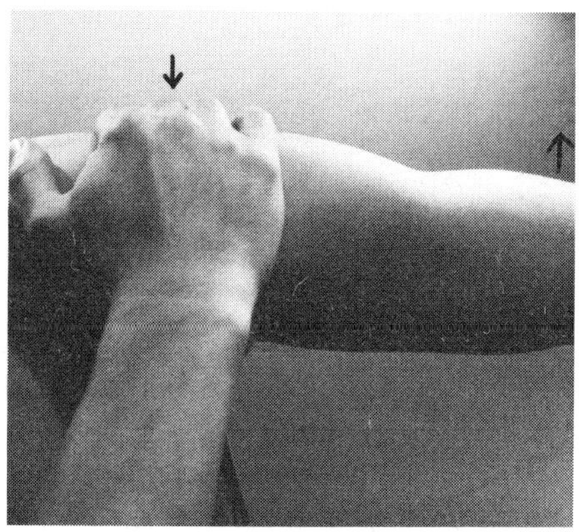

Abb. 18

Die sechs Teile der vorbeugenden Massage

Die Chinesen teilen den Körper im Zusammenhang mit ihrer Massagetechnik in vier Regionen ein: Der erste Teil betrifft den Fuß bis zum Knie, der zweite Teil den Oberschenkel bis zum Kreuzbein, der dritte Teil die Kreuz- und Bauchregion, der vierte Teil reicht von der Hand bis zum Ellbogen, der fünfte Teil umfaßt den Schulter- und Halsbereich, der sechste Teil schließlich Kopf und Gesicht.

Beachten Sie bitte folgende Punkte:
1. Mit Ausnahme des Zwickens und Knetens sind die Griffe zart und leicht anzuwenden.
2. Während des Massierens sollte kein Schmerz verspürt werden, wohl aber an mehreren Stellen ein gewisses Druckgefühl.
3. Das Zimmer soll so gut geheizt sein, daß sich der Patient angenehm fühlt. Das wird etwa bei einer Raumtemperatur von 24 Grad Celsius der Fall sein.
4. Man soll sich auf einem Sessel sitzend massieren.
5. Tragen Sie bei dieser Selbstbehandlung keine einengende Unterwäsche — auch die Kleidung muß bequem sein.
6. Der günstigste Zeitpunkt für die Massage ist in der Früh, gleich nach dem Aufstehen, oder nach einem Bad.
7. Kräuteröle können zusätzlich als Massageöl verwendet werden.
Massageverbot besteht bei allen entzündlichen Prozessen, bei Herdinfektionen, bei Erkrankungen des Gefäßsystems (zum Beispiel Krampfadern oder Thrombosen), frischen Verletzungen.

Erster Teil der Massage (vom Fuß bis zum Knie):

Beeinflussen Sie den Milz-Pankreasmeridian, den Leber-, Galle- und Blasenmeridian (Vorbeugung gegen Kopfweh, Augenschmerzen, Magenbeschwerden, Verstopfung, Durchfall, Blähungen, Kniebeschwerden, Schmerzen im Sprunggelenk, Regelstörungen, Nackensteifheit, Husten, Kreislaufstörungen, Muskelschwäche, Harnverhaltung, Schmerzen im unteren Teil der Wirbelsäule, Potenzstörungen, Nachtschweiß), indem Sie mit Daumen und Zeigefinger die einzelnen Zehenspitzen zwicken (Abb. 19) — fünfmal. Dann mit Daumen und Zeigefinger die einzelnen Zehengelenke mit eingangs beschriebenen Rou-Griffen bearbeiten (Abb. 20) — fünfmal.

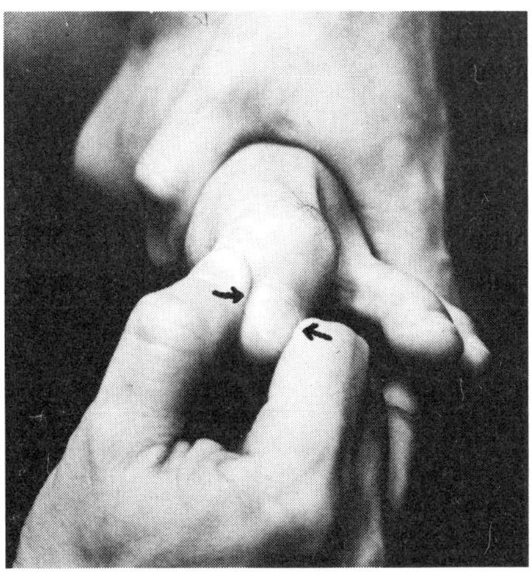

Abb. 19

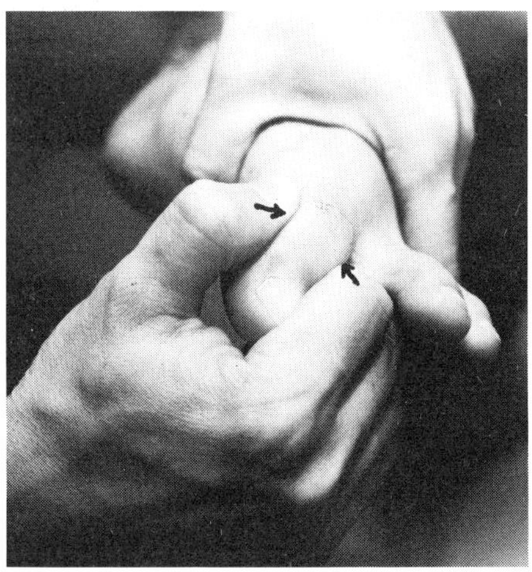

Abb. 20

Bearbeiten Sie weiters in Rou-Technik folgende Stellen:

Äußere und innere Knöchelspitze (Abb. 21), unterhalb des äußeren und inneren Knöchels (Abb. 22), die Stelle zwischen Knöchel und Achillessehne innen und außen (Abb. 23) — jeweils zwanzigmal wiederholen. Diese Massage dient als Vorbeugung gegen Menstruationsstörungen, Halsschmerzen und Schlaflosigkeit. Nun folgt die Zone in der Fußmitte, die in Rou-Technik massiert wird. Besonders wichtig: Die Stelle zwischen dem großen und dem kleinen Zehenballen (Abb. 24) — zwanzigmal massieren. Dadurch wird der Nierenmeridian beeinflußt, man erreicht vorbeugende Wirkung gegen Kopfschmerzen. Außerdem fördert diese Behandlung die Speichelsekretion.

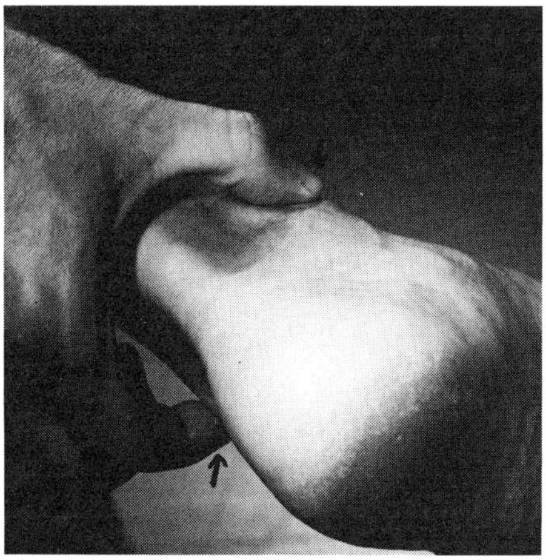

Abb. 21

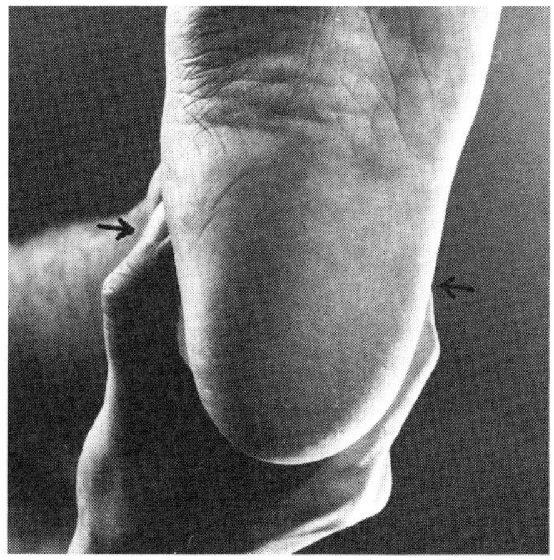

Abb. 22

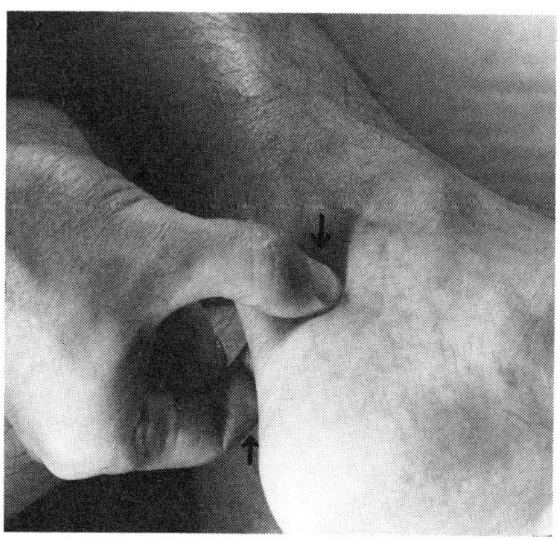

Abb. 23

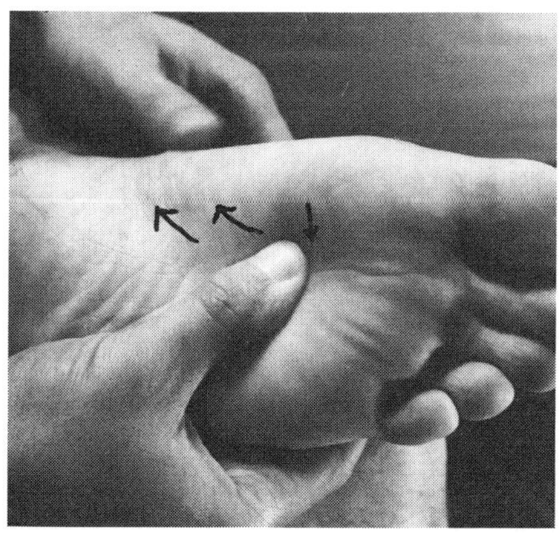

Abb. 24

Das Sprunggelenk wird passiv auf folgende Weise bewegt (Yao-Technik): Mit einer Hand die Stelle oberhalb des Sprunggelenkes umfassen, mit der zweiten Hand den Fuß passiv bewegen: Kreisen, strecken, beugen — je fünfmal (Abb. 25 und 26).

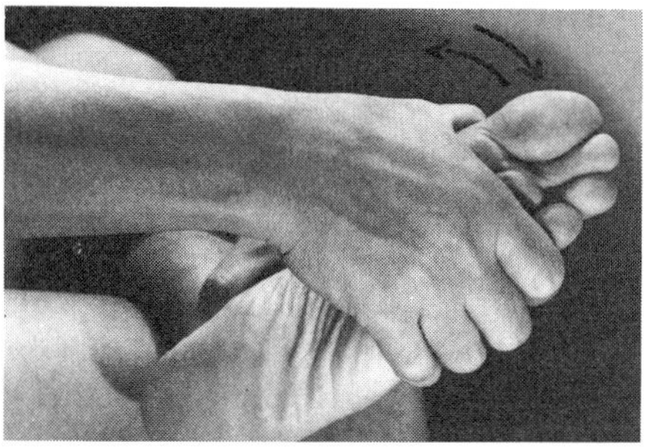

Abb. 25

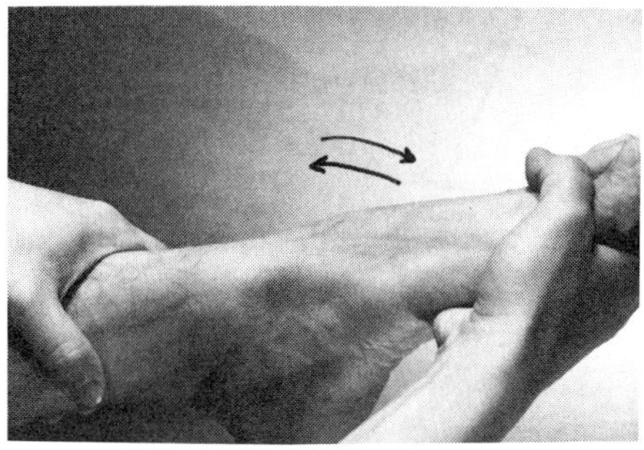

Abb. 26

Jetzt den Unterschenkel mit beiden Händen massieren (streichen) — zwanzigmal (Abb. 27).
Mit zwei Fingern die auf Abbildung 28 bezeichneten Stellen seitlich unterhalb der Kniescheibe in An- und Rou-Technik massieren — zwanzigmal.
Das sogenannte Kranichdach (oberhalb der Kniescheibe) zwanzigmal mit dem Daumen drücken (Abb. 29). Den Kniebereich sowohl in Rou- als auch in Mo-Technik zwanzigmal massieren (Abb. 30 und 31).
Den Kniebereich mit beiden Händen streichen — zwanzigmal (Abb. 32). Damit beugen Sie Kreuzschmerzen und Krämpfen der unteren Extremität (Wade usw.) vor. Das ganze Programm eignet sich hervorragend zur Verhinderung von Knieschmerzen, aber auch zur Linderung bereits bestehender, chronischer Kniebeschwerden.

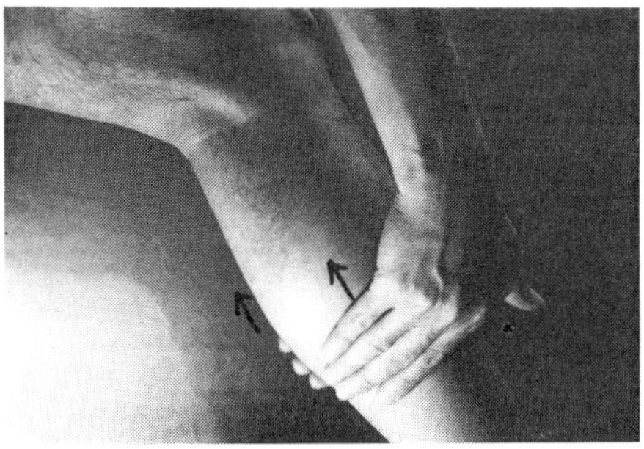

Abb. 27

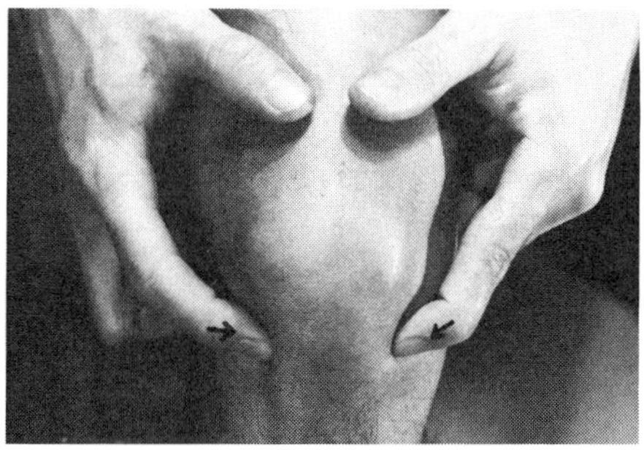

Abb. 28

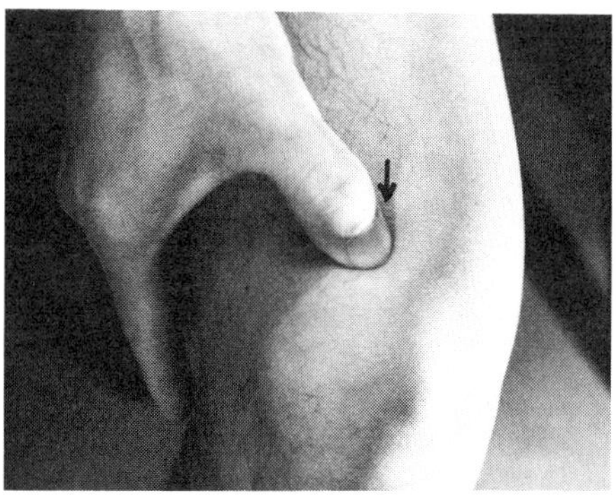

Abb. 29

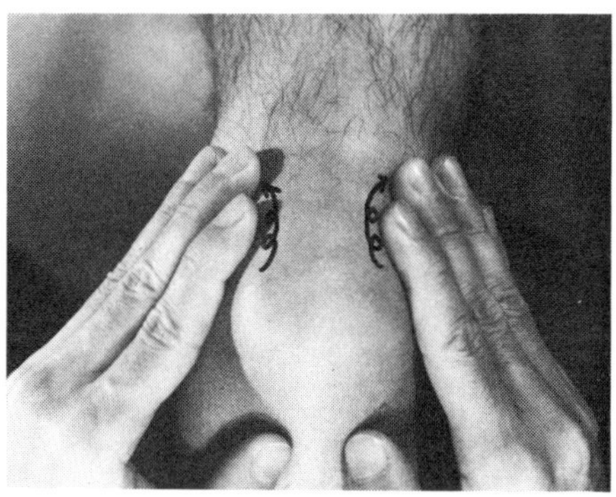

Abb. 30

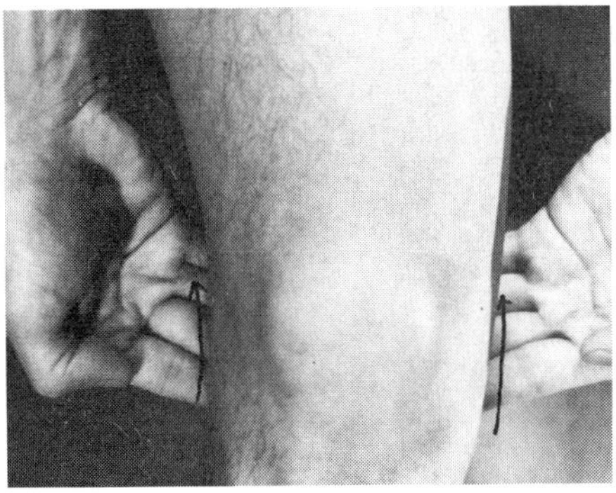

Abb. 31

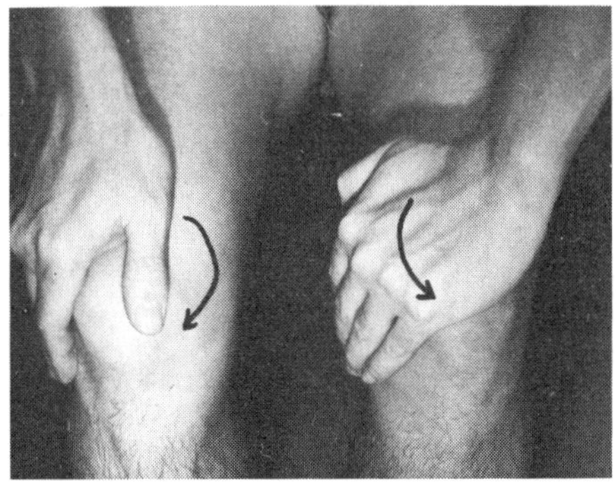

Abb. 32

Zweiter Teil der Massage (vom Oberschenkel bis zum Kreuzbein)

In sitzender Position mit beiden Händen den äußeren Oberschenkelbereich zehnmal in Mo- und Rou-Technik massieren. (Abb. 33 und 34). Hilft gegen Hüftbeschwerden.
Mit den acht Fingerbeeren den Kreuz- und Steißbeinbereich in Mo- und Tui-Technik folgendermaßen massieren: Zuerst die Mittellinie entlang (Abb. 35), dann beiderseits entlang des Rückenstreckermuskels — zwanzigmal (Abb. 36). Diese Massage dient als Vorbeugung gegen lokale Gelenksbeschwerden, Kreuzschmerzen, Menstruationsstörungen, vorzeitigen Samenerguß, Anusvorfall und Fehlsteuerung des unbewußten Nervensystems.

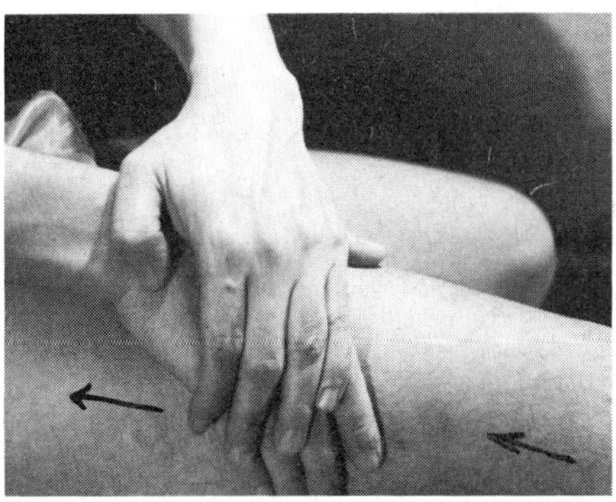

Abb. 33

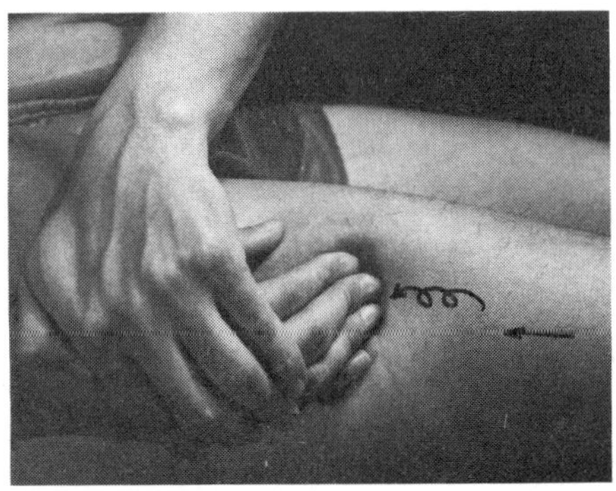

Abb. 34

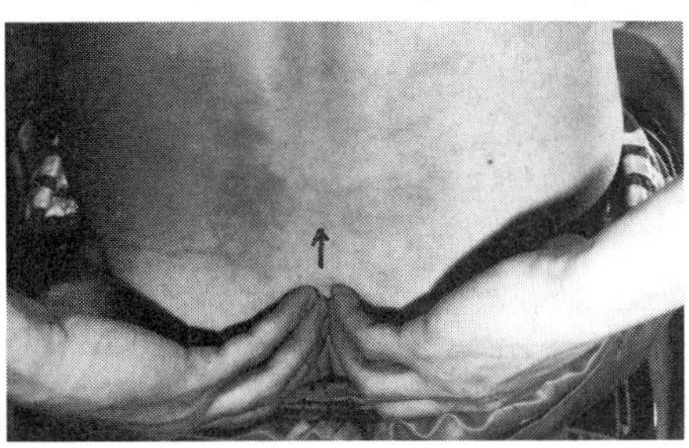

Abb. 35

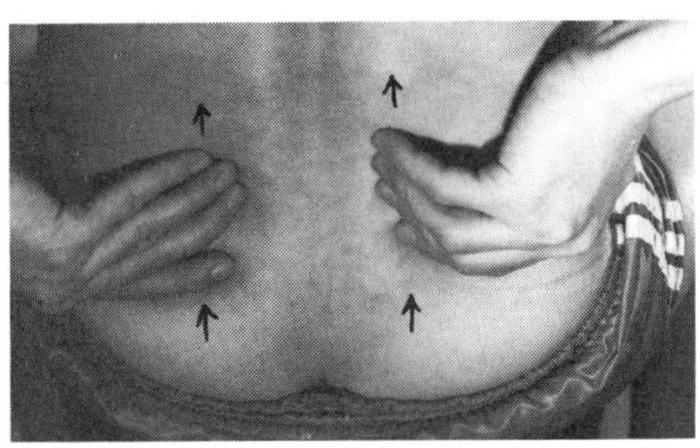

Abb. 36

Dritter Teil der Massage (Kreuz- und Bauchregion)

Mit den acht Fingerbeeren die Rückenmuskulatur (Strecker) in Höhe des vierten Lendenwirbels in Mo-Technik zwanzigmal massieren (Abb. 37). Man nennt diesen Bereich „Kreuzaugen“.
Mit dem Handteller beziehungsweise den Fingerbeeren das „Tor des Lebens“, wie diese Region in der chinesischen Medizin genannt wird, mit der Mo-Technik zwanzigmal massieren. Legen Sie dabei die eine Handinnenfläche auf den Nabel, während die andere Hand unterhalb des zweiten Lendenwirbeldornfortsatzes massiert. Beide Hände massieren abwechselnd. (Abb. 38).
Mit der gesamten Handfläche den Nabel und seine Umgebung in Mo-Technik massieren (abwechselnd je zwanzigmal). Dabei liegt die eine Handinnenfläche auf dem „Tor des Lebens“, während die andere Hand massiert (Abb. 39).
Die Übungen des dritten Massageteils beugen vielen Erkrankungen im Urogenitaltrakt (Nieren, Blase, Harnwege) sowie im Nervensystem und im Verdauungssystem vor. Regelmäßige Massage dieser Zonen stärkt den Körper ganz allgemein.

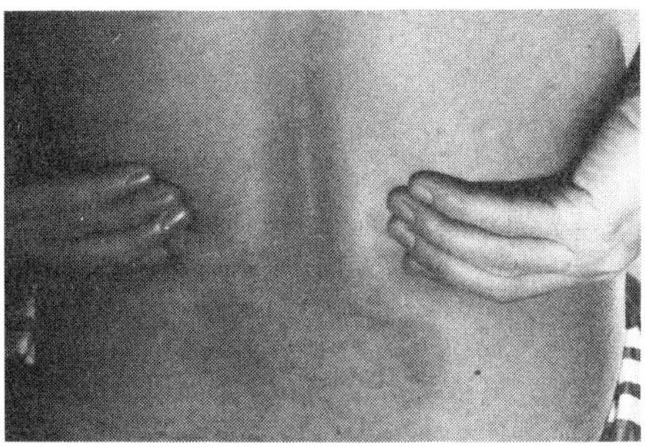

Abb. 37

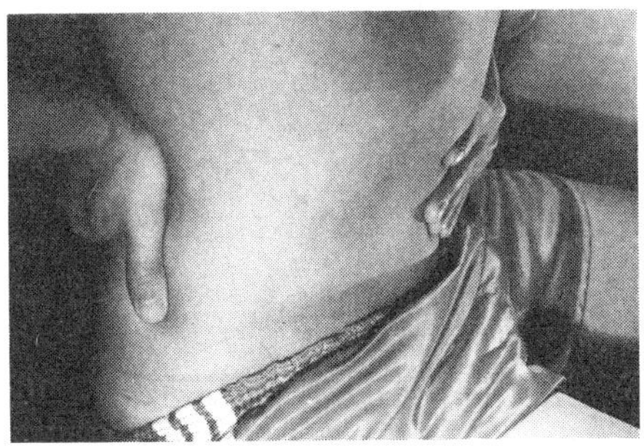

Abb. 38

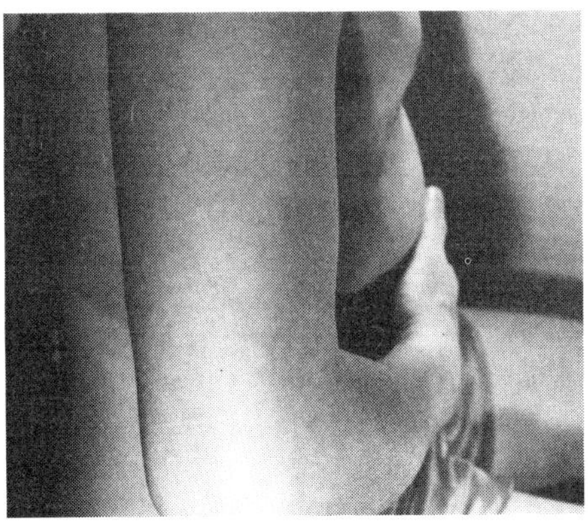

Abb. 39

Vierter Teil der Massage (von der Hand bis zum Ellbogen)

Mit Daumen und Zeigefinger die einzelnen Fingerspitzen zwicken — je fünfmal (Abb. 40). Dadurch werden folgende Meridiane angesprochen: Herz- und

Kreislauf, Sexualität, Lunge, Dickdarm, Dünndarm und dreifacher Erwärmermeridian. Die zu beeinflussenden Krankheitsbilder entnehmen Sie bitte der Meridian-Beschreibung.
Mit Daumen und Zeigefinger die einzelnen Finger der zweiten Hand in Mo- und der Tui-Technik massieren — je zehnmal (Abb. 10). Der jeweilige Finger der anderen Hand wird dabei auch gedreht.
Mit dem Daumen der einen Hand den Handteller der anderen in Rou-Technik massieren — zwanzigmal (Abb. 41). Ebenso den Handrücken zwanzigmal in Tui- oder Rou-Technik massieren (Abb. 42). Mit Daumen und Zeigefinger gleichzeitig beiderseits zwanzigmal die Stelle in der Mitte der Handgelenksfalte mit der An- und Rou-Technik massieren (Abb. 43).
Mit der einen Hand die Stelle oberhalb des Handgelenkes fassen und mit der anderen Hand zehnmal aktive Bewegungen machen — beugen, strecken, kreisen usw. (Abb. 44).
Mit Daumen und Zeigefinger gleichzeitig die Stelle in der Mitte zwischen Ellbogenbeuge und Ellbogenspitze bei gestrecktem Arm zwanzigmal in Rou-Technik massieren (Abb. 45). Mit der Handfläche Ellbogenspitze und Ellbogenbeuge je zwanzigmal streichen (Abb. 46). Weiters aktive Ellbogenbewegungen (beugen und strecken) durchführen.

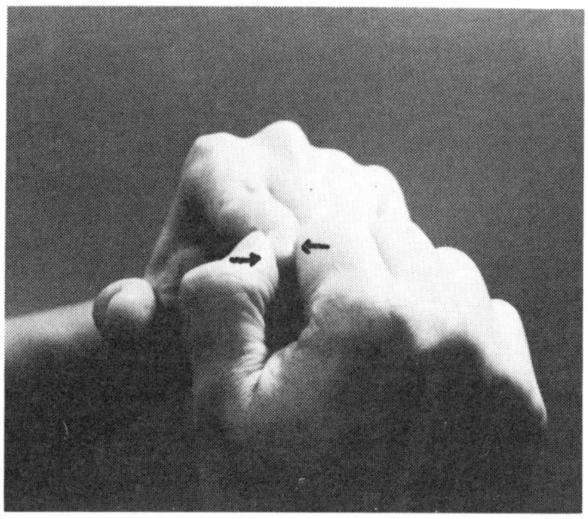

Abb. 40

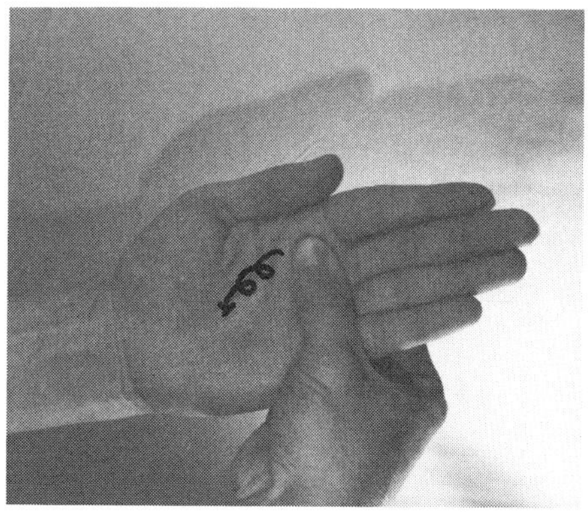

Abb. 41

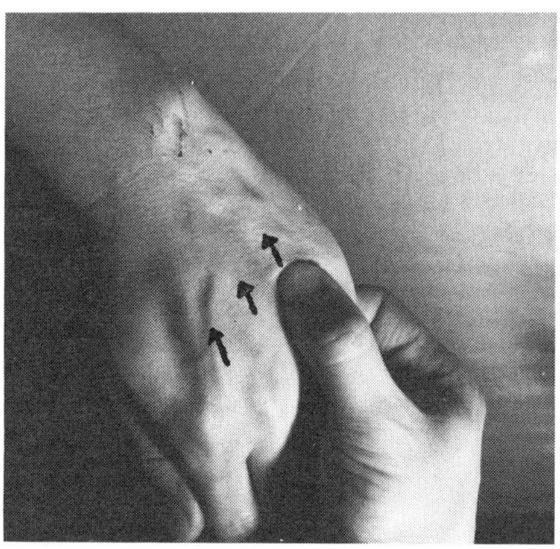

Abb. 42

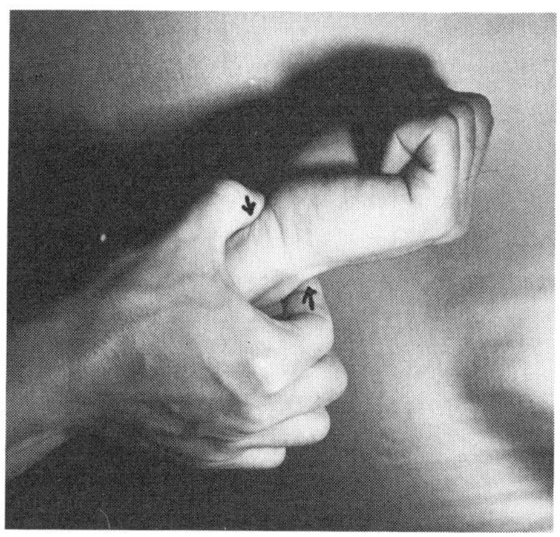

Abb. 43

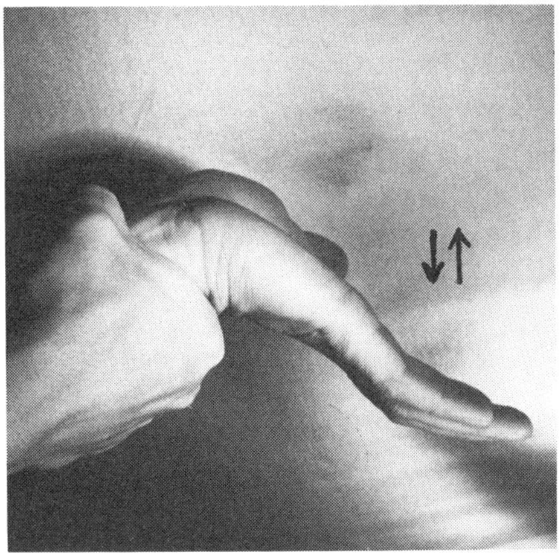

Abb. 44

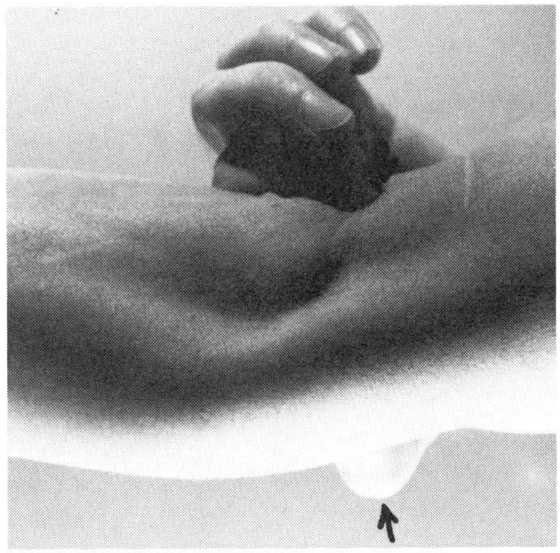

Abb. 45

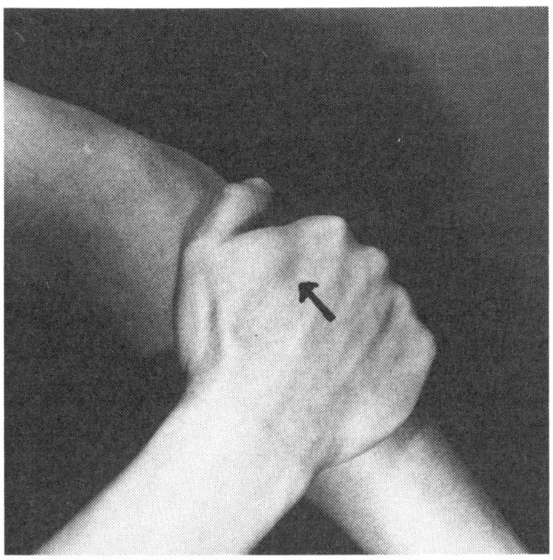

Abb. 46

Fünfter Teil der Massage (Schulter- und Halsbereich)

Mit vorgewärmten Händen (reiben Sie einfach die Handinnenflächen gegeneinander) das Schultergelenk und seine Umgebung zwanzigmal in Mo-Technik massieren (Abb. 8). Wenn man im Schultergelenk bedingt durch Zugluft usw. „steif" ist, kann man mit drei Fingerbeeren entlang des Deltamuskels (Rand) zwanzigmal mit der Tui- oder Rou-Technik massieren.
Mit einer Hand das Schultergelenk schützen und dann mit dem Schultergelenk aktive Bewegungen machen (kreisen, heben) — zehnmal. Beide letztgenannten Übungen lindern rheumatische Beschwerden in diesem Bereich.
Den Daumen auf die eine Seite und die restlichen vier Finger auf die andere Seite des Kehlkopfes legen und eine leichte, rasche, streichende Massage durchführen. Es wird von oben nach unten massiert. Heben Sie dabei den Kopf leicht an. Jede Hand massiert zwanzigmal (Abb. 11).
Mit der linken Hand vom rechten Ohr zum Kehlkopf hin streichen, dann ebenso mit der rechten Hand — zwanzigmal (Abb. 47).

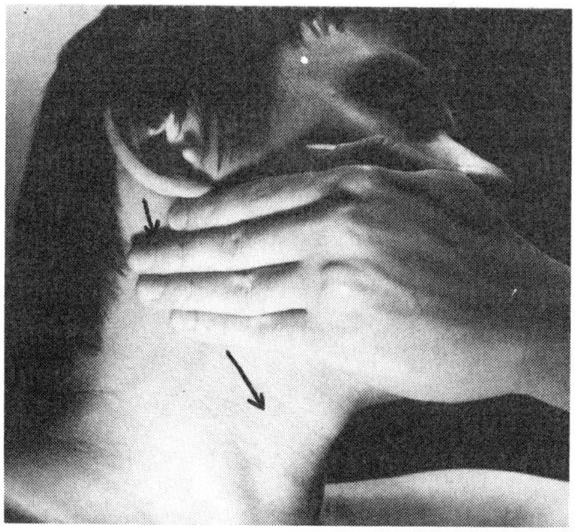

Abb. 47

Sechster Teil der Massage (Kopf und Gesicht)

Mit den acht Fingerspitzen zuerst die mittlere Kopflinie, dann die beiden Seitenlinien (Abb. 6 und 48) mit An- und Tui-Griffen (kämmen) massieren. Den An-Griff wenden Sie zehnmal pro Linie an, den Tui-Griff zwanzigmal. Die Mittellinie reicht von der Mitte des vorderen Haaransatzes bis zur Mitte des hinteren Haaransatzes. Die beiden Seitenlinien liegen auf einer Linie mit den Augen. Diese Massageübung beugt Migräne ebenso vor wie Schlafstörungen, Konzentrationsschwäche, Spannungsgefühl im Kopfbereich — dadurch auch Haarausfall — und leichter Erregbarkeit.
Die folgende Übung nennen die Chinesen blumig „Das Schlagen der himmlischen Pauken" — gemeint ist damit Klopfen auf das Hinterhauptbein über den Paukenhöhlen. Beide äußeren Gehörgänge werden dabei mit den Handtellern zugedeckt. Der Mittelfinger liegt auf dem Hinterhauptbein. Pro Sekunde klopft man mit den Zeigefingern zweimal auf das Hinterhauptbein. Legen Sie zu diesem Zweck die Zeigefinger auf die Mittelfinger und lassen Sie den Zeigefinger richtiggehend „herunterschnalzen". Während des Klopfens rollen Sie die Zunge ein und drücken sie leicht an den Gaumen. Sie werden ziemlich bald vermehrte Speichelbildung registrieren, erst nach zwanzigmaligem Klopfen schlucken. (Abb. 49). Diese Übung fördert die Erhaltung der Hörfähigkeit, sie beugt zudem Ohrensausen vor.

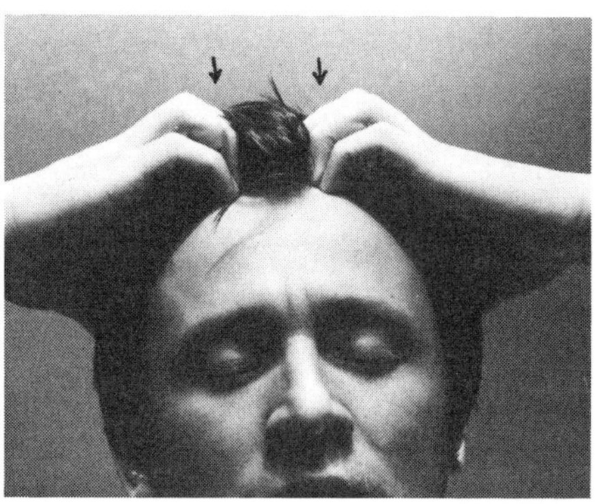

Abb. 48

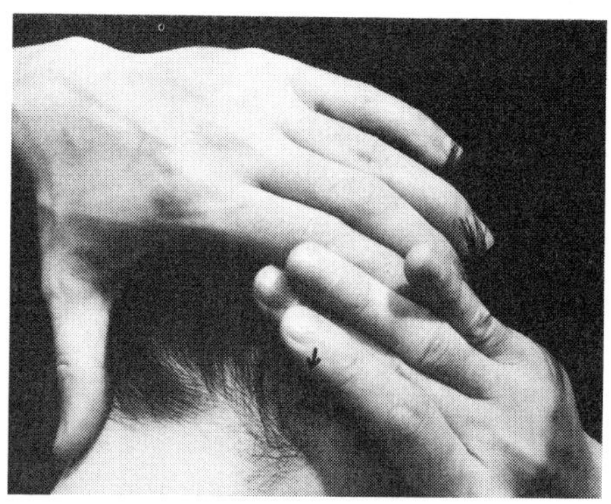

Abb. 49

Mit dem Daumen die „Sonnen“ in An- und Rou-Technik vierzigmal massieren (Abb. 5). Die „Sonnen“ finden Sie in der Verlängerung von Augenbraue und Augenwinkel.
Bei angewinkeltem Finger mit dem seitlichen Teil des mittleren Fingerknochens die Region um das Auge in Mo-Technik streichen, wobei die Finger durch Gegeneinanderreiben vorher aufgewärmt werden sollen. Je zehnmal ober- und unterhalb des Auges streichen (Abb. 9 und 50). Damit erreichen Sie vorbeugende Wirkung gegen Kurzsichtigkeit, außerdem ermüden Ihre Augen nach Anstrengungen nicht mehr so rasch.
Mit einem Daumen das Nasenloch auf der Seite zudecken, mit dem anderen Daumen die Stelle der sogenannten „Duftempfänger“ in Mo-Technik zwanzigmal massieren (Abb. 51). So beugt man Nasenschleimhautentzündung und auch Nebenhöhlenentzündung und Schnupfen vor.

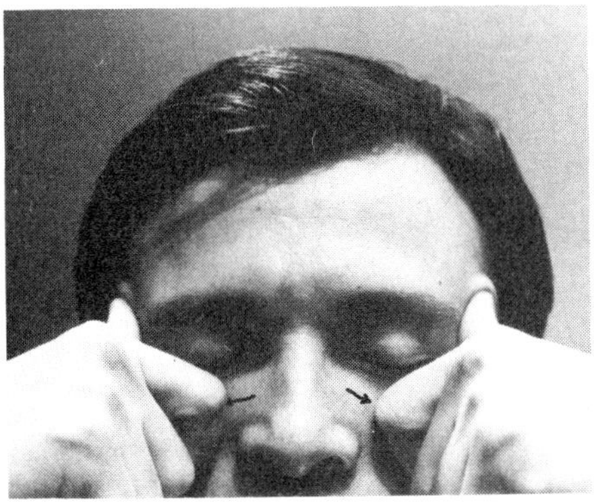

Abb. 50

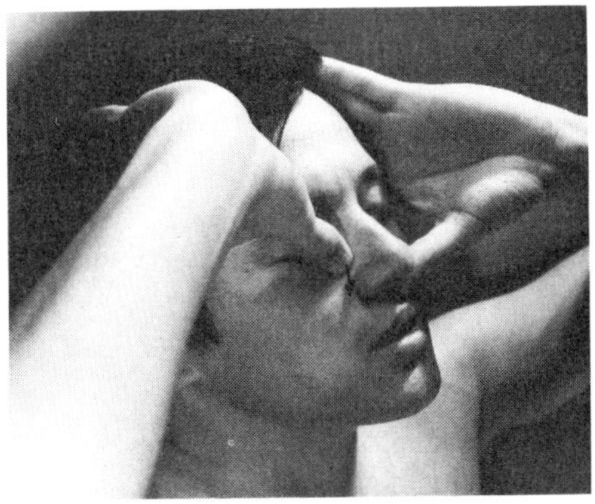

Abb. 51

Ein Zeigefinger liegt auf der Stelle zwischen Nase und Oberlippe, der zweite zwischen Unterlippe und Kinn. Mit beiden Fingern gleichzeitig horizontal in entgegengesetzter Richtung in Mo-Technik zwanzigmal massieren (Abb. 52).
Die Stellen beiderseits der Mundwinkel vertikal in entgegengesetzter Richtung in Mo-Technik zwanzigmal massieren (Abb. 53). Die Stellen um die Augen und die „Sonne“ mit vorgewärmten Fingerbeeren zuerst oberhalb der Augen (vom inneren Augenwinkel zur Sonne hin) dann unterhalb der Augen wieder vom inneren Augenwinkel zur Sonne hin in Mo-Technik je zwanzigmal massieren (Abb. 5).
Streichen Sie mit vorgewärmten Handflächen dieselbe Region, wie im vorhergehenden Absatz beschrieben, zwanzigmal (Abb. 54).

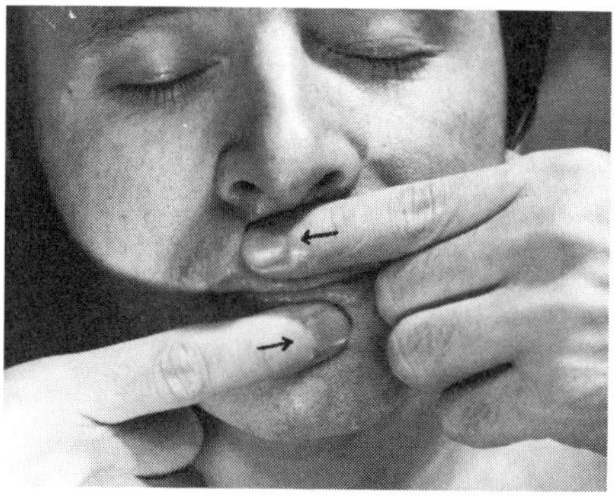

Abb. 52

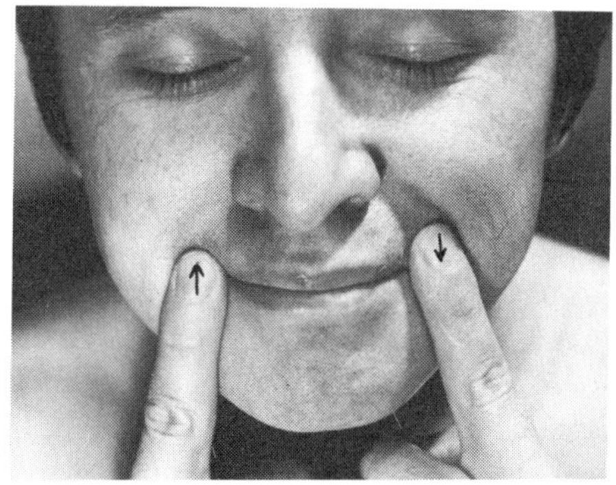

Abb. 53

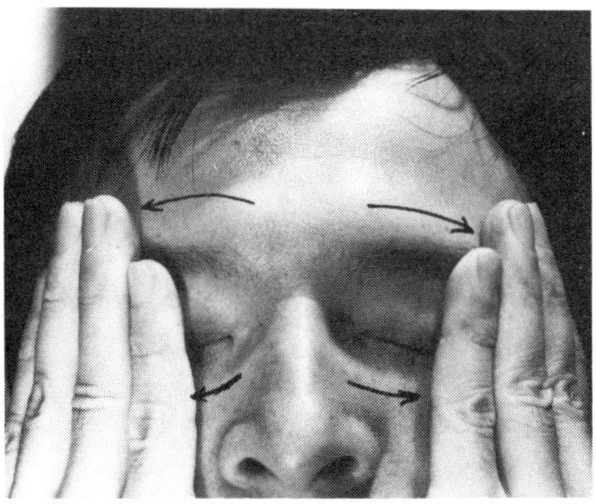

Abb. 54

Sie haben nun ausführliche Anleitungen erhalten, wie Sie die Funktion Ihrer Organe günstig beeinflussen und diese gesund erhalten können. So beugen Sie vielen Krankheiten vor, die Menschen unserer Tage in jedem Alter quälen. In den folgenden Kapiteln werden wir konkret auf zahlreiche Krankheitsbilder eingehen, die durch chinesische Heilmethoden gebessert werden können.
Auch dabei spielt die Selbstmassage eine entscheidende Rolle. Hinzu kommt aber noch eine spezielle Technik, die — wie bereits erwähnt — fälschlicherweise als „Akupressur" bezeichnet wird, aber mit Nadeln (akus = Nadel) nur insoferne etwas zu tun hat, als auch dafür die Akupunkturpunkte herangezogen werden.
Zudem kennen die Chinesen noch eine spezielle Massage der Fußsohlen, die von dem auch in Wien tätigen amerikanischen Arzt Dr. Fitzgerald als Reflexzonenmassage weiterentwickelt wurde. Mit Eunice D. Ingham schrieb Dr. Fitzgerald das Buch: „Stories, that feet can tell" (Geschichten, die die Füße erzählen können). Dieses Werk gilt auch heute noch als „Bibel" der Reflexzonentherapeuten, wurde aber von Hanne Marquart („Reflexzonenarbeit am Fuß", Haug-Verlag) erweitert und verbessert.
Es war bereits ausführlich von den zwölf Meridianen die Rede — alleine sechs davon sind auch auf dem Fuß zu finden: Leber, Niere, Milz-Pankreas, Magen, Blase und Gallenblase. Diese Energiekanäle stehen mit den Eingeweiden in Verbindung. Physiologen nennen diese Beziehung „Eingeweide-Hautreflex" und „Haut-Eingeweidereflex". Störungen in einem Organ verursachen Änderungen im Energiekreislauf des betreffenden Meridians. Mit speziellen Untersuchungs-

methoden kann man diese Störung an den sogenannten Meridianpunkten sogar feststellen.
Der in traditioneller chinesischer Massage geschulte Behandler kann mit Hilfe der im Fall einer Störung deutlich schmerzhafteren Druckpunkte auf dem Fuß auch eine Vordiagnose stellen. Das heißt, er weiß natürlich nicht genau, welches Leiden den Patienten plagt, aber die Region, in der sich die Störung befindet, kann er an Hand der Reaktion des Kranken auf die Massage zumindest eingrenzen.
Sehr häufig sind Punkte, die gestörten Organsystemen zugeordnet sind, nicht nur schmerzempfindlicher, sondern auch verändert: Wir finden Gewebsverhärtungen, die meist als „Hühneraugen" eingestuft werden. Fachgerechte Massage der Punkte dient der Beseitigung von Störungen, wobei natürlich keine Wunder erwartet werden dürfen. Die Schlüsse aus einer Vordiagnose mittels Reflexzonenmassage müssen unbedingt dem Arzt überlassen bleiben, weil sonst die Gefahr besteht, ein schwerwiegendes Leiden zu übersehen, bzw. mit untauglichen Mitteln zu behandeln.

So führt man Akupressur beziehungsweise Reflexzonenmassage richtig durch:

— Leichte Reibung: Mit dem Daumen, der Handfläche oder einem anderen Teil der Hand wird die Haut leicht gerieben, bis eine deutliche Erwärmung spürbar wird.
— Friktion oder Knetungen: Mit Daumen oder Fingern die Muskulatur gegen die Unterlage kreisend bewegen, oder die Muskeln auch leicht anheben und zusammendrücken.
— Drücken: Mit dem Daumenbauch oder auch mit mehreren Fingern zusammen einen Akupunkturpunkt 30 bis 60 Sekunden lang drücken. Die Druckstärke langsam steigern, dann allmählich lockerlassen.
— Klopfen: Diese Reiztechnik wird eher am Schluß einer Massage angewandt. Man klopft dabei mit leicht geballter Faust oder mit der Seitenfläche des kleinen Fingers. Achten Sie bitte darauf, daß die Kraft nicht aus der Schulter, sondern aus dem Handgelenk kommt. In den meisten Fällen wird in Richtung des Herzens, beziehungsweise des Venenrückflusses massiert. Wo es aber um Schmerzen in der Muskulatur (Schulter, untere Wirbelsäule) geht, kann ohne weiteres auch hin und her massiert werden. Wir haben in unserer Anleitung zur Selbstbehandlung häufige Krankheitsbilder ausgewählt und auf die Erwähnung von Griffen verzichtet, die sich nicht für Selbstmassage eignen.

Hilfsmittel der Akupressur

Um die Selbstmassage wirkungsvoll auszuführen, bedarf es einiger körperlicher Voraussetzungen. Sei es, daß die massierten Finger zu schmerzen beginnen, oder daß der Patient nicht in der Lage ist, den erforderlichen starken Druck auszuüben. Da ist es erlaubt, zu Hilfsmitteln zu greifen. In Frage kommen etwa kleine Kugeln aus Metall oder anderen Materialien, die die Haut nicht schädigen. Die Kugeln sollen ungefähr reiskorngroß sein. Man kann sie überall dort anbringen, wo der Akupunkteur seine Nadeln einstechen würde. Damit erreicht der Patient eine Verlängerung des heilenden Hautreizes. Vorher aber unbedingt mit einem Arzt sprechen. Wenn die Behandlung keinen vorbeugenden, sondern heilenden Effekt haben soll, muß man sich darüber im klaren sein, daß der Schmerz die Funktion eines Alarmsignals besitzt — also nicht ignoriert werden darf. Bei einem Schmerzzustand sozusagen frisch drauflos zu drücken, kann Sie sogar in Lebensgefahr bringen. Vor jeder Eigenbehandlung muß unbedingt die Diagnose eines geschulten Mediziners vorliegen, der auch entscheidet, ob Selbsttherapie im konkreten Fall zweckmäßig ist.

Zurück zu den erwähnten Kugeln. Vielfach bedient man sich heute bereits magnetischer Kugeln, deren Wirkung über den rein mechanischen Reiz noch hinausgeht. Allerdings soll der Patient beobachten, ob sich sein Zustand verbessert, oder eher verschlechtert — es kann nämlich erforderlich sein, die Polung der Magnetkugeln zu wechseln. In diesem Fall wird die Magnetscheibe einfach umgedreht. Dann tritt meistens eine schlagartige Besserung ein.

Bei der Verwendung von Magneten ist darauf zu achten, daß das magnetische Feld nicht unbegrenzt lange anhält — es wird mit der Zeit schwächer. Die Kugeln sollten dann ausgewechselt werden. Befestigen Sie die Kugeln mit Hilfe von Leukoplaststreifen am Körper. Zu berücksichtigen ist auch eine zu starke Hautreizung, die nach zu langer Behandlung auftreten kann. Bei Brennen oder starkem Juckreiz entfernen Sie den Magneten.

Weitere Hilfsmittel sind Naturbürsten oder Baumwollhandtücher. Scheuen Sie nicht diese Investition — kaufen Sie eine gute Körperbürste mit Naturborsten. Damit massieren Sie die entsprechenden Akupunkturpunkte am Fuß solange, bis leichtes Schmerzgefühl eintritt. Halten Sie die Bürsten immer sauber, weil sonst Infektionsgefahr besteht. Ist eine Hautstelle entzündet, darf dort keine Behandlung erfolgen.

Um täglich schon vorbeugend durch lockeren Lauf auf dem Stand die Fußreflexzonen zu aktivieren, verwenden Sie am besten genoppte Gummimatten („Aktivmatte“, die vom bekannten Wiener Masseur Willi Dungl entwickelt wurde). Sie kräftigen durch lediglich fünfminütiges Training nicht nur den Kreislauf, sondern stärken durch den Reflexzonen-Massageeffekt auch die inneren Organe.

Vor allem Frauen leiden häufig an Durchblutungsstörungen in den Beinen („kalte Füße“). Dagegen hilft feuchte Wärme. Ein chinesisches Hausmittel, das ebenfalls über eine Aktivierung der Reflexzonen wirkt: Kochen Sie Kartoffel und wickeln Sie diese noch feucht in ein Handtuch. Nun die Füße darauf stellen.

Auf derselben Basis funktioniert eine Wasseranwendung, mit der Pfarrer Sebastian Kneipp große Erfolge erzielt hat. Tauchen Sie die Füße abwechselnd 20 bis 30 Sekunden in kaltes und etwas länger in warmes Wasser.

Schließlich steht dem geschulten Behandler noch eine Methode zur Verfügung: Er führt eine lokale Erwärmung mittels sogenannter Moxazigarren herbei. Diese Zigarren sind aus Wermutkraut angefertigt, rund fünf Millimeter dick und 20 Zentimeter lang. Sie werden angezündet und dann über einen Akupunkturpunkt gehalten — normale Zigaretten tun es aber auch. Der Behandelte soll dabei angenehmes Wärmegefühl empfinden. Auf keinen Fall dürfen Verbrennungen entstehen. Pro Punkt wird rund zwei Minuten lang erwärmt.

Ein Hilfsmittel läßt sich selbst basteln. Binden Sie etwa 15 Zahnstocher so zusammen, daß ihre Spitzen auf einer Ebene liegen. Mit dieser kombinierten

„Nadel“ stimulieren Sie Akupunkturpunkte durch Druck ein bis zwei Minuten lang.
Mitentscheidend für den Erfolg sind die Begleitumstände, unter denen die Massage durchgeführt wird. Das heißt, Sie sollten einen gut durchlüfteten, warmen und hellen Raum wählen und nach Möglichkeit auf einem Sessel sitzen. Vermeiden Sie störende Geräusche — Radio und Fernsehapparat sollen während der Behandlung ausgeschaltet bleiben —, auch Gespräche stören. Wichtig ist auch zweckmäßige, nicht einengende Kleidung, damit das freie Durchatmen nicht behindert wird.
Zentraler Punkt ist N 1 (Abb. 55), der auf der Fußsohle in einer Delle im vorderen Drittel liegt. Wird er gereizt, so dient das der Kräftigung, sowie der Beseitigung von Müdigkeit.

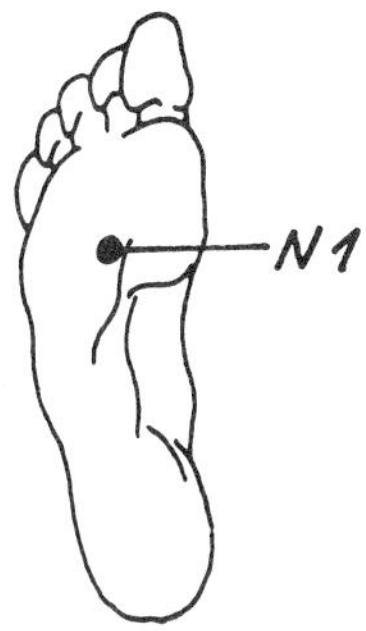

Abb. 55

DIE EINZELNEN BESCHWERDEN

Schlaflosigkeit

Bis zum Morgengrauen wach zu liegen, um schließlich vor Erschöpfung in unruhigen, unerquicklichen Schlaf zu versinken — das ist das Schicksal vieler Menschen aller Altersstufen. Kaum jemals unterzieht sich der Betroffene der Mühe, nach den Ursachen zu forschen. Der Griff in den Medikamentenschrank ist ja tatsächlich viel einfacher, als aktiv an der Beseitigung des Übels mitzuarbeiten.
Da schließlich doch immer deutlicher ins Bewußtsein der Patienten tritt, daß derartige Arzneimittel arge Nebenwirkungen hervorrufen können und zudem das Problem doch nie an der Wurzel anpacken, herrscht immer intensiver der Trend zu Mitteln aus der Naturheilkunde. Diese können allerdings auch keine Wunder bewirken, wenn der an Schlaflosigkeit Leidende seine Lebensgewohnheiten und überhaupt die Einstellung zum Leben nicht ändert.
Während ältere Menschen häufig auf Grund von Blutdruckstörungen nicht einschlafen können, verhindert bei den Jüngeren meist Streß die ersehnte Erholung. Diesen Streß abzubauen, muß erstes Ziel jeder Behandlung sein. In diesem Bereich kann die chinesische Medizin besonders gut mit herkömmlichen Maßnahmen kombiniert werden.

Eine Möglichkeit: Mindestens dreimal wöchentlich locker laufen. Die Distanz ist egal, die Laufdauer soll aber rund 20 Minuten betragen. Neben der gezielten Kreislaufbelastung ist vor allem das Vermeiden jeglichen Ehrgeizes sehr wichtig. Wer aus dem Büro nach Hause hetzt, hastig sein Tenniszeug einpackt, um mit „hängender Zunge" in Richtung Tennisplatz- oder Sporthalle zu sausen, hat die Bedeutung sportlicher Betätigung als Streßlöser völlig mißverstanden. Das Resultat kann nur noch größere innere und äußere Verspannung sein.
Beim Training wider die Nervosität muß jeder sportliche Ehrgeiz vergessen werden. Nach dem Laufen ergänzen Duschprozeduren ideal das Programm. Das Wasser darf nur angenehm warm sein — nicht mehr als 35 Grad Celsius. Lassen Sie es vorerst nur fünf Minuten lang ins Genick prasseln. Die Haltung soll dabei bewußt entspannt sein. Danach mit leichtem Schulter- und Beckenkreisen beginnen.
Nach einigen Minuten Gymnastik spüren Sie förmlich, wie der Körper elastischer wird. Den Abschluß kann ein kurzer kühler Guß bilden. Bei Kreuzbeschwerden soll aber der Rücken davon ausgenommen bleiben. Auch das Abtrocknen kann mit gymnastischen Übungen kombiniert werden.
Führen Sie weiters die im Kapitel „Schattenboxen" beschriebenen Atemübungen durch. Noch eine andere Möglichkeit: Dem Badewasser zwei Liter Melissentee zusetzen, dann 20 Minuten bei angenehmer Temperatur richtiggehend „treiben" lassen. Dabei langsam und tief atmen, wobei jeder Atemzug mitgezählt wird. Der Badende soll sich so sehr auf seine Atmung konzentrieren, daß er Alltagsorgen, Ärger usw. vergißt. So sind ideale Voraussetzungen für ruhigen, gesunden Schlaf geschaffen.
Natürlich müssen auch andere Lebensgewohnheiten zu diesem „Programm" passen. Es ist schlecht, vor dem Schlafengehen noch üppig zu speisen. Eine leichte Mahlzeit rund zwei Stunden vor der Bettruhe schadet hingegen nicht. Knapp vor Zubettgehen empfehlen wir einen „Schlaftrunk" — entweder ein Glas warme Milch mit etwas Honig, Kräutertee (Baldrian, Melisse, Hopfen) oder auch ein kleines Glas Bier.
Ein technischer Trick: Wer einen Kassettenrecorder mit Kopfhörern besitzt, möge eine Kassette mit sanfter Musik einlegen. Die leise Dauerberieselung mit Musik wirkt fast immer prompt.
Rund 15 Prozent der Bevölkerung in den westlichen Industriestaaten schlafen schlecht. Ein Grund mehr, sich auch einmal mit anderen Methoden der nervlichen Beruhigung auseinanderzusetzen. Akupunktur und chinesische Massage etwa können in den meisten Fällen Medikamente vollwertig ausgleichen, ohne auch nur im geringsten schädliche Nebenwirkungen (psychische oder organische, zum Beispiel Leber, Nieren betreffend) hervorzurufen.
Die Chinesen jedenfalls wußten sich gegen Nervosität, Unausgeglichenheit und Ratlosigkeit — unmittelbare Ursachen von Schlaflosigkeit — hervorragend zu helfen. Selbst Begleiterscheinungen mangelnden Schlafes, wie Kopfschmerzen, Appetitlosigkeit und Kreuzbeschwerden, stellen bei konsequenter Durchführung der Ratschläge bald kein Problem mehr dar.
Schlafgestörte sollen etwa eine Stunde vor dem Schlafengehen warm duschen und dann die Fußsohle bis zum Unterschenkel von unten nach oben massieren. Besondere Zonen auf der Fußsohle sind N 1, die Fußmitte und die Fersenmitte (Abb. 55), weiters N 6 und MP 6 (Abb. 56). N 6 trägt den klingenden Namen

„Erleuchtetes Meer“, gehört dem Nierenmeridian an und liegt ganz knapp unter dem Innenknöchel. Es handelt sich um einen Punkt, über den die Vitalfunktion (auch die Potenz) angekurbelt wird. Energieschwäche und psychische Labilität werden durch Massage des N 6 sehr günstig beeinflußt.
MP 6, der in einigen anderen Kapiteln ebenfalls eine wichtige Rolle spielt und daher noch ausführlich beschrieben wird, liegt vier Querfinger oberhalb der Spitze des inneren Knöchels am Hinterrand des Schienbeines.

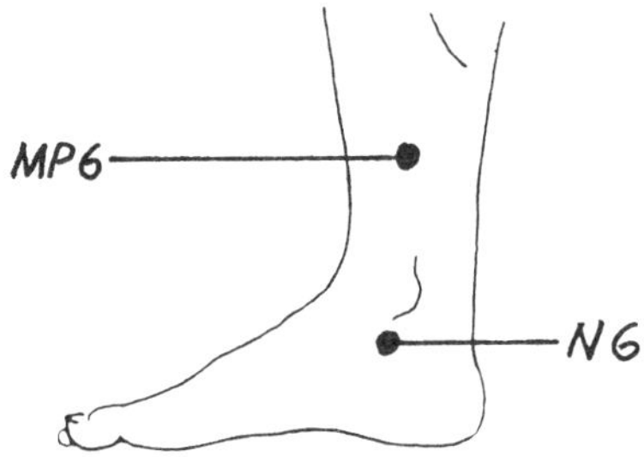

Abb. 56

Massiert werden ferner folgende Körperpunkte: B 15, B 10, G 20, KG 15, KG 17 und H 7.
B 15 (Abb. 57) ist der „Zustimmungspunkt des Herzens“ und liegt in der Höhe des 5. Brustwirbeldornfortsatzes, zwei Querfinger seitlich der hinteren Mittellinie. Den 5. Brustwirbeldorn finden Sie, indem Sie den Kopf nach vorne neigen und auf der Wirbelsäule eine auffallende Erhöhung tasten — das ist der Dornfortsatz des 7. Halswirbels. Jetzt müssen Sie nur fünf Fortsätze nach unten zählen. B 15 ist ein Punkt, dessen Massage stark auf die Psyche wirkt. In der chinesischen traditionellen Medizin hat das Herz neben seiner Kreislauffunktion als Pumpe auch eine wichtige Aufgabe im Zusammenhang mit der Seele. Im Westen kennen wir diesen Zusammenhang wohl auch, werden uns dessen aber kaum mehr bewußt. Nur Redensarten (ein „herzensguter“ Mensch usw.) erinnern daran.
B 10 (Abb. 57) ist die „Himmelssäule“ und liegt in Höhe der hinteren Haargrenze, etwa zwei Querfinger seitlich der hinteren Körpermittellinie. Dieser Punkt wirkt auch gegen Kopfweh.
G 20 (Abb. 57) finden Sie so: Tasten Sie auf dem Hinterkopf in der Nähe des Ohrläppchens eine Knochenerhöhung (Warzenfortsatz) — von hier mit dem Finger etwas in Richtung Mitte gleiten, bis Sie eine leichte Vertiefung fühlen. Dort liegt der „Windteich“, wie der Punkt im Chinesischen genannt wird.
KG 15 (Abb. 58) liegt am Ende des unteren Randes des Brustbeines.
KG 17 (Abb. 58) befindet sich in der Brustmitte, genau zwischen den beiden Brustwarzen. Er wird in der Akupunktur als sogenannter „Meisterpunkt für die Atmung“ geführt.
H 7 (Abb. 59) schließlich ist „Das Tor der Götter“ und liegt auf der Handgelenksquerfalte innen, an der Seite des kleinen Fingers. H 7 ist ein beliebter Punkt zur Harmonisierung der Seele. Auch gegen Prüfungsangst und alle Formen von Nervosität wird er von Akupunkturärzten gerne benützt.

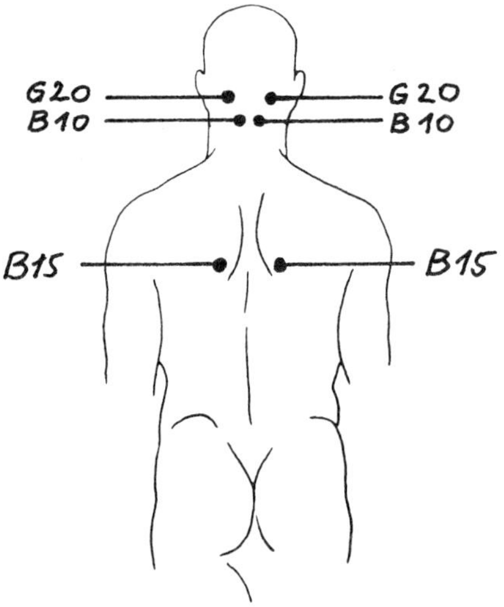

Abb. 57

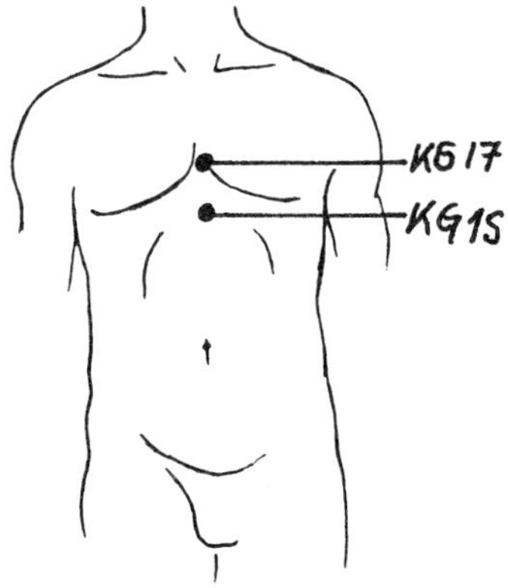

Abb. 58

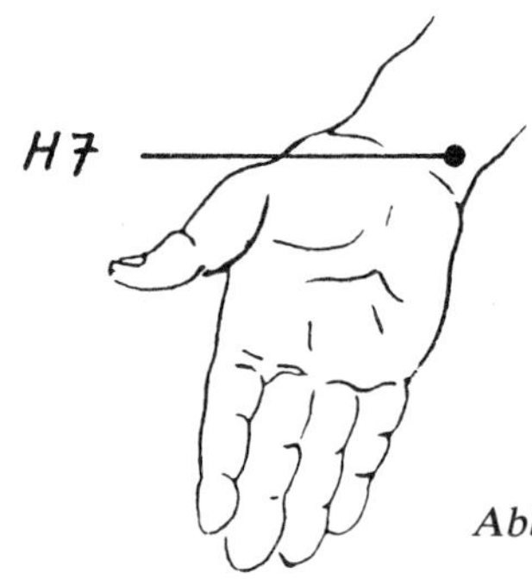

Abb. 59

Bei Patienten mit zu hohem Blutdruck bewährt sich folgende Methode recht gut: Klopfen Sie mit der Faust oder den Fingerkuppen auf jede Fußsohle je hundertmal.
Mittels Moxazigarre oder normaler Zigarette (der einzige Anlaß, bei dem wir den Patienten zum Griff nach der Zigarette raten...) können noch die Zonen MP 3 und MP 6 (Abb. 60) lokal erwärmt werden. MP 6 wurde schon beschrieben, MP 3 befindet sich knapp hinter dem Grundgelenk der großen Zehe, in einem Grübchen am inneren Rand des Fußes.
Da das Bekämpfen chronischer Schlaflosigkeit mit Schlafmitteln unweigerlich zu ständiger Dosissteigerung führt, ist es ratsam, den Teufelskreis so rasch wie möglich zu durchbrechen — bevor noch körperliche und geistige Schäden eingetreten sind. Einen Akupressurpunkt, der sich gut zur Selbstbehandlung eignet, finden Sie auch auf der Spitze der zweiten Zehe, im äußeren Winkel des Nagelbettes.
Manchmal ist Schlaflosigkeit auf Mangelernährung zurückzuführen. Etwa ein Defizit an Kalzium kann Schlafstörungen verursachen. Kalzium ist in Milchprodukten enthalten — Milch, Joghurt oder Buttermilch. Daher auch der Tip mit der heißen Milch als Schlaftrunk.
Auch Vitamin D (das die Aufnahme des Kalziums in den Körper bewirkt), Vitamin B und Magnesium haben in diesem Zusammenhang Bedeutung. All

diese Substanzen nehmen Sie in ausreichendem Maß zu sich, wenn Ihre Mahlzeit vielseitig und damit gut ausgewogen ist. Einseitige Diäten bringen ebensowenig Besserung wie wahlloses Vollstopfen mit grundsätzlich gesunden Nahrungsmitteln.
Noch ein Tip am Rande: Auf harten Betten schläft man erfahrungsgemäß besser. Dem Schlaf zuträglich sind auch „ruhige“ Tapeten ohne grelle Ornamente.

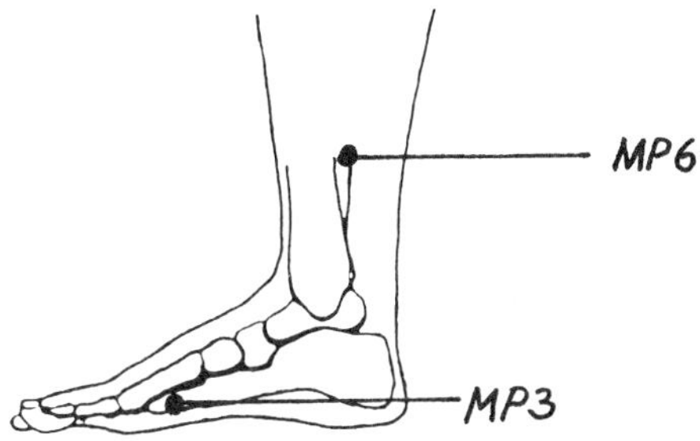

Abb. 60

Übergewicht

Alle Österreicher wiegen insgesamt um rund 20 Millionen Kilogramm zuviel. Diesen Wert hat der Wiener Sozialmediziner Prof. Dr. Michael Kunze einmal auf Grund statistischer Unterlagen errechnet. Eine Zahlenspielerei, die sich natürlich ebensogut auf deutsche oder Schweizer Verhältnisse übertragen läßt. Bis zu zehn Kilo über dem Normalgewicht sind für den organisch gesunden Menschen nicht bedrohlich. Mehr als das stellt jedoch einen Hauptrisikofaktor für Herzinfarkt, Zuckerkrankheit, Hirnschlag, Gefäßleiden, Impotenz und schwerste Verdauungsstörungen dar.
Was versteht man nun unter dem Normalgewicht? Seit jeher versuchen Fachleute, dafür eine allgemein gültige Aussage zu treffen. Wir vertreten die Ansicht, daß das nicht möglich ist. Wir müssen den Menschen als Einzelwesen betrachten — mit jeweils verschiedenen körperlichen Voraussetzungen.
„Körpergröße minus 100“ — auf diese simple Formel läßt sich die Bezeichnung „Normalgewicht“ kaum bringen. Die Angabe kann allerdings als grobe Richtlinie dienen, wenn man andere Faktoren ebenfalls berücksichtigt: Vererbung (wer von der Anlage her schlank sein müßte, aber bei geringer Körpergröße 100 Kilo wiegt, muß anders beurteilt werden als jemand, dessen Körperbau höheres Gewicht bedingt) und auch eventuelle seelische oder körperliche Störungen sind zu bedenken.
Jeder Mensch hat sein eigenes Normal- beziehungsweise Idealgewicht. Stark übergewichtige Menschen fühlen sich erfahrungsgemäß nicht besonders wohl. Dieses „Sich-wohl-fühlen“ ist aber das entscheidende Kriterium. Ständige

Müdigkeit, Potenzschwäche, übermäßige Schweißbildung — all das sind Anzeichen für zu hohes Körpergewicht. Zeigt hingegen jemand den Ansatz zu einem kleinen „Bauch", ist jedoch restlos gesund und fühlt sich „pudelwohl", so besteht wahrlich kein Grund für eine Gewichtsreduktion.

Uns geht es weniger darum, Ihnen nun eine chinesische Wunderdiät anzupreisen — die gibt es nicht. Wir wollen die Voraussetzungen für gezieltes Abnehmen verbessern. Von der seelischen Seite her („Freßlust" kann mit chinesischen Methoden recht gut eingedämmt werden) und über eine Ankurbelung des Verdauungssystems, das bei übergewichtigen Menschen meistens nicht gut funktioniert.

Warum wir Ihnen keine Diät aufdrängen wollen, ist mit wenigen Worten gesagt: Alle „Wunderkuren" haben sich im Zusammenhang mit der Gewichtsabnahme auf Dauer als völlig sinnlos erwiesen. Eine Diät mit Abnahmegarantie zu kreieren, stellt überhaupt keine Schwierigkeit dar. Essen Sie drei Wochen nur Weintrauben und Kaviar oder Kartoffel und Karotten oder vielleicht Rindfleisch mit Schlagobers. Sie werden in jedem Fall stark Gewicht verlieren. Zum einen auf Grund der (ungesunden) einseitigen Ernährung, andererseits, weil Sie die vorgeschriebenen Speisen nach kurzer Zeit schon nicht mehr „riechen" können.

Haben Sie dann nach mühsamen drei, vier oder mehr Wochen zehn oder manchmal sogar noch mehr Kilo „abgespeckt", stürzen Sie sich erfahrungsgemäß mit schier unstillbarem Heißhunger auf alles Eßbare — wenn es nur anders schmeckt als die Diät. Prophetische Gaben sind nicht erforderlich, um die Folgen vorauszusagen: Schon nach kurzer Zeit haben Sie Ihr früheres Gewicht erreicht.

Ähnliches gilt auch für andere, wesentlich genauer zusammengestellte Diätkuren, die allesamt den Nachteil besitzen — man kann sie nicht auf Dauer durchführen. Nur dann aber bestünden echte Chancen, das Wunschgewicht auch zu halten. Ernährungsmaßnahmen müssen auf eine dauerhafte Änderung der Eßgewohnheiten abzielen. Diät ist etwas für kranke Leute, wobei auf die individuelle Situation Rücksicht genommen werden muß. Gesunde übergewichtige Menschen können grundsätzlich alles essen — allerdings das mit Vernunft.

Betrachten wir die Nahrung als Mosaik: Fehlt nur ein einziger Baustein, ist dieses Mosaik nicht mehr komplett. Die Bausteine der Nahrung sind Kohlenhydrate, Eiweiß, Fett sowie Vitamine und Mineralstoffe (Natrium, Kalzium, Kalium, Eisen, Kupfer, Jod usw.). Fehlen Bestandteile, so kann die Nahrung ihre Funktion, den Aufbau des Körpers zu besorgen und Energie zu liefern, nicht mehr optimal erfüllen.

Besteht hingegen ein Überschuß, wird dieser entweder ausgeschieden oder eben in „Depots" gespeichert. Alle Hauptbestandteile — Kohlenhydrate, Fett und Eiweiß — sind umwandelbar. Körperspeck entsteht demnach nicht nur durch zu üppigen Genuß von Fett. „Mehlspeistiger" (Leute, die sich hauptsächlich von Kohlenhydraten ernähren) setzen Fett genauso rasch an.

Die „Energiezufuhr" sieht in den westlichen Ländern, wie Österreich und Deutschland, viel zu gut aus. Internationale Ernährungsspezialisten schätzen, daß in diesen Nationen um etwa 27 Prozent zuviel Energie „getankt" wird.

Wie schon erwähnt, steht dieser Überfluß oder Überschuß in ganz klarer Beziehung zu zahlreichen schweren Gesundheitsstörungen. In dem Buch „Schlank ohne Diät“ (Orac-Verlag) steht zu lesen: Jährlich sterben in Österreich rund 8.000 Menschen an Zuckerkrankheit, Darmkrebs und Leberzirrhose und nahezu 10.000 an Herzinfarkt. Weitere 11.000 Personen (8.000 Männer und 3.000 Frauen) überleben einen Herzinfarkt. Bei mehr als 15 Prozent aller Männer über 45 Jahre und bei rund 13 Prozent aller Frauen über 30 Jahre wurde Bluthochdruck festgestellt. 14 Prozent aller Männer und 22 Prozent der Frauen sind fettsüchtig, 21 Prozent der Männer und 17 Prozent der Frauen haben zumindest Übergewicht. (Von Fettsucht spricht man ab etwa 30 Kilogramm Übergewicht.) Das sollte doch jedem zu denken geben!

Der Maßnahmenkatalog enthält drei Punkte:

1. Verminderte Zufuhr von „Brennstoff“ (am besten nach dem Schema „Schlank ohne Diät“, bei dem es um kontrollierte Nahrungsaufnahme im Sinne einer vielseitigen, aber mengenmäßig geringen Ernährung geht). Radikalkuren, die der Bekämpfung einer bereits bestehenden Krankheit dienen, sind unter allen Umständen ärztlich zu überwachen!

2. Mehr körperliche Bewegung. Vernünftiges Kreislauftraining, wobei keine Ausreden wie Zeitmangel, keine Gelegenheit usw., gelten. Sie können schließlich auch daheim auf einer Gummimatte (Willi Dungl-Aktivmatte) laufen, regelmäßig stiegensteigen anstatt den Aufzug zu benützen und möglichst viele Wege zu Fuß zurücklegen.

3. Methoden aus der chinesischen Heilkunde, die darauf abzielen, die Verdauung anzuregen und den Drang nach ständiger Nahrungsaufnahme herabzusetzen. Weiters wird eine Verbesserung der seelischen Situation angestrebt, weil viele Menschen nur aus Nervosität oder wegen psychischer Unausgeglichenheit zuviel essen.

Zum ersten Punkt: Gewöhnen Sie sich an, alles, was Sie essen, aufzuschreiben (Menge und die daraus mit Hilfe einer Tabelle, die Sie in „Schlank ohne Diät“ finden, errechnete Jouleanzahl). Nach einer Woche jeweils Bilanz ziehen. Streben Sie nun über kleine Änderungen, — zum Beispiel statt einer Mahlzeit zwischen Frühstück und Mittagessen einen Apfel, zur Jause statt Mehlspeisen eine Scheibe Vollkornbrot, abends keine Hauptmahlzeit mit mehreren Gängen (streichen Sie wenigstens Vor- und Nachspeise, essen Sie nicht spät abends), Verzicht auf Naschereien während des Fernsehens (trinken Sie schluckweise immer wieder Wasser) — eine Reduktion der wöchentlichen Joulezahl an. Kontrollieren Sie wöchentlich das Gewicht — mehr als maximal einen halben Kilo sollen Sie nicht abnehmen!

Zu Punkt 2: Der „Körperofen“ brennt um so schneller, je mehr der Mensch den Kreislauf in Schwung bringt. Zwischen Übergewicht und mangelnder Bewegungsfreude besteht eine enge Wechselbeziehung. Dieser Kreislauf muß einmal durchbrochen werden — raffen Sie sich einmal zu einer sportlichen Betätigung, die Ihnen Freude bereitet, auf. Schon nach ganz kurzer Zeit steigt die Bereitschaft, den Körper zu bewegen, von selbst. Wenn Sie Sport regelmäßig betreiben, haben Sie bereits den Kampf gegen das Übergewicht gewonnen!

Zu Punkt 3: Gehen Sie dazu über, jeden Tag Ganzkörpermassage zu betreiben. Nehmen Sie ein angenehm warmes und entspannendes Bad, und streichen Sie mit einer Bürste (Naturborsten) vom Nacken her den Rücken entlang bis zum Steißbein. Bitten Sie am besten den Partner, Ihnen dabei behilflich zu sein; eine Selbstmassage ist zwar möglich, aber ein bißchen kompliziert. Der genannte

Bereich kann aber auch ohne Bürste, nur mit den Fingern vibrierend massiert (friktioniert) werden.
Legen Sie sich anschließend auf den Rücken, geben Sie eine Hand auf den Bauch und massieren Sie nun leicht hundertmal im Uhrzeigersinn und genauso oft dagegen rund um den Nabel. Dann werden sowohl Schulter als auch Fußsohle links und rechts mit der Handfläche je 36mal kreisförmig massiert.

Drücken Sie nun folgende Punkte:

KG 17 (Abb. 58) — er liegt zwischen den Brustwarzen genau in der Mitte des Brustbeines und gilt als sogenannter „Meisterpunkt für die Atmung".
KG 12 (Abb. 61) — diesen Punkt finden Sie, indem Sie vom Brustbein bis zum Nabel eine Linie denken. Halbieren Sie nun die Strecke zwischen Nabel und unterem Ende des Brustbeines (Schwertfortsatz). Genau in der Mitte liegt der Punkt KG 12. Er heißt auch „Mittlerer Kanal".
KG 12 hat entscheidende Bedeutung für die Verdauung — bei chronischen Magenbeschwerden ist dieser Punkt oft besonders empfindlich. Schon leichte Massage bringt meistens rasch Erleichterung. Der Zusammenhang mit der Reduzierung des Hungergefühls ist wie folgt erklärbar: Die Stärkung der Verdauungsfunktion sorgt dafür, daß die für den Körper wichtigen Substanzen aus der Nahrung besser aufgenommen werden. Der „Körpercomputer", der uns mitteilt, wieviel wir essen müssen, um ausreichend mit Aufbaustoffen versorgt zu sein, kann darauf reagieren. Haben wir genügend Mengen an Nahrungsbausteinen erhalten, so läßt das Hungergefühl beim gesunden Menschen automatisch nach.
KG 12 findet auch gegen zu niedrigen Blutdruck aus ähnlichem Grund Anwendung: Bekommt der Körper durch gut funktionierende Verdauung genügend Energie, so fällt Energiemangel als Ursache des Unterdruckes weg. Außerdem hat der Körper genügend Kraft, um Gefäßtraining in Form etwa einer Kneipp-Kur durchzustehen.
Viel zu essen bedeutet übrigens keineswegs, auch viel Energie aufzunehmen — dieser Irrtum ist leider weitverbreitet. Mit Stimulation des Punktes KG 12 wird optimale Nahrungsaufnahme und -verteilung im Körper erzielt.
Di 11 (Abb. 62) — liegt in der Ellbogenfalte (wenn Sie den Arm leicht anwinkeln) am daumenseitigen Ende.
M 36 (Abb. 63) — ein häufig verwendeter Punkt, der „Dreimeilen des Fußes" genannt wird. Er befindet sich eine Handbreit unter der Kniescheibe, einen Querfinger seitlich außen. M 36 wird zur Kräftigung bei körperlichen und seelischen Erschöpfungszuständen gedrückt. Angeblich „dopten" die Chinesen durch Akupunktur dieses Punktes ihre Soldaten, wenn diese lange Märsche zurückzulegen hatten. Vielleicht auch für müde Sportler unserer Breitengrade zur Aufputschung geeignet?
MP 6 (Abb. 56) eine Handbreit über dem inneren Knöchel, am Hinterrand der Schienbeinkante)
B 21 (Abb. 64) — er liegt zwei Querfinger seitlich der hinteren Mittellinie in Höhe des Dornfortsatzes des 12. Brustwirbels. Beugen Sie leicht den Nacken, dann fühlen Sie in Schulterhöhe auf der Wirbelsäule einen Knochenvorsprung

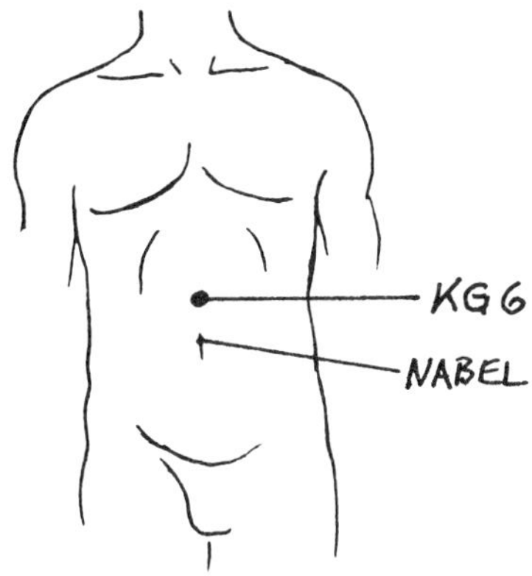

Abb. 61

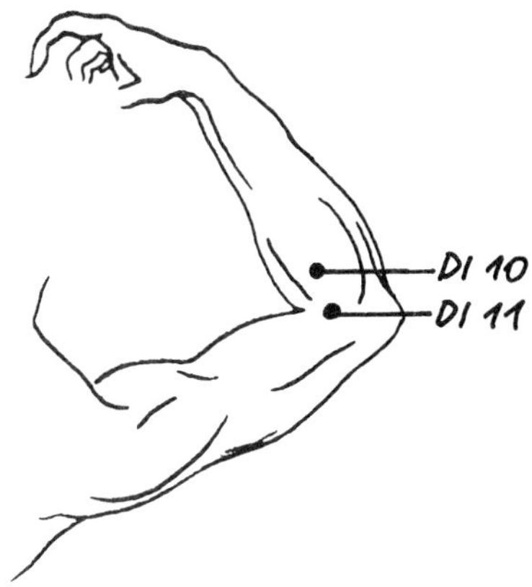

Abb. 62

besonders deutlich — es ist der Dornfortsatz des 7. Halswirbels. Eine Knochenzacke darunter liegt der gesuchte 12. Brustwirbel.
Di 4 (Abb. 65) — befindet sich auf dem Handrücken zwischen dem 1. und 2. Mittelhandknochen, also auf der Verlängerung des Daumens und des Zeigefingers. Wenn Sie Daumen und Zeigefinger fest gegeneinander pressen, entsteht ein Muskelwulst. Drücken Sie auf den höchsten Punkt dieses Muskelwulstes, und Sie stimulieren bereits richtig den Punkt „Dickdarm 4".
Sollten Sie auf Grund bereits bestehender gesundheitlicher Störungen eine Diät verschrieben erhalten haben, diese aber nicht konsequent durchführen, dann verwenden Sie neben regelmäßiger Ganzkörpermassage noch folgende Punkte:
KS 6 (Abb. 66) heißt „innerer Schranken" und liegt zwei Querfinger überhalb der inneren Handegelenksquerfalte, in der Mitte zwischen Elle und Speiche. Dieser Punkt wirkt sich positiv auf die Psyche aus und hilft zudem gegen Müdigkeit und Brechreiz.

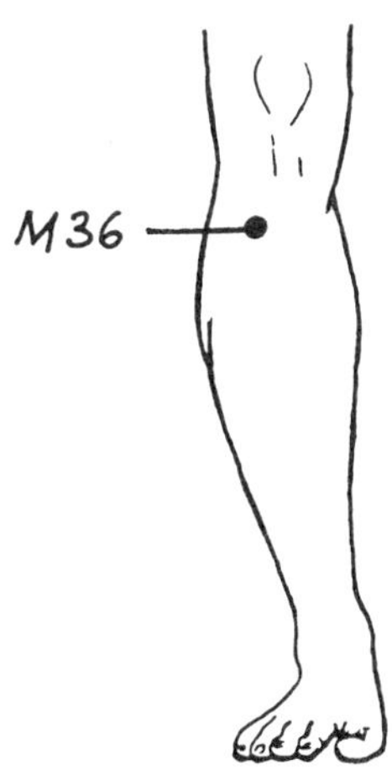

Abb. 63

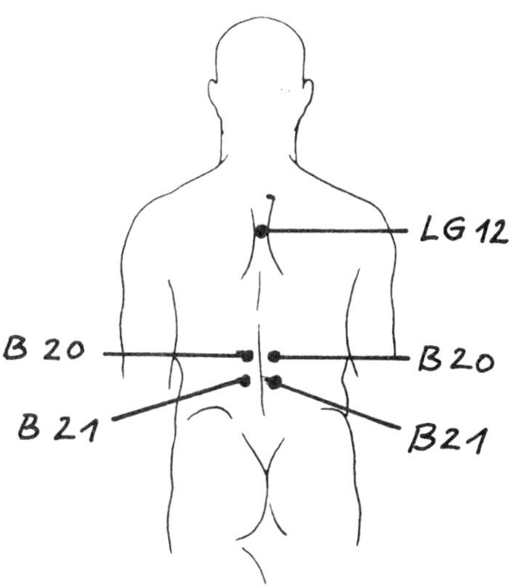

Abb. 64

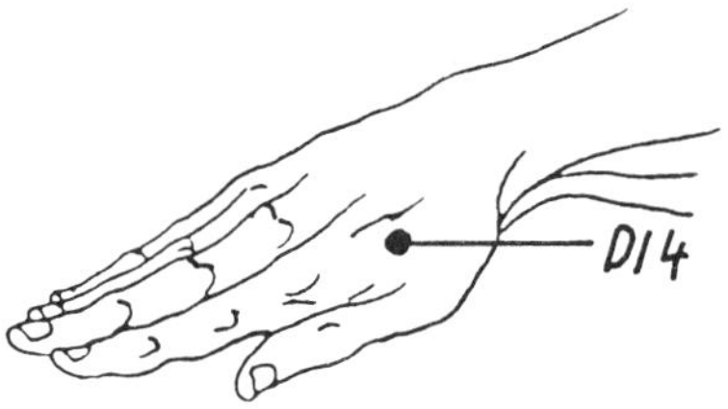

Abb. 65

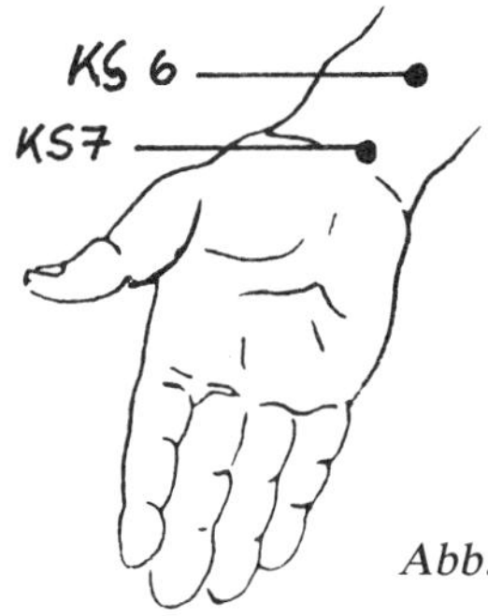

Abb. 66

Falls Kopfschmerz auftritt, drücken Sie bitte die im entsprechenden Kapitel beschriebenen Punkte der „Sonne“ (Taiyang — ein Fingerbreit vom seitlichen Rand der knöchernen Augenbegrenzung nach hinten).
G 20 (Abb. 57) — heißt „Windteich“ und liegt etwas innerhalb des sogenannten Warzenfortsatzes auf dem Hinterkopf (diesen Knochenvorsprung tasten Sie gleich hinter dem Ohrläppchen).
Im Zusammenhang mit Übergewicht treten sehr häufig Potenzstörungen auf. Jeder Arzt wird zu einer Gewichtsreduktion raten. Da hilft Stimulierung durch Druck oder Erwärmung mittels Moxazigarre (oder normaler Zigarette, die Sie so nahe an den Punkt halten, daß Sie die Hitze spüren, sich aber nicht verbrennen) folgender Punkte:
LG 4 (Abb. 67) — liegt unter dem Dornfortsatz des 2. Lendenwirbels. Hier müssen Sie zuerst den 4. Lendenwirbeldornfortsatz suchen, der in Höhe des oberen Beckenrandes liegt. Von dieser Stelle aus zwei Knochenvorsprünge auf der Wirbelsäule nach oben zählen. Chinesen nennen den Punkt „Mingmen“, was soviel wie „das Tor zum Leben“ bedeutet.
KG 4 (Abb. 68) — liegt drei Querfinger oberhalb des oberen Schambeinrandes in der vorderen Mittellinie.
Schließlich noch B 23 (Abb. 67) — „Shenshu“, der „Zustimmungspunkt für die Niere“; die Niere übernimmt in diesem Zusammenhang in erster Linie die hormonelle Regulierung. Es geht vor allem um Hormone aus der Nebenniere, die im Sexualbereich und damit für die Vitalität wichtig sind.
Liegt der Fettsucht eine hormonelle Störung zugrunde, so muß diese natürlich gezielt vom Arzt behandelt werden. Die chinesischen Heilmethoden können hier aber sehr gute unterstützende Funktion ausüben.

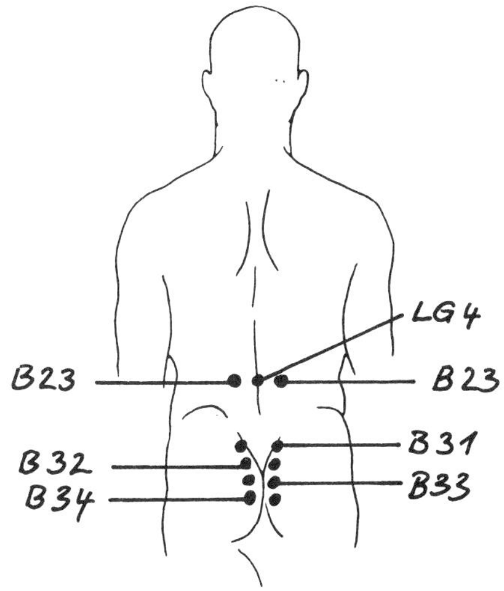

Abb. 67

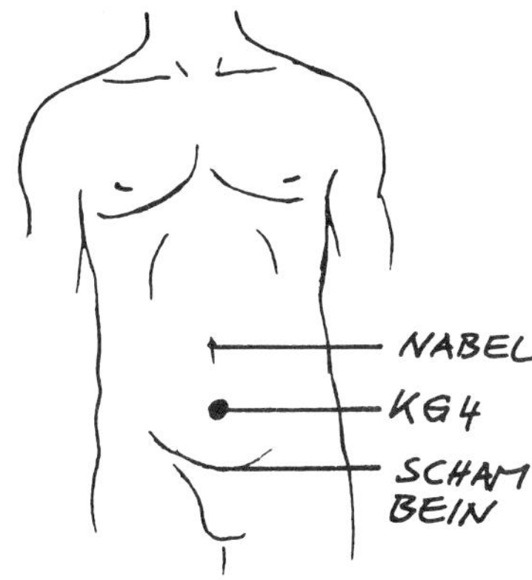

Abb. 68

Niedriger Blutdruck

Wenn von Blutdruckstörungen die Rede ist, denkt jeder unwillkürlich an Bluthochdruck. Daß auch zu niedriger Blutdruck nicht nur störend, sondern auf lange Sicht auch gesundheitsschädlich sein kann, wird den wenigsten Menschen bewußt. Vor allem Frauen sind davon betroffen und nehmen die Begleiterscheinungen, wie Müdigkeit, Schwindelanfälle und auch Durchblutungsstörungen in den Beinen, meist nicht ernst.
Wer sich ständig schlapp und müde fühlt, sollte zunächst im Zuge einer ärztlichen Untersuchung feststellen lassen, ob seinem Zustand kein organisches Leiden (Schilddrüse, Infektion, Herz usw.) zugrunde liegt. Ist das nicht der Fall, stehen einige sehr gute Möglichkeiten zur Selbstbehandlung zur Verfügung.
Wir kommen auch in diesem Kapitel auf gesunde Lebensführung zurück, die ja eigentlich immer den „Schlüssel" zum körperlichen und seelischen Wohlbefinden darstellt. Bei Leuten mit zu niedrigem Blutdruck ist auf jeden Fall die Bewegungstherapie von eminenter Bedeutung. Der träge Kreislauf muß kräftig angekurbelt werden — dann verschwinden die Symptome oft von selbst.
Manchmal bedarf es allerdings einer eingehenderen Behandlung. Pfarrer Sebastian Kneipp empfahl, jeden Morgen Waschungen durchzuführen — am besten gleich neben dem Bett. Einen Waschlappen in kühles Wasser tauchen, etwas ausdrücken und dann vorerst mit kleinen Flächen beginnen. Am Anfang nur Arme, Brust und Nacken abwaschen. Erst nach einer gewissen Gewöhnungszeit kann eine Ganzwaschung vorgenommen werden. Danach am besten noch eine Viertelstunde ins Bett legen und aufwärmen.
Anstatt des Waschens kann natürlich auch ein kalter Guß erfolgen. Schrauben Sie zu diesem Zweck den Brauseteil der Dusche ab und drehen Sie den Wasserhahn nicht zu stark auf. Das Wasser soll auf der Haut lediglich eine „Platte"

bilden und darf keinesfalls spritzen. Nie auf die anschließende Erwärmung vergessen! Das ist das Grundprinzip jeder Kaltwasserbehandlung.
Ein gutes Mittel ist auch Wassertreten. Füllen Sie die Badewanne bis knapp unter das Knie mit kaltem Wasser, dann etwa eine Minute darin herumsteigen. Jedesmal die Knie kräftig zur Brust ziehen. Nach dieser „Roßkur" bleibt einem gar nichts Anders übrig, als sich fit zu fühlen.
Wen die große Mattigkeit mit Schwindelgefühl ausgerechnet im Büro überfällt, der möge die Wasserleitung aufdrehen und beide Handgelenke mit der Handfläche nach oben (Pulsregion) unter kaltes Wasser halten. Auch dieses Armbad nützt.
Von „innen" her hilft eine Mischung aus Rosmarin- und Weißdornblütentee. Zwei Eßlöffel davon mit einem Viertelliter kochenden Wasser übergießen, fünf Minuten ziehen lassen, abseihen und mit etwas Honig gesüßt trinken.
Alle Naturheilmaßnahmen können auf ideale Weise durch chinesische Heilmethoden unterstützt und ergänzt werden. Drücken Sie auf der Fußsohle jeden Tag mehrmals kräftig den Punkt N 1 (Abb. 55). Auch die Punkte M 36 und KS 6 sollten intensiv bearbeitet werden. M 36 (Abb. 63) liegt eine Handbreit unter der Kniescheibe und einen Querfinger seitlich außen. KS 6 (Abb. 66), die „innere Grenze", liegt drei Querfinger oberhalb der inneren Handgelenksquerfalte, genau in der Mitte der beiden Unterarmknochen.
Lokale Erwärmung mittels Moxazigarre oder Zigarette (die Marke ist in diesem Fall egal) empfehlen wir für die folgenden Punkte:
B 15 (Abb. 57) — „Zustimmungspunkt des Herzens". Er befindet sich in der Höhe des 5. Brustwirbeldornfortsatzes, zwei Querfinger seitlich der hinteren Mittellinie. Neigen Sie den Kopf nach vor, dann tasten Sie hinten im Nacken in Schulterhöhe eine besonders herausragende Knochenerhebung. Es ist der Dornfortsatz des 7. Halswirbels. Nun zählen Sie einfach fünf Fortsätze nach unten und finden den gesuchten Knochenvorsprung.
KS 7 (Abb. 66) — liegt genau in der Mitte der inneren Handgelenksquerfalte und ist ein sehr wichtiger Punkt.
KG 12 (Abb. 69) — heißt der „mittlere Kanal". Sie finden den Punkt auf der vorderen Mittellinie, genau auf halbem Wege zwischen unterem Brustbeinrand und dem Nabel.
MP 9 (Abb. 70) — bei gebeugtem Knie liegt der Punkt genau unter dem inneren Knochenvorsprung des Unterschenkels. Angesprochen wird in erster Linie die Bauchspeicheldrüse.
N 6 (Abb. 56) — „Erleuchtetes Meer", liegt knapp unter dem Innenknöchel. Druck oder Erwärmung der Zone hilft auch gegen Potenzprobleme.
3 E 4 (Abb. 71) — Der Punkt befindet sich auf dem Handrücken, fast genau in der Mitte der Handgelenksquerfalte. Wirkt auch gegen Kopfschmerzen, Schulter- und Armbeschwerden.
Die Erwärmung und auch der Druck sollen bis zu einer Minute dauern. Die Behandlung erfolgt mindestens drei Wochen. Wer sie nicht konsequent durchführt, darf keine Erleichterung erwarten. Patienten mit niedrigem Blutdruck neigen mehr als andere zur sogenannten Wetterfühligkeit — das heißt, sie bekommen bei Wetterumschwung Kopfschmerz, Schwindelanfälle und manchmal auch starkes Angstgefühl. Auch dagegen kann das beschriebene Selbsthilfeprogramm wirkungsvoll eingesetzt werden. Vergessen Sie aber unter

keinen Umständen auf Bewegung! Raffen Sie sich dazu auf, täglich wenigstens einige Minuten am Stand zu laufen und dabei ordentlich ins Schwitzen zu kommen.

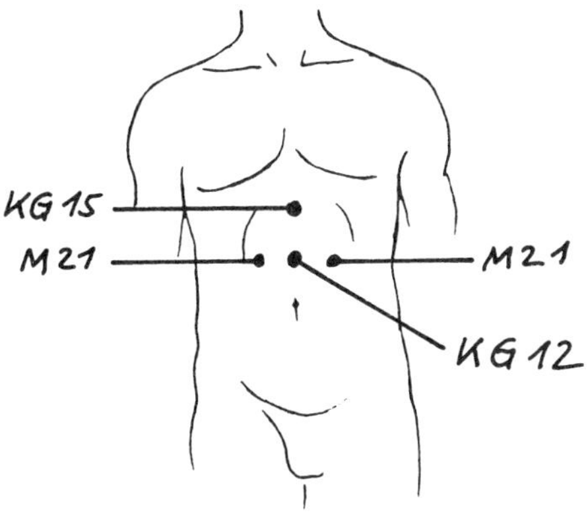

Abb. 69

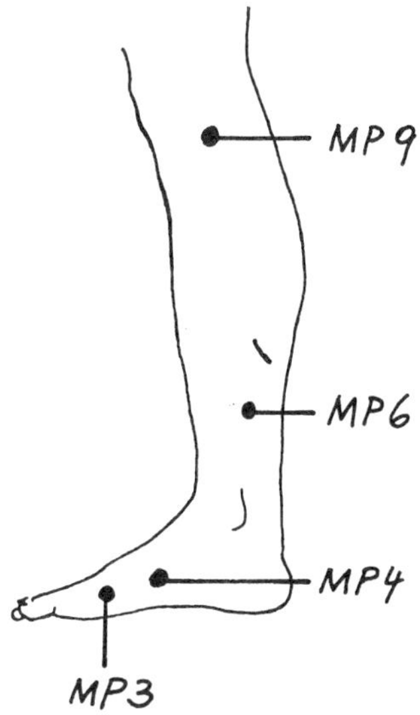

Abb. 70

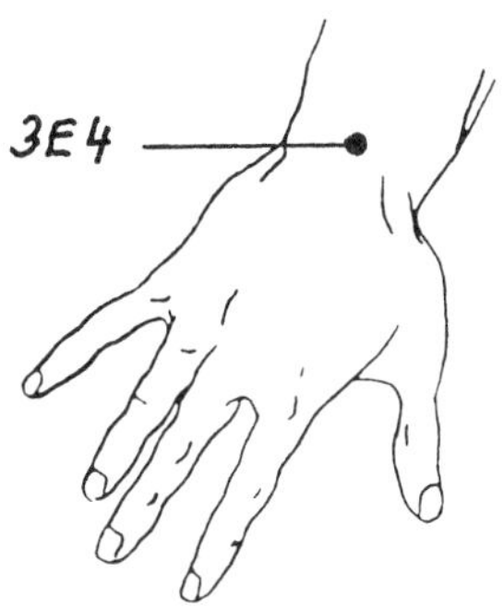

Abb. 71

Herzklopfen

Herzjagen und Kurzatmigkeit treten bei organisch gesunden Menschen vor allem infolge Übermüdung, zu starker nervlicher Belastung (Streß), seelischer Unausgeglichenheit und Neigung zu Fettsucht auf. Ärzte sprechen von vegetativer Labilität und meinen damit, daß das unbewußte Nervensystem sozusagen „verrückt spielt".
Die allerbeste Lösung ist ein langer, erholsamer Urlaub ohne Sorgen, Probleme, Existenzangst, familiäre Zwistigkeiten — ohne sämtliche störende Einflüsse also; dennoch können sich die wenigsten von uns tatsächlich diesen Problemen entziehen. Demnach bleibt nichts Anderes übrig, als mit den Schwierigkeiten zu leben und die schädlichen Auswirkungen auf andere Weise zu vermeiden.

Vorbeugung und Behandlung zugleich erreicht man durch festen Druck auf die Punkte MP 3 und B 65. MP 3 (Abb. 70) liegt knapp hinter dem Grundgelenk der Großzehe, seitlich. B 65 (Abb. 72) befindet sich ebenfalls seitlich auf dem Fußrand, im vorderen Drittel. Beide Punkte sind im Falle der genannten Störungen deutlich druckempfindlicher als ihre Umgebung und können auch dadurch ziemlich leicht gefunden werden.
Auch einige Handpunkte sind wirksam: H 7 (Abb. 59; Handgelenksquerfalte innen, am Ende der Kleinfingerseite) sowie KS 8 (Abb. 73; trägt den eindrucksvollen Namen „Platz der großen Mühe" und liegt genau im Zentrum der Handfläche). KS 8 hilft gegen Gereiztheit und kann rasche Herztätigkeit angenehm dämpfen. Manchmal hilft der Druck auf diesen Punkt gegen Nachschmerz von Gürtelrose.
Lassen Sie auch den Punkt Lu 1 (Abb. 74) von einem Partner massieren. — Sie finden den Punkt zwei Querfinger unterhalb des seitlichen Schlüsselbeinendes. In Richtung Oberarmknochen drücken. Auch das hilft: Legen Sie ein warmes Handtuch auf die Brust und atmen Sie ruhig ein und aus.

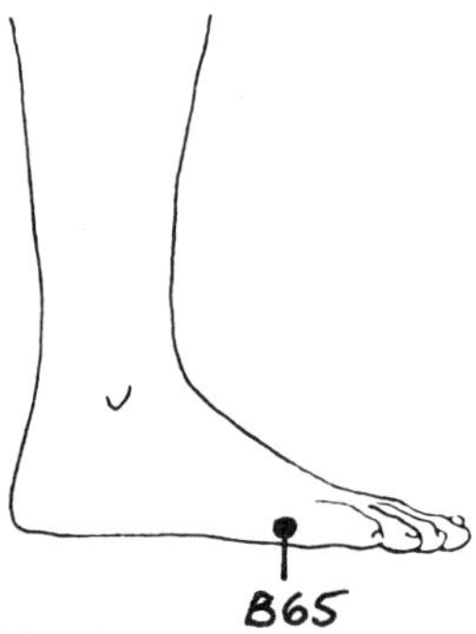

Abb. 72

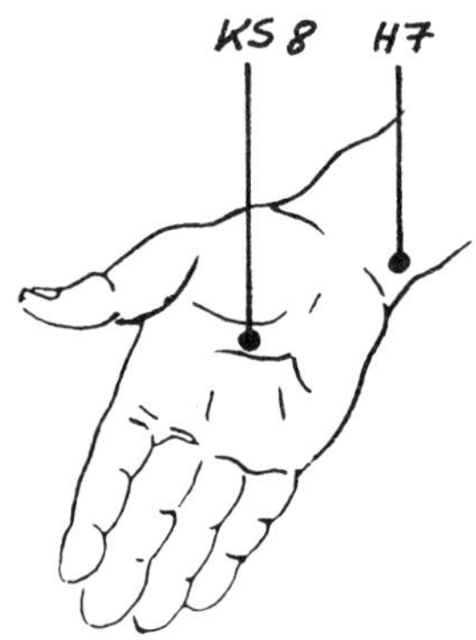

Abb. 73

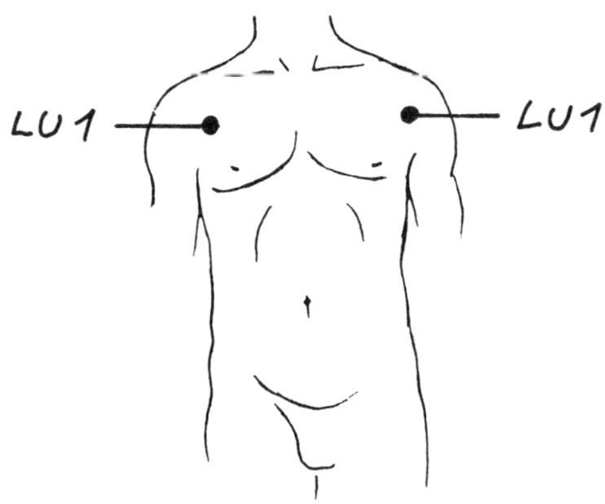

Abb. 74

Depressionen, Antriebsschwäche

Depressionen können ihre Ursachen in einer Störung des Gehirnstoffwechsels, in organischen Leiden (Leber!) oder auch im Verhalten der Umwelt gegenüber dem Kranken haben. Manche Arten von Depressionen bedürfen daher unbedingt ärztlicher Behandlung.
Aber in jedem Fall besitzt der Patient die Möglichkeit, den Heilungsprozeß aktiv zu unterstützen. Dazu müßten antriebsgeschwächte, „lustlose" Menschen von einem verständnisvollen Partner veranlaßt werden. Wir geben eine Anleitung, die aus der traditionellen chinesischen Medizin stammt:
Massieren Sie von der Kreuzgegend bis zur Fußsohle in kräftigen, streichenden Bewegungen. Wählen Sie dazu drei nebeneinander liegende Bahnen aus — Sie massieren damit automatisch den Blasenmeridian. Der Behandlungserfolg wird größer sein, wenn Sie sich vorher warm duschen. Diese Massage sollte mindestens 20 Minuten dauern.
Folgende Punkte sind kräftig 20 Sekunden zu massieren:
KG 15 (Abb. 69) — an der Spitze des unteren Brustbeines
M 25 (Abb. 75) — zwei Daumenbreiten seitlich des Nabels
MP 3 (Abb. 60) — auf der Fußinnenseite, hinter dem Großzehengrundgelenk
Die Intensität der Massagen soll wie immer langsam zunehmen, dann langsam wieder abnehmen. Massieren Sie auch noch den Punkt LG 20 (Abb. 76), den Sie auf der höchsten Stelle des Scheitels finden — man nennt ihn den „Punkt des hundertfachen Könnens".
„Lebensspender" nennen die Chinesen den Punkt H 3 (Abb. 77), der am Ende der Ellbogenfalte auf der Kleinfingerseite liegt. Druck darauf wirkt wie ein mildes Antidepressivum, Energie und Lebensfreude werden dadurch wachgerufen.

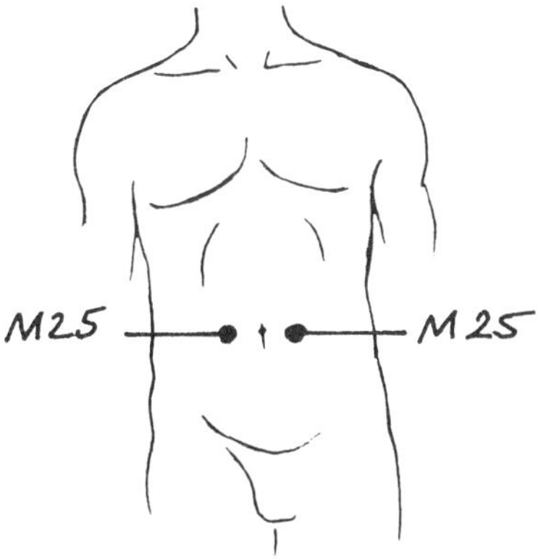

Abb. 75

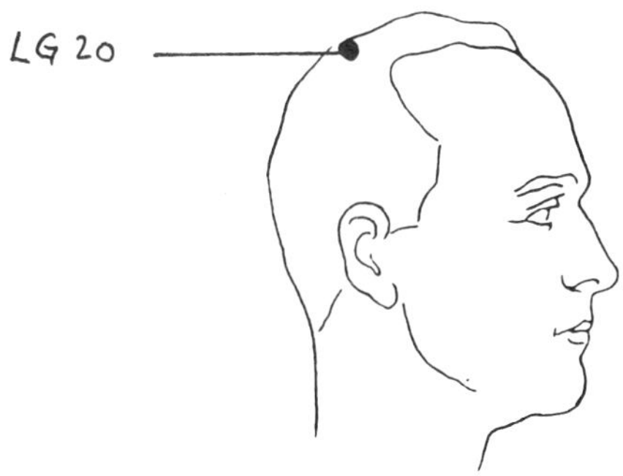

Abb. 76

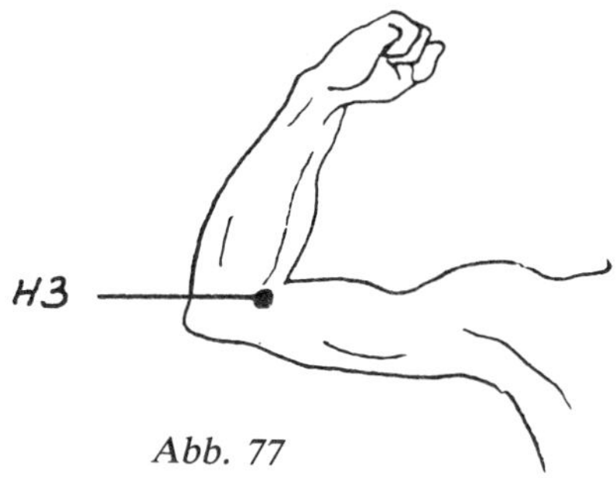

Abb. 77

Nikotinsucht

Eigentlich ist der Titel nicht ganz richtig gewählt. Denn für die mangelnde Bereitschaft, sich endlich das Zigarettenrauchen abzugewöhnen, ist nicht nur das Nikotin, sondern auch eine Menge anderer schädlicher Stoffe in der Zigarette verantwortlich. Nikotin ist ein Gift, das im Körper ganz bestimmte gesundheitliche Störungen hervorruft.

So steht im Lehrbuch für Pharmakologie und Toxikologie (Lehre von den Giften) der Medizinstudenten zu lesen: „Unter den zahlreichen Umweltgiften, denen die Menschheit heute ausgesetzt ist, liegt der Tabak — gemessen an den nachweislich erzeugten Schäden — weitaus an der Spitze."

Diese Führungsrolle hat der Tabak allerdings erst Anfang des 20. Jahrhunderts übernommen. Zwar hatte die Tabakpflanze schon vorher Kultur- und Medizingeschichte beeinflußt (Columbus beobachtete die Rauschwirkung an den Indianern und brachte das Kraut nach Europa), aber erst in neuerer Zeit erlebte der Tabak über die Herstellung und Verbreitung von Zigaretten einen weltweiten Boom.

Das geht aus einer vom gesundheitlichen Standpunkt aus erschütternden Studie hervor. Derzeit rauchen etwa 70 Prozent der männlichen und rund 35 Prozent der weiblichen Erdbewohner. Zigarettenrauchen ist zum volkswirtschaftlichen Faktor geworden. Jene, die daran verdienen, weisen auf den enormen Steuergewinn hin (in der BRD jährlich etwa 60 Milliarden Schilling!). Immer zahlreicher werden aber vernünftig denkende Menschen, deren Argumente auch nicht in den Wind geschlagen werden sollten: Laut ebenfalls seriösen Untersuchungen liegt der Schaden, den der Staat durch Arbeitsausfall und Erhaltung der „Zigarettenopfer" erleidet, um einiges höher als der durch Sie erbrachte Gewinn.

Bedauerlicherweise trägt die Ärzteschaft nicht dazu bei, Einsicht bei der Bevölkerung zu bewirken. Welcher Patient fühlt sich schon dazu veranlaßt, mit dem Rauchen aufzuhören, wenn ihn selbst der Arzt in der Ordination mit glimmender Zigarette empfängt? Seine Aufforderung an den Patienten, wegen drohender gesundheitlicher Schäden Nichtraucher zu werden, muß unglaubhaft wirken.

Im Tabakrauch sind mehrere tausend Substanzen zu finden, von denen erst einige hundert eindeutig chemisch bestimmt werden konnten. Soviel weiß man allerdings schon: Die meisten Bestandteile schädigen die Gesundheit, Kohlenoxid beispielsweise, oder zahlreiche Krebserreger (Benzpyren, Nitrosamine, Schwermetalle). Wir wollen uns jedoch ein wenig näher mit dem Nikotin beschäftigen.

Nikotin ist ein Alkaloid aus den Blättern der Tabakpflanze und wirkt sich auf die Schaltstellen (Ganglien) des unbewußten (vegetativen) Nervensystems aus. Je nach Dosierung und Einwirkungsdauer hat Nikotin erregenden oder lähmenden Effekt. An Versuchstieren wurde festgestellt, daß nach einer Nikotininjektion der Blutdruck zuerst gestiegen, dann anhaltend gesunken ist.

Für den Menschen liegt die tödliche Dosis Nikotin bei einem Milligramm pro Kilo. Ein Teeaufguß von rund fünf Zigaretten ist demnach mit größter Wahrscheinlichkeit tödlich. Die Symptome einer akuten Vergiftung sind Kreislaufkollaps, Erbrechen, Durchfall, Krämpfe und schließlich Tod durch Atemlähmung.

Für Raucher sind nur die chronischen Vergiftungszustände bedeutsam. Das unbewußte Nervensystem, Kreislauf, Darm und Zentralnervensystem werden dabei „durcheinandergebracht". Aufgenommen wird der Stoff mit unterschiedlicher Intensität. Beim Tabakschnupfen gelangt beispielsweise wesentlich mehr Nikotin in den Kreislauf als beim Rauchen. Allerdings wird aus dem Rauch das gesamte Nikotin aufgenommen. Die praktische Bedeutung: Das Gift umgeht zwar die Leber, gelangt aber direkt zum Herzen. Mit jedem Zug durchströmt in hohem Maße nikotinhältige Luft die linke Herzhälfte und das Gehirn. Die Aufnahmestellen des Nervensystems (Rezeptoren) werden stoßweise vom Wirkstoff erreicht.

Herz- und Kreislaufwirkung stellt sich dementsprechend schon beim ersten Zug ein und wird durch die folgenden Züge konstant gehalten. Nikotin kann zwar im Organismus sehr rasch abgebaut werden (über Nacht ist jemand, der noch am Vorabend viel geraucht hat, praktisch nikotinfrei), das Gift aktiviert jedoch Krebserreger.

Auf die Gefäße hat Nikotin eine vorerst nicht gleich verständliche Wirkung. Grundsätzlich führt es zur Erweiterung der Gefäße, bewirkt auf Dauer aber dennoch eine Verengung. Besonders unangenehm ist dies in bezug auf die Herzkranzgefäße, jene Arterien, die das Herz mit Blut und damit Sauerstoff versorgen. Bei Rauchern steigt das Risiko von Herzanfällen ganz rapid. Die wahrscheinliche Ursache für diesen paradoxen Effekt: Nikotin erhöht den Cholesterinspiegel im Blut und begünstigt dadurch die berüchtigte Atherosklerose, also die Gefäßverkalkung.

Arterienerkrankungen in den Beinen werden durch das Zigarettenrauchen sowohl ausgelöst als auch begünstigt. Das „Raucherbein" (Endstadium: Amputation) hat nur bei völligem Verzicht auf Zigaretten eine Chance auf Besserung.

Nikotin erhöht aber auch die Ausschüttung von Salzsäure im Magen und steigert die Muskelaktivität (Motilität) des Verdauungstraktes. So kommt der gute Ruf der „Verdauungszigarette" zustande. Der Appetit wird gehemmt, Hungergefühle können leichter ausgehalten werden. All diese an sich positiven Auswirkungen werden durch drohende Schäden bei weitem aufgehoben: Erhöhte Salzsäureproduktion steigert das Risiko von Magen- und Zwölffingerdarmgeschwüren, unter denen Raucher tatsächlich wesentlich häufiger als Nichtraucher leiden.

Daß das Ungeborene mit der Mutter mitraucht, wurde ja schon oft versichert. Offenbar zu wenig glaubhaft; denn viele Schwangere verzichten nach wie vor nicht auf die tägliche Zigarettenration. Die Mißbildungsgefahr des Embryos wird dabei kraß unterschätzt. Kinder von Raucherinnen schleppen die Folgen des Mitrauchens oft ihr Leben lang mit.

Die üblen Konsequenzen des Rauchens sind damit noch nicht vollzählig. Schließlich bleiben ja noch die Rauchinhaltstoffe übrig. Größtenteils schlägt sich Teer in den Atemwegen nieder und sorgt im günstigen Fall für eine Entzündung der Luftwege in der Lunge (Bronchitis). Damit gehen aber neben dem Krebsrisiko (rund 95 Prozent aller Lungenkrebstoten waren erwiesenermaßen starke Raucher) auch erhöhte Infektionsanfälligkeit und Gefühlsstörungen einher. Geruchs- und Geschmacksstörungen sind — besonders bei starken Rauchern — keine Seltenheit.

Jeder Arzt sollte sich darüber im klaren sein, daß Zigarettenrauchen der weitaus stärkste bekannte chemische Krankheitsauslöser ist. Tabak übertrifft diesbezüglich selbst den Alkohol und das will einiges besagen. Andere Umweltgifte — vor denen Kraftwerksgegner zum Beispiel so beharrlich zittern — haben im Vergleich zum Zigarettenrauch eine geringe Bedeutung.

Um einem Patienten das Rauchen abzugewöhnen, bedarf es vor allem der hundertprozentigen Mithilfe des Betroffenen. Auch Medikamente können da nur unterstützende Wirkung haben. Medikamente?

In Österreich testete der Sozialmediziner Prof. Dr. Michael Kunze von der Wiener Universität einen nikotinhaltigen Kaugummi, der sich bewährt hat. Das klingt aufs erste widersprüchlich — soll hier sozusagen der Teufel mit dem Beelzebuben ausgetrieben werden? Keineswegs. Versuche haben gezeigt, daß eine Reduzierung des Nikotingehaltes in den Zigaretten zu noch größerem Zigarettenkonsum geführt hat. Also ging man von der Voraussetzung aus, daß Zufuhr bestimmter Mengen Nikotin sich auf das Verlangen nach Zigaretten dämpfend auswirken müßte. Kurzzeitiger Genuß von Nikotin zieht allerdings keine gesundheitlichen Konsequenzen nach sich. Wer also drei Wochen lang das nikotinhaltige Medikament (Kaugummi) verwendet, hat in dieser Zeit eine echte Chance, sich in Zusammenarbeit mit einem geschulten Behandler (in Österreich gibt es Raucherberatungsstellen) das Rauchen abzugewöhnen.

Wenn wir jetzt Rauchern chinesische Methoden anbieten, um sie von ihrer Sucht zu heilen, dann ist das ebenfalls als Unterstützung und nicht als Patentlösung anzusehen. Zumindest wird die hohe Rückfallquote ganz deutlich herabgesetzt.

So kann aktive Selbstmassage unangenehme Entzugserscheinungen (die, obwohl Nikotin nicht zu den eigentlichen Suchtgiften zählt, auftreten) wesentlich entschärfen. Der Wille zum Aufhören bleibt auf diese Weise ungebrochen.

Massieren Sie daher folgende Punkte täglich mehrmals je 30 Sekunden:

Di 4 (Abb. 65) — er liegt an der höchsten Stelle jenes Muskelwulstes, der sich bildet, wenn Sie Zeigefinger und Daumen fest gegeneinander pressen. An dieser Stelle drücken Sie stark gegen den an den Zeigefinger anschließenden Mittelhandknochen. Auch gegen Kopfschmerz, Zahnweh und Schnupfen erzielt man damit recht gute Erfolge. Auch bei psychosomatischen Störungen wird dieser Punkt gerne angewendet.

KS 6 (Abb. 78) — diesen Punkt finden Sie drei Querfinger oberhalb der

inneren Handgelenksquerfalte, genau in der Mitte zwischen Elle und Speiche. Er gehört dem Meridian Kreislauf-Sexualität an.
M 36 (Abb. 63) — ein schon häufig erwähnter Punkt („Dreimeilen des Fußes"). Er liegt eine Handbreit unter der Kniescheibe, einen Querfinger seitlich außen neben dem Schienbein. Nicht zuletzt dieser Punkt soll den Fußballspielern von Nordkorea einmal bei einer Fußball-Weltmeisterschaft eine Sensation beschert haben: Nachdem die Spieler durch Spezialmassage gedopt worden waren, gelang es ihnen, die hochfavorisierten Italiener zu besiegen, und sich gegen Portugal (3 : 5) recht achtbar zu halten.
Lu 6 (Abb. 78) — wenn Sie die Speiche abmessen (jener Unterarmknochen, der auf der Daumenseite liegt) und diese Strecke halbieren, finden Sie auf der Innenseite des Unterarmes den gesuchten Punkt.
Entzugserscheinungen äußern sich auf verschiedene Weise. Falls „Kratzen" im Hals auftritt, können Sie zusätzlich noch den Punkt M 3 (Abb. 79) sowie den Punkt MP 6 drücken. M 3 liegt im Unterkieferwinkel auf dem Kaumuskel. Wenn Sie die Zähne fest zusammenbeißen, tritt dieser Muskel ganz deutlich hervor. MP 6 (Abb. 70) liegt eine Handbreit über dem inneren Knöchel, am Hinterrand des Schienbeines.
Achten Sie wie immer darauf, leicht zu drücken, dann allmählich fester, um schließlich den Druck langsam wieder zu verringern. Die richtige Durchführung der Akupressur ist Voraussetzung für die gewünschte Wirkung.

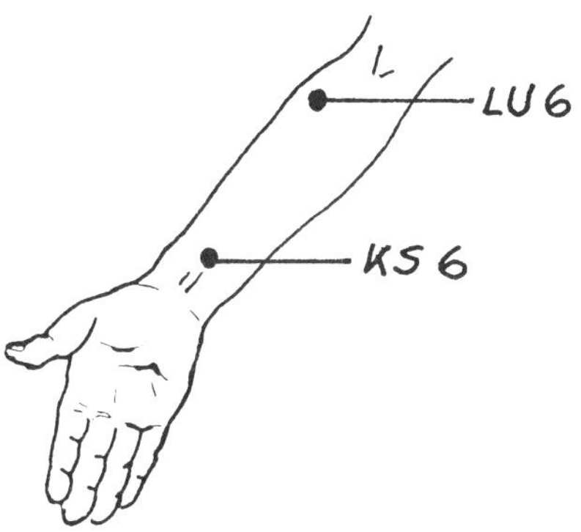

Abb. 78

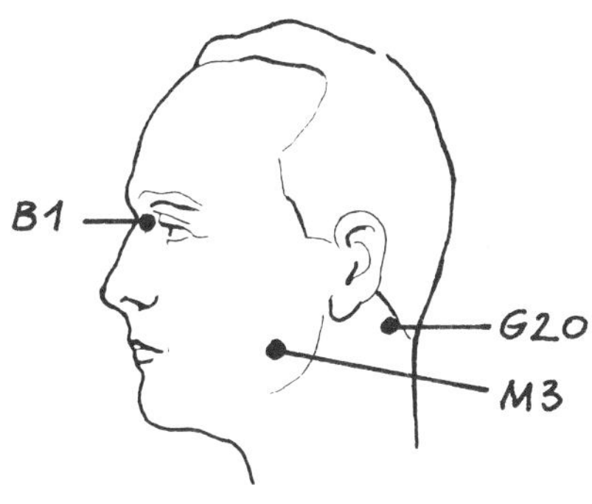

Abb. 79

Raucher, die ehrlich bemüht sind, von ihrer Sucht loszukommen, fallen meist durch Unruhe und Nervosität auf. Mit Hilfe der chinesischen Heilkunst kann der „frischgebackene" Nichtraucher die Nervosität sehr gut in den Griff bekommen. Hierbei soll der bereits vertraute Punkt H 7 (Abb. 59) gedrückt werden. Er heißt nicht zu Unrecht „Tor zur Seele" und ist am Ende der inneren, dem kleinen Finger am nächsten liegenden Handgelenksquerfalte zu finden. Auch der Punkt N 1 (Abb. 55) wurde bereits öfters empfohlen — er liegt zwischen vorderem und mittlerem Drittel der Fußsohlen in einer Mulde.
Sehr starke Raucher können eventuell bei Verzicht auf Nikotin vorübergehend unter ziemlich schweren Sehstörungen (Flimmern, sogar Sehausfall) leiden. Leichte Störungen, wie verschwommenes Sehen, sind mit Massage beeinflußbar. Drücken Sie den Punkt B 1 (Abb. 79; im inneren Augenwinkel am Beginn

des Tränenganges — auf chinesisch „Klare Sicht“ genannt) und G 20 (Abb. 79; auf dem Hinterkopf — man tastet neben dem Ohrläppchen einen Knochenvorsprung, den sogenannten Warzenfortsatz, läßt die Finger etwas zur Mitte gleiten und findet eine kleine Vertiefung. Dort liegt der Punkt G 20, der „Windteich“).
Akupressur kann natürlich Psychotherapie (am besten in der Gruppe), Sport und auch Ernährungsmaßnahmen nicht ersetzen, ergänzt aber jede Behandlung auf ideale Weise. Stichwort „Ernährung“: Viele Raucher beklagen sich über Gewichtszunahme im Zuge der Zigarettenentwöhnung. Lesen Sie bitte im Kapital „Übergewicht“ nach und naschen Sie zum Ausgleich statt der üblichen Zuckerln einfach eine Karotte oder einen Apfel.

Haarausfall

Ein zuverlässiges Mittel gegen Haarausfall würde dessen Entdecker vermutlich zu einem der reichsten Menschen der Welt machen. Zu vielschichtig sind allerdings die Ursachen von Haarverlust, um jemals ein Patentrezept entwickeln zu können. Haarausfall kann an einigen Stellen kreisrund auftreten, aber auch den ganzen Kopf in dem Sinne betreffen, daß die Haare von Jahr zu Jahr schütterer werden.
Als auslösende Momente kommen neben einer erheblichen Veranlagung eine ganze Reihe von Krankheiten in Frage: Hormonstörungen, Blutkrankheiten (Mangel an roten Blutkörperchen oder an Blutzellen überhaupt), fieberhafte Infektionskrankheiten, Eiterherde (Mandeln, Blinddarm, Zähne usw.), Ernährungsprobleme, Einfluß von Giftstoffen, Medikamente, aber auch körperlich-seelischer Erschöpfungszustand, der aus zu großem und lange andauerndem Streß entsteht.
Oft tritt Haarausfall nur vorübergehend auf, das Haar wird nach Überwindung der Ursache von selbst, ohne jede ärztliche Behandlung, wieder dichter und kräftiger. In den meisten Fällen allerdings gilt das Scherzwort: „Haarausfall ist eine Krankheit, bei der es keinen Rückfall gibt.“
Namhafte Hautärzte vertreten die Meinung, daß Haarausfall bei Männern ein völlig normaler Zustand ist, der sich aus der bestehenden hormonellen Situation ergibt. Jedes Ankämpfen dagegen wäre sinnlos. Das mag für jenen Haarausfall gelten, der erst in fortgeschrittenem Alter mit „Geheimratsecken“ beginnt und dem Träger eigentlich nie eine völlige, „spiegelblanke“ Glatze beschert.
Wer jedoch schon Mitte der 20 langsam aber sicher sein Haupthaar verliert, sollte nichts unversucht lassen, diesen Zustand zu ändern. Teure Haarwuchsmittel, die in großen Mengen angeboten werden, haben allerdings erfahrungsgemäß nur in ganz seltenen Fällen die gewünschte Wirkung erbracht.
Grundsätzlich gilt es, die Ernährungssituation des Haares zu verbessern. Ist die Durchblutung der Kopfhaut gestört, so können Nährstoffe nicht ausreichend an die Haarwurzel gelangen. Das solcherart unterernährte Haar stirbt ab und fällt aus. Alle durchblutungsfördernden Maßnahmen bringen daher Besserung:

Diese sind aber nicht nur an Ort und Stelle zu setzen. Gut funktionierender Kreislauf und Vermeidung von Risikofaktoren, die zur Verengung der Blutgefäße führen können (allzu üppige Ernährung, Rauchen und vor allem Streß), sind Grundvoraussetzungen.
Die traditionelle chinesische Medizin bedient sich der Akupunktur und der Massage als Möglichkeit zur Selbsthilfe und auch zur Unterstützung anderer Behandlungsmethoden. Allerdings ist selbst bei Haarausfall aus den eingangs erwähnten Gründen eine fachärztliche Untersuchung zweckmäßig.
Die im folgenden beschriebenen Massagegriffe dienen in erster Linie der Anregung der Kopfhautdurchblutung sowie auch der Beseitigung muskulärer Verspannungen, die bei nervösen Menschen fast immer auftreten:

- Klopfen Sie den ganzen Kopfhautbereich mit den Fingerkuppen der linken oder rechten Hand nicht zu fest mindestens hundertmal ab. Kopfschmerz darf dabei natürlich nicht entstehen.
- Nun wird die Kopfhaut vorsichtig mit den Fingerkuppen vibrierend massiert (friktioniert) und sanft verschoben. Die Haare dürfen dabei nicht gerieben werden. Behandeln Sie den Kopf mehrere Minuten lang, mindestens fünfzigmal mit der Friktions- und Schiebetechnik. Ungeduldige haben wenig Chancen auf Erfolg.
- Ziehen Sie regelmäßig (einigemale am Tag) an den Haaren. Dieser Griff ist besonders als Vorbeugung gegen Haarausfall geeignet. Fassen Sie jeweils ein Haarbüschel mit Daumen und Zeigefinger und ziehen es schräg nach unten. Aber nur zart und kurz ziehen — nicht gleich ausrupfen! Der Vorgang wird zwanzig- bis dreißigmal wiederholt.

Natürlich bietet auch die chinesische Massage einige sehr gute Möglichkeiten an. Drücken Sie die folgenden Punkte jeweils 30 Sekunden lang:
N 1 (Abb. 55) — einer unserer Hauptpunkte. Die traditionelle chinesische Medizin geht von der Annahme aus, daß Haarprobleme mit dem Organkreis Niere zusammenhängen. Der Nierenmeridian spielt daher bei Vorbeugung gegen Haarausfall und der Behandlung von sprödem, leicht fettendem Haar die Hauptrolle. Der Punkt liegt auf der Fußsohle.
N 3 (Abb. 80) — befindet sich zwischen Innenknöchel und Achillessehne.
N 16 (Abb. 81) — ein Querfinger seitlich des Nabels. Massieren Sie auch die ganze innere Seite des Unterschenkels in Längsrichtung vom Knöchel bis zum Knie.
Le 5 (Abb. 80) — Suchen Sie diesen Punkt sechs Querfinger oberhalb des inneren Knöchels.
MP 9 (Abb. 80) — Tasten Sie an der Innenseite des Kniegelenks die obere Verbreiterung des Schienbeines. Darunter liegt der Punkt.
Ganz gut hilft auch eine Entschlackungskur, bei der Sie einige Wochen lang Süßigkeiten und fettreiche Speisen meiden sollten. Trinken Sie täglich zwei bis drei Schalen Brennesseltee. Kopfhautjucken und Schuppenbildung werden gut darauf reagieren. Vergessen Sie bitte nicht, nach dem Waschen der Haare die Kopfhaut 30 Sekunden lang mit den Fingerkuppen von der Stirn in Richtung Hinterkopf zu massieren.

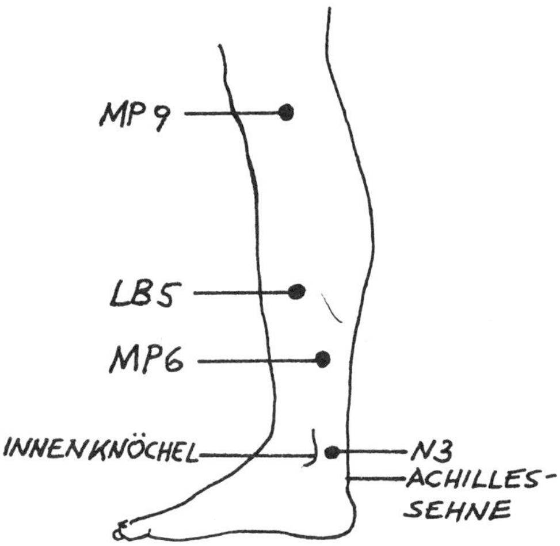

Abb. 80

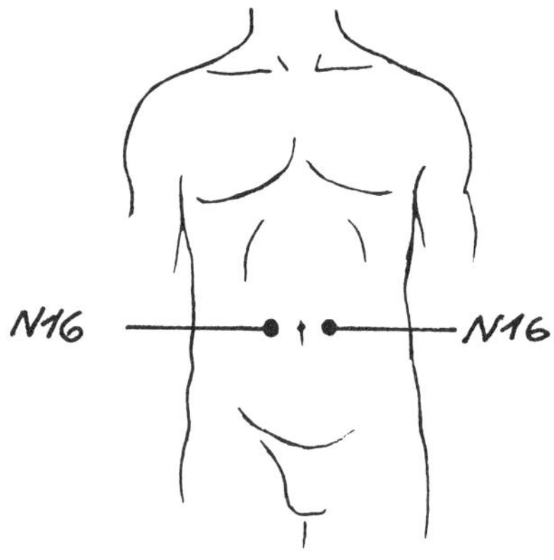

Abb. 81

Seekrankheit

Seekrankheit gehört in den großen Kreis der psycho-vegetativen Störungen, entsteht also durch eine Fehlsteuerung des unbewußten Nervensystems. Schwindelgefühl und Übelkeit — die Haupterscheinungsbilder — haben demnach nichts mit Kreislaufstörungen zu tun, die etwa auf zu niedrigem Blutdruck beruhen. In erster Linie ist der Magen von der Seekrankheit betroffen. Die „beleidigten" Magennerven beruhigen sich rasch, wenn Sie folgende Maßnahmen durchführen: Legen Sie sich in der Kajüte nur ganz flach hin — Übelkeit und Brechreiz verschwinden augenblicklich. Zudem hilft jede Form der Ablenkung, am besten ein Gespräch. Zur Beruhigung trägt auch Melissentee bei.
Vorbeugend können Sie drohender Seekrankheit mit Akupressur zu Leibe rücken. Die Symptome, die übrigens auch beim Fliegen auftreten, müssen schon zu Beginn bekämpft werden. Drücken Sie eine Stelle, die drei Millimeter hinter dem Nagelbett der zweiten Zehe liegt, ganz fest. Das kann unter Umständen höllisch weh tun, nützt aber ziemlich zuverlässig. Auch örtliche Erwärmung mittels Moxazigarre oder Zigarette, fünf Minuten lang täglich (nicht verbrennen!), hat recht gute vorbeugende Wirkung. Beginnen Sie mit dieser Behandlung 14 Tage vor Antritt der Reise, in deren Verlauf Sie Seekrankheit oder Flugangst befürchten. Dann legen Sie eine dreitägige Pause ein; unmittelbar vor der Abreise führen Sie nochmals die Behandlung durch.
Bei Übelkeit hilft generell (auch, wenn ganz andere Ursachen vorliegen) 30 Sekunden langer Druck auf den Punkt KS 6 (Abb. 66). Er befindet sich drei Querfinger über der inneren Handgelenksquerfalte zwischen Elle und Speiche. Meistens ist dieser Punkt so deutlich druckempfindlich, daß seine Auffindung keinerlei Schwierigkeit bereitet.

Wechselbeschwerden

Auch die vielfältigen Zustände des Unwohlfühlens, die Frauen meist zwischen dem 45. und 55. Lebensjahr befallen, hängen mit Unregelmäßigkeiten des unbewußten Nervensystems zusammen. Bei jenen Frauen, die schon in früheren Jahren unter entsprechenden psychosomatischen Krankheiten gelitten haben, treten Wechselbeschwerden um so deutlicher auf.

In erster Linie ist jedoch die hormonelle Umstellung Ursache des Menopause-Syndroms, wie die Mediziner sagen. Der Wechsel oder das Klimakterium beginnt mit unregelmäßigem Menstruationszyklus. Dann hören die monatlichen Blutungen völlig auf. Innerhalb eines Jahres nach der letzten Blutung stellen die Eierstöcke ihre Funktion ein, wodurch es zu einem „Durcheinander" im Hormonhaushalt kommt.

Die Symptome können Hitzewallungen, Kopfschmerzen, Angstzustände, Depressionen, rheumatische Beschwerden, Appetitlosigkeit, Schweißausbrüche, Kältegefühl, Magenschmerzen, Unterleibsbeschwerden, starke Nervosität und vieles mehr sein.

Gesunde Lebensweise wirkt sich in diesem Zusammenhang überaus positiv aus. Die Erfahrung lehrt, daß Frauen, die nicht rauchen, die viel Bewegung betreiben und sich vernünftig ernähren, solchen Störungen in weit geringerem Ausmaß unterworfen sind. Erschwerend kommt aber auch bei vielen Frauen dazu, daß in dieser Zeit die Kinder meistens „flügge" werden und das Elternhaus verlassen; auch die Anziehungskraft auf das „andere" Geschlecht beginnt nachzulassen.

Natürlich kommen Frauen um den Wechsel nicht herum. Aber von den Möglichkeiten, den Übergang erträglich zu gestalten, sollte doch Gebrauch gemacht werden. Da man in dieser Phase zum Fettansatz neigt, muß täglich Sport auf dem Programm stehen. Nur viel Bewegung ist ein Garant für die Erhaltung des gewünschten Gewichtes.

Die Chinesen empfehlen Frauen in den Wechseljahren tägliches Bürsten der Innenseite der Beine von unten nach oben bis zum Bauch. Statt einer Bürste kann auch mit der Hand kräftig gestrichen werden. Anschließend die Rückseite und das Kreuz massieren, beziehungsweise bürsten. Folgende Punkte sind zu drücken:

MP 6 (Abb. 82) — vier Querfinger oberhalb der Spitze des inneren Knöchels am Hinterrand des Schienbeines

MP 9 (Abb. 82) — an der Innenseite des Knies, knapp unterhalb des Schienbeinvorsprunges

N 6 (Abb. 82) — knapp unter dem Innenknöchel

Di 4 (Abb. 65) — Pressen Sie Daumen und Zeigefinger fest gegeneinander. An der höchsten Stelle des Muskelwulstes, der sich daraufhin bildet, liegt der gesuchte Punkt. Gegen den Mittelhandknochen in der Verlängerung des Zeigefingers drücken.

G 3 (Abb. 83) — ein Querfinger oberhalb des oberen Randes des Jochbeines.

Nebststehende Punkte sollen lokal erwärmt werden (Moxazigarre oder Zigarette).

B 23 (Abb. 67) — In Höhe des 2. Lendenwirbeldornfortsatzes, zwei Querfinger seitlich der hinteren Mittellinie. Suchen Sie den 4. Lendenwirbeldornfortsatz in Höhe des Beckenoberrandes und zählen Sie dann zwei Knochenzacken nach oben.

B 32 (Abb. 67) — im 2. Sakralloch

M 25 (Abb. 75) — zwei Querfinger seitlich des Nabels

Auch die erwähnten Punkte MP 9 und MP 6 sollen jeden zweiten Tag rund 30 Sekunden lang erwärmt werden.

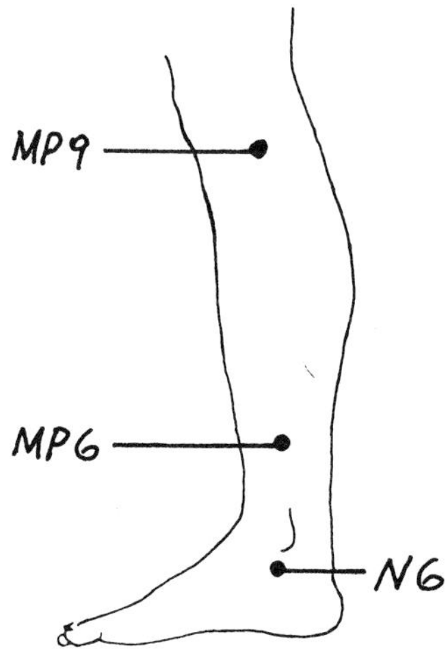

Abb. 82

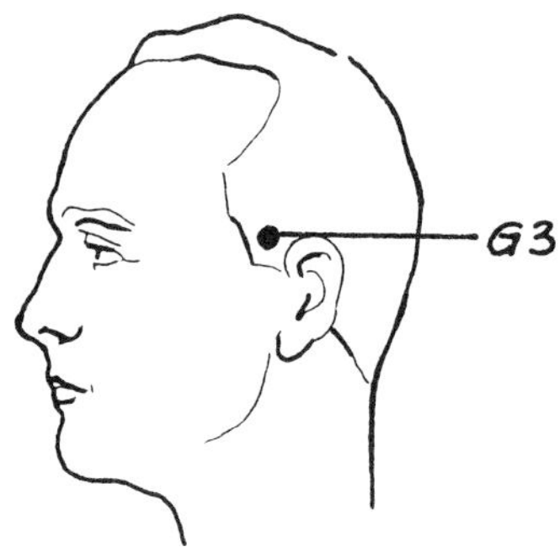

Abb. 83

Kopfschmerz

Kaum ein Schmerzzustand läßt sich so schwer exakt definieren wie der Kopfschmerz. Das unangenehme Gefühl kann den Schädel betreffen, aber auch das Gesicht, die Nackenregion oder kann hinter den Augen lokalisiert sein. Vielfältig sind auch die Ursachen von Kopfschmerzen. Daher hat unsere Forderung nach ärztlicher Diagnose vor der Selbstbehandlung in diesem Fall am meisten Berechtigung.

Kopfschmerzen können so unerträglich sein, daß sie mitunter sogar Selbstmordgedanken auslösen. Sie sind nicht als Krankheit isoliert zu betrachten, sondern als Ausdruck eines Grundleidens, das beseitigt werden muß. Das Symptom zu bekämpfen, fällt mit Hilfe der Chemie oft relativ leicht — ein paar schmerzstillende Tabletten und der Schmerz weicht einem Gefühl dumpfer Betäubung. Doch gerade diese Medikamentengruppe kann gefährliche Nebenwirkungen hervorrufen.

Sollte also eine medizinische Untersuchung ergeben, daß Kopfweh im speziellen Fall keine ernsten Hintergründe hat, sondern auf Ursachen zurückzuführen ist, die man selbst wirkungsvoll bekämpfen kann, dann werden unsere Anleitungen helfen. Wir beschäftigen uns in erster Linie mit einem Zustand, den man Migräne nennt, sowie mit Schmerzen, die auf Muskelverspannungen im Bereich

der Wirbelsäule sowie auf gestörte Stoffwechselsituation zurückgehen. Denn auch falsche Ernährung führt, häufiger als man annehmen möchte, zu starken Kopfschmerzen.
Vorerst einige grundsätzliche Angaben über Migräne. Die Anfälle verlaufen meist in drei Stadien: Das erste Stadium dauert rund eine halbe Stunde und geht mit Einschränkungen des Sehvermögens einher. Es können sogenannte „Flimmerskotome" auftreten. Der Leidende sieht seine Umgebung nur noch unvollständig, vergleichbar einem fehlerhaften Mosaik. Wenn er die Augen schließt, erscheinen Flecken mit flimmerndem Rand. In dieser Phase tritt meist noch kein Schmerz auf. Allerdings kann es zu Schwindelgefühl, Gefühls- und Sprachstörungen kommen. Das zweite Stadium äußert sich bereits in starken Kopfschmerzen, die an die Grenze des Erträglichen gehen. Sie sind oft verbunden mit Brechreiz, aber auch mit Bauchkrämpfen. Der Anfall dauert meistens mehrere Stunden.
Dumpfer, aber nicht pulsierender Kopfschmerz kennzeichnet das dritte Stadium, das sogar tagelang anhalten kann. Begleitsymptom ist oft leichte Übelkeit (nach Dr. med. Bernhard A. Bäker — „Migräne und Kopfschmerzen sind heilbar", Ehrenwirt-Verlag).
Der Migräneschmerz beginnt meistens halbseitig und wechselt vielfach während des Anfalles auf die andere Seite. Er kann aber durchaus auch doppelseitig auftreten. Migränekranke sind während ihres Leidens überaus geräusch- und lichtempfindlich. Hier kann schon eine Behandlung einsetzen, die mit chinesischen Heilmethoden aber nichts zu tun hat: Legen Sie sich in einen abgedunkelten Raum und vermeiden Sie jegliche Geräusche (Radio, TV, Unterhaltung). Dazu eventuell ein feuchtes Tuch über die Augen legen. Selbst das Geruchsempfinden kann bei Migränekranken gesteigert sein. Jeder zweite Patient klagt über eine Einschränkung des Denkvermögens sowie über Konzentrationsmangel.
Über auslösende Faktoren eines Migräneanfalles existiert viel Fachliteratur. Es gibt die verschiedensten Vermutungen und Theorien. Sogar von einem „Migränetyp" ist die Rede. Er wird als ordnungsliebender (bis zur Pedanterie), gewissenhafter und meist sehr ehrgeiziger Mensch beschrieben, der zu Rastlosigkeit und zu Depressionen neigt. Auch Angstzustände, die zu aggressiven Reaktionen führen können, sind angeblich häufig. Ärzte, die sich mit Migränikern beschäftigen, haben jedoch die Erfahrung gemacht, daß diese Patienten eigentlich ziemlich unauffällig sind und in keiner Weise der „wissenschaftlichen" Vorstellung entsprechen.
Allerdings liegt ein recht gutes Testverfahren vor (nach Dr. Biedermann, Stuttgart), das erlaubt, Migräneanfällige mit großer Wahrscheinlichkeit als solche zu „entlarven". Das ist der Fall, wenn die überwiegende Anzahl der folgenden Fragen mit „ja" beantwortet wird.

- Sind Sie morgens grundsätzlich nicht gut aufgelegt?
- Sind Sie abends leistungsfähiger als am Morgen?
- Neigen Sie zur Überempfindlichkeit gegenüber Gerüchen (Tabak, Knoblauch, Kaffee usw.)?
- Sind Sie „lichtscheu"? (Stört Sie zum Beispiel das flackernde Licht einer Kerze?)
- Fühlen Sie sich in der Früh eher zerschlagen als munter?
- Leiden Sie mitunter unter Sinnestäuschungen?

- Haben Sie öfter Konzentrationsschwierigkeiten?
- Leiden Sie hin und wieder unter Gedächtnislücken? (Sie beginnen ein Gespräch und wissen dann plötzlich nicht mehr, was sie sagen wollten.)
- Gibt es in der Verwandtschaft Migränekranke?
- Haben Sie Alpträume?
- Müssen Sie bei Sonne oder Schnee Sonnenbrillen tragen?

Wenn Sie also nach diesem Test herausfinden, daß Sie zu migräneartigen Kopfschmerzen tendieren, besteht kein Grund zur Verzweiflung. Die Beschwerden lassen sich durch vernünftige Lebensweise schon im Ansatz verhindern (viel Bewegung in der frischen Luft, Vermeidung von Alkohol und starkem Kaffee, Entspannungsübungen, gesunde, vielseitige Ernährung und nicht zuletzt auch vorbeugende chinesische Massage). Ist das Malheur — sprich: der Anfall — bereits passiert, schaffen chinesische Heilmethoden eher Abhilfe als schmerzstillende Tabletten.

Wie folgt, lassen sich neben Migräne auch Kopfschmerzen, die von verspannter Nackenmuskulatur herrühren, erfolgreich behandeln:

Drücken Sie mit dem Daumen die Punkte MP 3, MP 4, B 63, B 10 und M 41 fünfmal je fünf Sekunden lang sehr kräftig. Die Punkte können Sie zwar unseren Skizzen entnehmen, wir wollen die Lokalisation dennoch zusätzlich genau beschreiben.

Den Punkt MP 3 (Abb. 60) finden Sie knapp hinter dem 1. Mittelfußknochen. Er ist auch wirksam gegen Durchfall, Erbrechen und Darmbeschwerden verschiedener Art.

MP 4 (Abb. 70) heißt der „Fürstenenkel“ und liegt auf der Fußinnenseite, etwa am höchsten Punkt des Fußgewölbes. Drücken Sie ihn bei Magenschmerzen und Darmbeschwerden.

B 63 (Abb. 84) ist das sogenannte „Goldtor“. Die Stimulierung dieses Punktes nützt nicht nur gegen Kopfschmerzen, sondern beeinflußt auch Schmerzen im Sprunggelenk, in den Lenden und im Bein günstig. Der Punkt liegt einen Querfinger vor und unterhalb des äußeren Knöchels.

B 10 (Abb. 85) heißt „Himmelssäule“, weil er am Ansatz des Kaputzenmuskels am Hinterkopf liegt. Sie finden die „Himmelssäule“ etwa einen Querfinger seitlich der hinteren Körpermittellinie in Höhe des Haaransatzes. Neben Kopfweh kann man damit auch Nackensteifheit, Schlafstörungen, Schmerzzustände im Hals sowie Heiserkeit nach zu starker Beanspruchung der Stimmbänder lindern.

Einen weiteren Punkt gegen Kopfschmerzen finden Sie in der Mitte der vorderen Querfalte des Sprunggelenkes — es handelt sich um M 41 (Abb. 86), der auch der Linderung von Beschwerden im Sprunggelenk dienen kann.

Nachdem Sie die beschriebenen Punkte wie empfohlen gedrückt haben, gehen Sie bitte dazu über, den Fuß von der Sohle bis zum Knie leicht hinundherzustreichen, zu massieren. Danach Fußsohle und Unterschenkel etwas fester kneten. Nun wieder von der Fußspitze bis zum Knie streichen.

Ist diese Behandlung abgeschlossen, drücken Sie mit dem Daumen oder mit Hilfe eines abgerundeten Holzstabes neuerlich den Punkt MP 4 (Abb. 70) sowie den Punkt N 1 (Abb. 55) mehrmals je fünf Sekunden lang. Der Schmerz, den Sie dabei empfinden, wird allmählich geringer — ein Zeichen, daß die Behandlung wirkt.

Jetzt kommt nochmals die „Himmelssäule“ an die Reihe (Abb. 85), der linke und der rechte Punkt B 10, der mit beiden Daumen gleichzeitig gedrückt wird. Verstärken Sie dabei etwas den Druck im linken Punkt B 10 (diese Übung wird auch als B 10-Massage-Gymnastik bezeichnet).
Wir haben schon kurz erwähnt, daß Kopfschmerzen die verschiedensten Ursachen haben können. Darauf näher einzugehen, würde über den Rahmen dieses Buches hinausgehen. Die Warnung, Kopfweh nicht zu unterschätzen, sei aber nochmals wiederholt. Bei folgenden Alarmsymptomen sollte unbedingt rasch ein Arzt aufgesucht werden:

- Wenn die Schmerzen plötzlich, sozusagen aus „heiterem Himmel“ auftreten, und der Betroffene sonst selten unter Kopfweh leidet.
- Wer in der Nacht mit Kopfschmerzen erwacht, sollte diese Erscheinung ernst nehmen und sich untersuchen lassen.
- Manchmal wird Kopfschmerzen durch Husten verstärkt. Das kann harmlose Ursachen haben, aber auch von einer Störung des zentralen Nervensystems herrühren.
- Kinder, die unter Kopfschmerz leiden, sind grundsätzlich zum Arzt zu bringen!
- Ältere Leute müssen plötzlich auftretende Kopfschmerzen als mögliches Alarmsignal vor einem Schlaganfall betrachten.
- Keine Selbstbehandlung bei Kopfschmerzen, die nach Sturz oder Schlag auf den Kopf entstanden sind!
- Auch Kopfschmerzen, die mit Fieber oder Erbrechen einhergehen, dürfen nur von einem Arzt beurteilt werden.
- Auch bei Kopfweh im Zusammenhang mit Verwirrung unbedingt einen Arzt aufsuchen beziehungsweise sollte ein Mitmensch für ärztliche Hilfe sorgen.

Anders ist es natürlich, wenn Sie nach einer feuchtfröhlichen Feier am nächsten Morgen mit einem „Kater“ aufwachen. Dann leisten Ihnen die empfohlenen Maßnahmen ebenso gute Dienste. Sie sind aber auch nur als Unterstützung zu betrachten und können die schon besprochene vernünftige Lebensweise nicht ersetzen.
Kopfschmerz tritt nicht selten im Zuge einer starken nervlichen Anspannung auf. Dann eignet sich zur Behandlung neben Akupressur vor allem Schattenboxen (Tajiquan) als aktive Entspannungsübung. Auch alle passiven Entspannungsmaßnahmen, wie ruhiges Liegen in der Badewanne, helfen.
Sehr wichtig ist ausreichende Sauerstoffzufuhr. Vergessen Sie daher in Ihrem Behandlungsprogramm unter keinen Umständen auf Atemübungen, die im Kapitel „Schattenboxen“ ausführlich beschrieben werden.

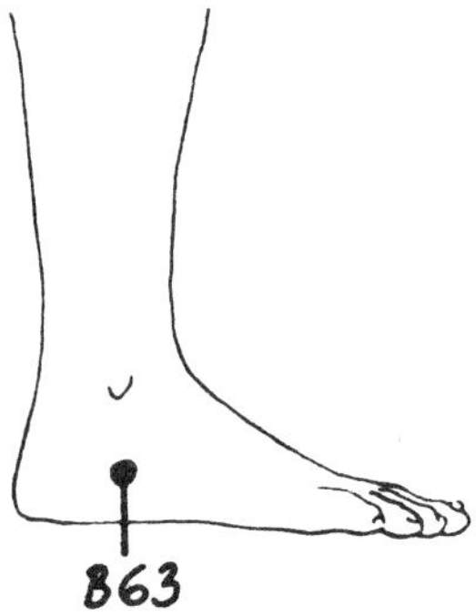

Abb. 84

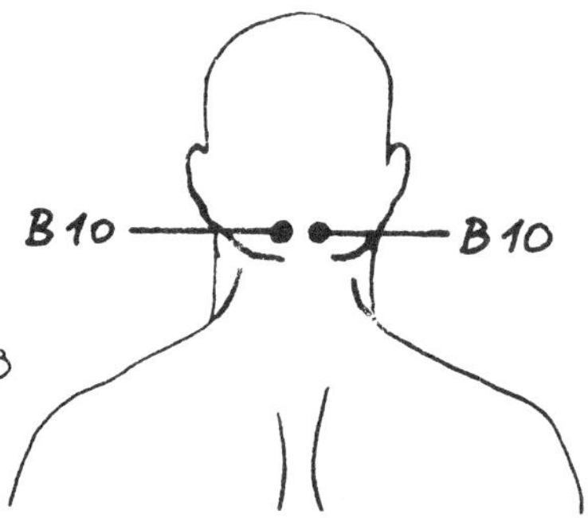

Abb. 85

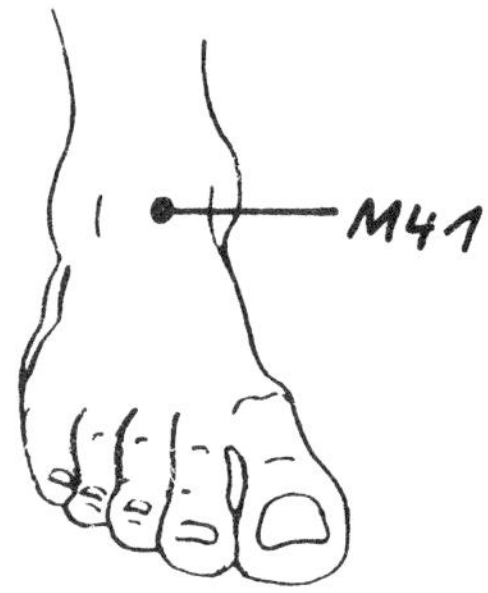

Abb. 86

Augenprobleme

Im vorigen Kapitel war von Kopfschmerzen die Rede. Bleiben wir noch beim Kopf. Viele Störungen des Wohlbefindens gehen von den Augen aus. Oft sind es Kopfschmerzen, aber auch Schwindelanfälle und lokales Schmerzgefühl können auftreten. Bereits bestehende Augenkrankheiten, wie der grüne oder graue Star, müssen natürlich fachärztlich behandelt werden. Aber chinesische Heilmethoden versetzen Sie in die Lage, Ihre Augen so gut zu trainieren, daß manche Leiden verhindert werden können.
Abnorm rasche Ermüdbarkeit der Augen, verbunden mit Sehstörungen (Verschwimmen der Buchstaben, Schwindelgefühl), sind häufig auf Sehschwäche zurückzuführen. Üblicherweise werden derartige Zustände mit Hilfe von Brillen zu beseitigen versucht. Damit lassen sich sicher gute Erfolge erzielen. Viele Menschen lehnen aber Brillen aus Eitelkeit ab. In China tragen überdurchschnittlich wenige Menschen Brillen. Das liegt daran, daß in diesem Land schon den Schulkindern sehkraftstärkende Übungen beigebracht werden, noch bevor drohende Alarmsignale auftauchen (Kopfschmerzen, Flimmern vor den Augen, Schleier, gestörte Nah- und Fernsicht, Doppeltsehen, „Nachtblindheit" usw.)
Augengymnastik hat den Sinn, jene sechs Muskeln, von denen die Augäpfel bewegt werden, zu kräftigen. Diese Muskeln lassen sich — wie jeder Muskel des menschlichen Körpers — trainieren. Vorzeitige Erschlaffung führt zu einer Reihe von Problemen, wie eben auch Sehschwäche. Die einfachen Übungen beanspruchen nur wenige Minuten am Tag, verbessern aber die Funktion dieses so wichtigen Organs oft in verblüffendem Ausmaß.

- Den Kopf gerade halten. Zu Boden blicken, dann in Richtung Himmel schauen.
- Zuerst so weit wie möglich nach links blicken, dann, analog dazu, möglichst weit nach rechts schauen.
- Nun vorerst hinauf blicken, dann seitlich über einen Augenwinkel hinaus, hinunter und nun seitlich über den anderen Augenwinkel hinausschauen.
- Mit den Augäpfeln langsam zuerst in die eine, dann in die andere Richtung rollen.

● Fixieren Sie einen Punkt im Zimmer in relativ kurzer Entfernung (höchstens ein bis zwei Meter) eine Minute lang — dann richten Sie den Blick aus dem Fenster auf einen vorher bestimmten, möglichst weit in der Ferne liegenden Punkt. Diese Übung sollte mehrmals wiederholt werden.

Gegen Sehschwäche massieren die Chinesen im Augenbereich vier verschiedene Punkte, die alle auch in der Akupunktur eine Rolle spielen. Behandeln Sie auch die auf der Abbildung 87 eingezeichneten Zonen täglich ein- bis zweimal:

● Tianying-Zone. Sie liegt unter dem seitlichen Augenbrauenende am knöchernen Rand der Augenhöhle. Mit dem Daumenballen jeweils zwanzig- bis dreißigmal kreisen. Immer beide Augen behandeln und nicht zu fest aufdrücken.

● Die Jingming-Zone ist am inneren Knochenrand der Augenhöhle zu suchen. Zuerst mit dem Daumen und dem Zeigefinger beide Punkte in Richtung Nasenrücken gegeneinander drücken. Dann nach unten, schließlich auch nach oben drücken. Üben Sie den Druck ungefähr dreißigmal aus.

● Sibai-Zone. Der Punkt liegt auf einer senkrechten Linie durch die Augenbrauenmitte, einen Querfinger unter dem unteren Rand der knöchernen Augenhöhlenbegrenzung. Mit dem Zeigefinger dreißigmal kreisende Bewegungen ausführen.

● Taiyang-Zone. Sie befindet sich etwa einen Querfinger seitlich der äußeren Augenhöhlenbegrenzung. Mit dem Daumen nach links und nach rechts jeweils zwanzigmal kreisen.

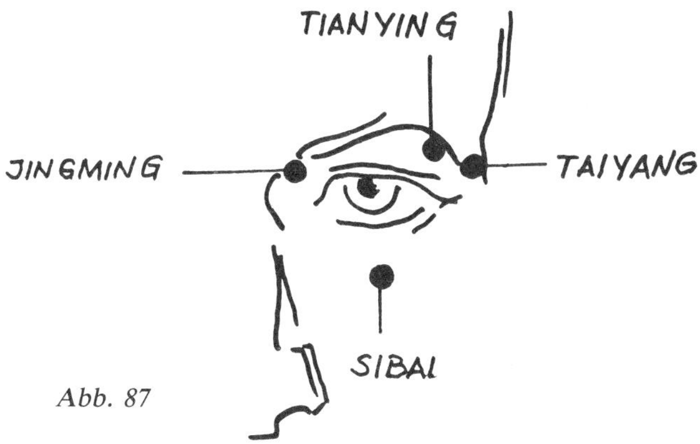

Abb. 87

Wenn Zuckungen der Augenlider auftreten, so ist dies meist ein Zeichen von Übermüdung, die körperliche, aber auch seelische Ursachen (nervliche Erschöpfung) haben kann. Hier bestehen sehr wirksame Möglichkeiten, sich selbst Erleichterung zu verschaffen. Binden sie rund 15 Zahnstocher fest zu einem Bündel zusammen. Die Spitzen sollen in einer Ebene liegen. Dann drücken Sie leicht die drei folgenden Zonen zehnmal je fünf Sekunden: Zone 1 (B 10; Abb. 85): „Himmelssäule" — der Punkt liegt etwa zwei Querfinger seitlich der hinteren Körpermittellinie in Höhe der Haaransatzgrenze. Dort setzt der Kapuzenmuskel an.

Zone 2 (M 5): Entspricht der vorhin beschriebenen Sibai-Zone, einen Querfinger in senkrechter Linie durch die Augenbrauenmitte unter dem unteren

Rand der knöchernen Augenhöhlenbegrenzung liegend. Sibai heißt „die vier Weisen".
Zone 3 (G 3; Abb. 83): Nach Prof. Bischko knapp oberhalb der Mitte des Jochbeines (also in Nachbarschaft der Sibai-Zone).
Nach größeren Anstrengungen durch Lesen oder Fernsehen empfiehlt es sich, auch folgende Punkte zu drücken: B 65 (Abb. 72; liegt seitlich am Fußrand, im vorderen Drittel), Le 2 (Abb. 88; etwa einen halben Zentimeter hinter der „Schwimmhaut" zwischen der ersten und zweiten Zehe — hilft auch gegen Schlaflosigkeit und Neigung zum Bluthochdruck), Le 3 (Abb. 88; „höchster Angriffspunkt", vielleicht deshalb, weil er noch stärker als Le 2 wirkt. Der Punkt ist etwas oberhalb von Le 2 zu finden. Recht gute Erfolge damit wurden übrigens bei der Behandlung spastischer Kinder erzielt. Es kam zur Krampflösung, die auch biochemisch nachgewiesen werden konnte. In der Akupressur wird dieser Punkt deshalb auch gerne zur Erleichterung von Muskelkrämpfen gedrückt, allerdings auch bei seelischen Spannungszuständen, die mit Schlafstörungen, Appetitlosigkeit und Konzentrationsschwäche einhergehen) und schließlich G 37 (Abb. 89; „strahlende Helle" — der Punkt liegt sechs Querfinger oberhalb des Außenknöchels. Wie schon sein Name sagt, hat er mit den Augen zu tun. Tatsächlich bewirkt er in vielen Fällen eine Verbesserung von Kurzsichtigkeit, Nachtblindheit und von Migräne mit Sehstörungen. Außerdem reagieren auf die Massage dieses Punktes auch Schmerzen im Bereich des Unterschenkels positiv.)

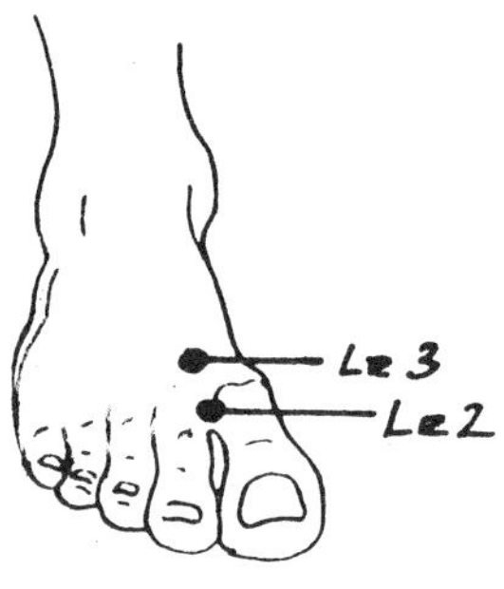

Abb. 88

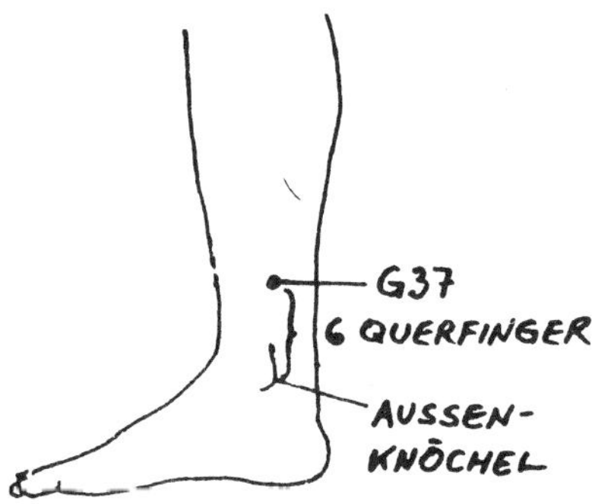

Abb. 89

Eine weitere, einfache Möglichkeit, übermüdete Augen zu entspannen, besteht darin, sie mit beiden Handflächen zuzudecken. Betrachten Sie zunächst ein Bild in Ihrer Umgebung, dann die Augen schließen und sie mit den hohlen Handflächen bedecken. Es darf aber kein Druck auf die Lider ausgeübt werden. Nun mit den Ellbogen aufstützen und fünfzigmal tief atmen. Diese Übung dient auch der allgemeinen Entspannung.
Ob die Ernährung in bezug auf Sehkraft wirklich eine Rolle spielt, ist noch Gegenstand von Diskussionen. Wir wollen aber davon ausgehen, daß auch dieses Organ durch richtige Ernährung gesunderhalten wird. Vor allem dem Vitamin A schreibt man allgemein große Bedeutung zu. Es ist in Leber, Karotten und anderen Gemüsesorten zu finden. Wer sich abwechslungsreich — also auch mit Rohkost ernährt — führt seinem Körper Vitamin A in ausrei-

chender Menge zu, Vitaminpillen sind nicht erforderlich. Auch frische Butter und Schlagobers (Sahne) sind ausgezeichnete Quellen für Vitamin A. Zusätzlich ist es ratsam, auf eine genügende Versorgung mit Vitamin B (B1, B2, B6, B12) zu achten. Sie finden diese Vitamine in Milchprodukten, Hefe, Vollkornbrot, Haferflocken usw. Auch Vitamin C (in Kartoffeln, Gemüse, Obst, Hagebuttentee, Sanddornsaft) darf keinesfalls fehlen.

Zahnbeschwerden

Sie werden vielleicht auch schon die Erfahrung gemacht haben — Zahnschmerz tritt vornehmlich nachts oder an Wochenenden auf. Dann nämlich, wenn rasche ärztliche Hilfe schwer zu bekommen ist. Bevor wir erläutern, wie Zahnschmerzen durch chinesische Heilmethoden gelindert werden können, ohne den Griff in den Medikamentenschrank tun zu müssen, noch einige Sätze über die Vorbeugung vor Zahnschäden sowie über Herdgeschehen, die ihren Ausgang häufig von den Zähnen nehmen.
Unsere Zähne halten zwar einen Kaudruck von 150 Kilogramm aus — sind demnach überaus widerstandsfähig —, dennoch zeigen sie sich in anderer Weise ziemlich anfällig für schädigende Einflüsse. Obwohl der Zahnschmelz, der die Zahnkrone außen überzieht, sogar härter als Stahl ist! Säure jedoch kann den Schmelz schon innerhalb relativ kurzer Zeit zerstören und damit Voraussetzungen für gefürchtete Zahnleiden wie Karies schaffen.
Tiefgreifende Wirkung auf die Gesundheit der Zähne hat daher unsere Nahrung. Völker, die unter primitiven Umständen leben, sich nur von Getreide, Fisch, Wild, Gemüse und Früchten ernähren, kennen Zahnschmerz höchstens dann, wenn im Zuge einer kriegerischen Auseinandersetzung mechanischer Schaden entstanden ist.
In sogenannten „zivilisierten“ Verhältnissen zu leben, bedeutet aber gleichzeitig, gesunde Nahrungsmittel gegen raffinierten Zucker, Auszugsmehl und erhitztes Fett eingetauscht zu haben. Die Knochensubstanz der Zähne (Dentin) enthält, wie alle anderen Knochen des Körpers auch, Kalzium, Phosphor und Substanzen, deren Aufbau von Vitaminen abhängig ist. Mangelerscheinungen, die trotz Überflusses möglich sind, führen zur systematischen Schwächung des Zahngerüstes. Fehlt etwa Vitamin D, kann der Darm kein Kalzium aufnehmen — da hilft selbst kalziumreiche Kost nichts. Fehlt es an Vitaminen des B-Komplexes, entstehen Veränderungen des Mundgewebes; die Widerstandskraft gegenüber Bakterien sinkt. Bei Vitamin-A-Mangel muß der Betroffene mit Schäden am Zahnschmelz rechnen. Was es für die Zähne bedeutet, wenn dem Körper zuwenig Vitamin C zugeführt wird, konnten Seefahrer vor nicht allzu langer Zeit feststellen. Sie litten während langer Reisen durch Mangel an Obst und Gemüse an Skorbut. Die Zähne wurden locker und fielen schließlich aus. Hauptfeind der Zähne und ihrer Umgebung ist der Zucker; auch wenn jene, die von der Herstellung des Fabrikszuckers leben, immer wieder für Expertengutachten sorgen, in denen diese Tatsache bestritten wird. Um den Zucker im Körper verarbeiten zu können, bedarf es größerer Mengen an Vitamin B,

ansonsten wirkt sich der Mangel negativ auf das Zahnfleisch (aber auch auf die Nerven) aus.
Weiters sorgt Zucker für „saures" Milieu, in dem jene Bakterien gedeihen, die an den vorgeschädigten Zähnen ein Zerstörungswerk beginnen, daß wir alle unter dem Namen „Karies" nur zu gut kennen. Wir alle? Eine österreichische Studie des Boltzmann-Institutes für Zahnbetterkrankungen (Leiter Doz. Dr. Erich Schuh) hat ergeben, daß praktisch kein einziger Erwachsener mehr über restlos gesunde Zähne verfügt. Dieses Resultat läßt sich mit ruhigem Gewissen auf Deutschland, die Schweiz und andere westliche Nationen übertragen.
Noch häufiger als Karies tritt Parodontose auf. Die Ursache dieser Erkrankung des Zahnbettes war bis vor kurzem noch ungeklärt. Jetzt kennt die Wissenschaft bereits den engen Zusammenhang zwischen dem gefürchteten Leiden, das sich in Zahnfleischschwund und Blutungsneigung (allerdings ohne Entzündung) äußert, und der Ernährung. Vernünftig ernährte Menschen, die auf Zucker (auch auf Süßigkeiten und Mehlspeisen) weitestgehend verzichten, leiden kaum an Parodontose. Wobei es ausschließlich um den Mißbrauch von Zucker geht. Gegen etwas Zucker in Tee oder Kaffee ist bei entsprechender Zahnhygiene nichts einzuwenden. „Vollstopfen" mit Süßigkeiten in früher Kindheit legt oft den Grundstein für spätere Zahnprobleme.
Wer auf den Genuß von zuckerhaltigen Nahrungsmitteln unter keinen Umständen verzichten möchte, möge noch genauer als bisher seine Zähne morgens und abends kräftig bürsten. Vor allem Kinder sollten auf genaues Zähneputzen besonders achten.
Unter Einfluß der erwähnten Stoffe bildet sich nämlich auf den Zähnen ein dünner Belag (Plaque), der Bakterien als Nährboden dient. Wenn die Parodontose bereits so weit fortgeschritten ist, daß Entzündungen in der Tiefe der Zahnhöhle entstehen, gibt es für die Zähne in diesem Bereich kaum mehr Rettung. Auch das Einpassen von Prothesen wird durch „Umbauvorgänge" im Kieferbereich erheblich behindert.
Oft verlaufen selbst schwere Zahnschäden viele Jahre hindurch „stumm" — sie verursachen keine örtlichen Beschwerden. Tatsächlich aber beeinträchtigen Entzündungen und Eiterungen im Kieferbereich in den meisten Fällen den ganzen Organismus im Sinne einer „Vergiftgung".
Die Lage wird hauptsächlich bei „Zweitbelastung" kritisch. Das heißt, der Patient verspürt erst dann Beschwerden, wenn im Einflußbereich des „Herdes" eine weitere Störung auftritt. Die Abwehrkraft des Organismus ist dann so stark herabgesetzt, daß sich diese Störung — die ansonsten vielleicht mühelos verkraftet worden wäre — auszuwirken beginnt.
Konkret: Erkrankungen an Herz, Lunge, Darm, Haut oder Gelenken werden unter Herdbelastung akut und können den Patienten sogar in Lebensgefahr bringen. In erster Linie leidet der Kranke an rheumatischen Beschwerden. Er klagt über Schmerzen an Stellen, an denen der Arzt kein Leiden feststellen kann. Die Beschwerden verschwinden oft ohne jede Behandlung; kommen aber nach einiger Zeit am selben oder auch an einem anderen Ort wieder.
Aufgeschlossene Ärzte denken in diesem Fall an Herdgeschehen und untersuchen den Körper nach „Störstellen". Sehr oft werden diese im Kopf gefunden, eitrige Nebenhöhlen, chronisch entzündete und bereits wild zerklüftete Man-

deln oder, am vielleicht häufigsten, ein Zahn, an dessen Wurzelspitze sich ein kleiner Eitersack gebildet hat.
Die Behandlungsmethoden der Chinesen und der westlichen Mediziner unterscheiden sich wohl kaum. Mit der Einschränkung, daß sich in China viele Patienten auch beim Zahnziehen mit Hilfe der Akupunktur schmerzunempfindlich machen lassen.
Wie Sie neben vernünftiger Lebensweise (Ernährung!) Zahnleiden wirkungsvoll vorbeugen können, entnehmen Sie bitte dem Kapitel „Gesundheitspflege im Alter". Die Übung zur Kräftigung der Zähne ist an kein bestimmtes Alter des Patienten gebunden.
Wir kommen auf den Schmerz zurück, der den Leidenden schier „die Wände hochtreibt" und ihm das Gefühl völliger Hilflosigkeit gibt. Wenden Sie zur Schmerzlinderung Methoden an, die den Chinesen schon seit Jahrtausenden helfen.
Im Schmerzfall drücken Sie mit den Daumen 20 Sekunden lang kräftig die Punkte MP 3 (Abb. 70; knapp hinter dem 1. Mittelfußköpfchen) oder M 36 (Abb. 63; die „Drei Meilen des Fußes" genannt — eine Handbreit unter der Kniescheibe, einen Querfinger seitlich davon. Hilft auch gegen Übelkeit und Blutdruckstörungen.) Der Punkt M 36 eignet sich übrigens auch für Moxabehandlung. Treten die Schmerzen besonders arg in Unterkieferzähnen auf, empfiehlt sich die Druckmassage der Punkte Di 4, Di 10 und Di 11. Zwanzig Sekunden lang kräftig drücken.
Der Punkt Di 4 (Abb. 65) liegt an der höchsten Stelle jenes Muskelwulstes, der dadurch entsteht, daß Sie den Daumen fest gegen den Zeigefinger pressen. Nun gegen den Mittelhandknochen in der Verlängerung des Zeigefingers drücken. Di 4 hat in der Akupunktur und in der chinesischen Massage größte Bedeutung — er wird von jedem Behandler sehr oft verwendet. Die Wirkung von Di 4 entsteht vornehmlich im Bereich des Gesichtes — Kopfweh, Zahnschmerz, Schnupfen, unangenehmens Druckgefühl im Kopf bei Fieber, aber auch Gelenkschmerzen im Arm und vegetative Störungen sind über diesen Punkt günstig zu beeinflussen. Schließlich lassen sich damit auch Schlafstörungen und Nervosität beseitigen.
Di 11 (Abb. 62) liegt genau am Ende der Ellbogenfalte (daumenseitig) und wird auch bei Lähmungen nach Schlaganfall, Halsweh, Urtikaria und Schilddrüsenüberfunktion gedrückt. Schlaganfall und Störungen der Schilddrüsenfunktion müssen sich allerdings jeder Selbstbehandlung entziehen!
Di 10 (Abb. 62) wird die „Drei Meilen des Armes" genannt, hat ähnliche Bedeutung wie M 36 und liegt zwei Querfinger unter Di 11. Einen weiteren Punkt zur Linderung von Schmerzen in den Unterkieferzähnen finden Sie direkt am Unterkiefer, knapp vor dem Kaumuskelrand (musculus masseter) — er wird als M 8 (im Chinesischen: Daying; Abb. 90) bezeichnet.
Speziell bei Oberkieferbeschwerden ist der Punkt M 5 (Abb. 90) wirksam. Er befindet sich einen Querfinger unter dem knöchernen Rand der Augenhöhle, genau in der Mitte. Kräftig am besten mit den Zeigefingern beide Punkte M 5 zwanzig Sekunden lang drücken.
Wenn neben Zahnschmerz auch ein Steifegfühl im Schulterbereich vorliegt, sollte auch Fußzonenbehandlung erfolgen. Massieren Sie dann den Punkt MP 3 (Abb. 70). Aber auch sanfte Massage der Halswirbelsäule und der Schulter

bringt hier Linderung. Da Sie diese Bewegungen aber nur sehr schwer selbst zufriedenstellend ausführen können, empfiehlt es sich, einen Partner darum zu bitten.
Wenn Akupunkteure ihre Patienten gegen Zahnschmerzen unempfindlich und bereit für eine Behandlung machen, stechen sie ihre Nadel auf dem Zeigefinger an der dem Daumen zugewandten Seite ein. Ziehen Sie entlang des Nagelbettes eine waagrechte Linie, dann eine weitere Linie entlang des Nagels. Dort, wo die beiden Linien einander schneiden, also etwa zwei Millimeter seitlich und oberhalb des Nagelfalzwinkels, liegt die gesuchte Stelle. Bei Akupressur verwenden Sie den Daumennagel der anderen Hand oder noch besser, einen Zahnstocher. Dem Zahnfleischbluten wirken Sie durch sanfte Massage entgegen (dreimal täglich). Befeuchten Sie die Fingerkuppe, tauchen Sie sie eventuell in Propolis-Gel und massieren Sie das Zahnfleisch durch kreisendes Streichen. Möglicherweise blutet das Zahnfleisch anfangs noch stärker, aber nach etwa einer Woche kann mit deutlicher Besserung gerechnet werden.

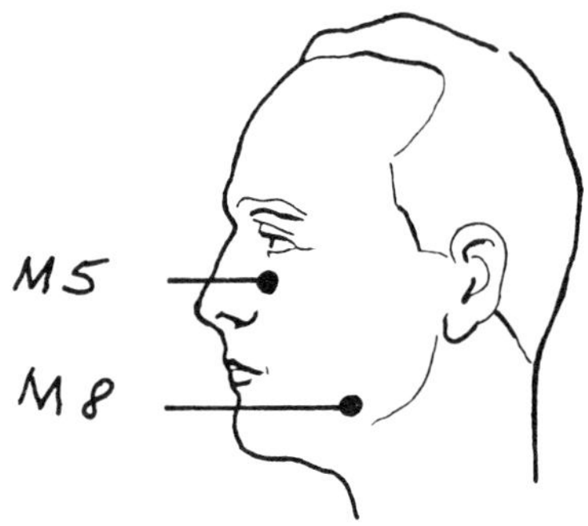

Abb. 90

Erkältung, Halsschmerzen

Erkältungskrankheiten haben eigentlich nur insoferne mit Kälte zu tun, als feucht-kaltes Wetter deren Entstehung begünstigen kann. Die Ursache ist vielmehr eine Infektion mit bestimmten Viren, die in lediglich bereits geschwächten Organismen Störungen verursachen.
Bei klirrender Kälte treten kaum jemals massiv Virusinfekte auf. „Hauptsaison" ist die Übergangszeit Herbst und Winter beziehungsweise Winter und Frühjahr. Inmitten hustender, schnupfender und halswehgeplagter Mitmenschen ist es trotzdem immer wieder „Auserwählten" möglich, völlig gesund zu bleiben. Das bedeutet keineswegs, daß diese Personen nicht von den Erregern befallen worden sind — nur ist eben deren Körperabwehr in der Lage, den Angriff abzuschlagen.
Der allgemeinen Kräftigung des Organismus kommt daher bei der Bekämpfung von Erkältungskrankheiten entscheidende Bedeutung zu. Wie Sie wahrscheinlich schon vermutet haben, kehren wir auch hier wieder zur so oft erwähnten,

gesunden Ernährung zurück, die dem Körper gleichsam jene Munition liefert, die ihn zum Sieg über Infektionen befähigt. Nicht nur die Art der Nahrungsmittel spielt dabei eine Rolle, sondern auch die Menge. Übergewichtige leiden fast durchwegs unter Abwehrschwäche. Das hängt damit zusammen, daß Dicke meist träge und eben „bewegungsfaul“ sind. Gut funktionierender Kreislauf ist aber ein wichtiger Faktor.

Was Sie auch ohne fernöstliche Heilkünste zur Vorbeugung tun können: Betreiben Sie viel Sport an der frischen Luft. (Die Sportart ist egal — Hauptsache, Sie kommen ordentlich ins Schwitzen), gehen Sie regelmäßig in die Sauna und achten Sie darauf, daß besonders in der feuchtkalten Jahreszeit Ihre Füße warm bleiben. Sorgen Sie weiters für ausreichende Luftfeuchtigkeit in Wohnung und auch Büro (in dem Sie möglicherweise genausoviel Zeit verbringen wie daheim). Sie erreichen eine Steigerung der Luftfeuchtigkeit entweder durch entsprechende Geräte, aber auch einfach dadurch, daß Sie feuchte Tücher aufhängen oder ein flaches, möglichst großflächiges Gefäß mit Wasser aufstellen. Die Flüssigkeit verdunstet bei normaler Raumtemperatur und befeuchtet die Luft.

Kündigt sich eine Erkältung bereits an — durch Kratzen im Hals, „rinnende“ Nase, Müdigkeit — dann beginnen Sie sofort mit der Behandlung. Einerseits mit den üblichen Maßnahmen, wie mit einem zwanzig Minuten dauernden Fußbad, heißem Tee und einigen Tagen Erholung, andererseits mit chinesischen Heilmethoden.

Was das Fußbad betrifft: Dessen Wirkung ist sogar auf die Philosophie der Akupunktur zurückzuführen. Denn auf der Fußsohle liegen zahlreiche Punkte, die in der chinesischen Nadeltechnik Bedeutung haben. Der Reiz dieser Punkte kann demnach nicht nur durch die Nadel oder den Daumen erfolgen, auch starke Temperaturänderung kann entsprechende reflektorische Wirkung hervorrufen. Konkret bewirkt das Fußbad eine Steigerung der Abwehrkraft und die Abschwellung der entzündeten Schleimhäute im Nasen-Rachen-Raum. Die Viren werden dadurch allerdings nicht abgetötet. Der Patient fühlt sich trotz Infektion besser.

Bei jeder Behandlung von Erkältungskrankheiten achten Sie auf reichliche Flüssigkeitszufuhr. Mit der Nahrungsaufnahme soll man jedoch in dieser Zeit ziemlich sparsam umgehen. Am raschesten beseitigen Sie die unangenehmen Symptome einer Erkältung durch einen Einlauf mit warmem Wasser und anschließendes zweitägiges Fasten. Nur Tee trinken ist erwünscht. So werden Giftstoffe aus dem Körper geschwemmt.

Nun zu den Ratschlägen aus China: Nicht selten tritt als Einleitung einer Erkältung sogenanntes „Globusgefühl“ im Hals auf — als würde ein Knödel darin stecken. Massieren Sie in diesem Fall zwanzig Sekunden lang die Gegend am Hals zwischen den beiden Schlüsselbeinen. Den Einschnitt bezeichnet man als „incisura jugularis“. Zur Verstärkung werden die Punkte H 7, KS 6 und Di 4 herangezogen.

H 7 (Abb. 59) liegt an der Handgelenksquerfalte innen auf der Seite des kleinen Fingers. In die deutsche Sprache übersetzt, bedeutet sein chinesischer Name „Tor zur Seele“, beziehungsweise „Tor der Götter“. Drückt man den Punkt H 7, so wird dadurch tatsächlich eine fühlbare Harmonisierung der Seele erreicht — demnach eignet sich die Massage an diesem Ort gut als Mittel gegen

Schlafstörungen, Unruhe, Nervosität vor einer Prüfung, vor einem Auftritt usw. Vermutet ein Akupunkturarzt bei einem Leiden auch eine seelische Beteiligung, dann wird er den Punkt H 7 bei der Behandlung unbedingt berücksichtigen.

KS 6 (Abb. 66) wird die „innere Grenze" genannt. Deshalb Grenze, weil hier wichtige energetische Umschaltungen des Kreislaufes erfolgen können. Der Punkt liegt etwa drei Querfinger oberhalb der Handgelenkquerfalte, genau in der Mitte (Innenseite). Über diesen Punkt wird der Brustraum kontrolliert. Druckgefühl in der Brust kann verschiedene Ursachen haben: Durchblutungsstörungen der Herzkranzgefäße (Angina pectoris), aber auch Verspannungen der Atemhilfsmuskulatur infolge starken seelischen Druckes.

Ausgezeichnet bewährt sich die Massage dieses Punktes neben den erwähnten Halsbeschwerden auch gegen Brechreiz, Übelkeit bei Seekrankheit, Schluckauf, Hustenreiz, Schlaflosigkeit. Der Punkt KS 6 ist zwar dem Meridian Kreislauf-Sexualität zugeordnet, hat aber eher mit dem Kreislauf zu tun als mit der Sexualität. Über einen Einfluß auf das unbewußte Nervensystem, kann allerdings doch auch eine Sexualstörung behandelt werden.

Der Punkt Dickdarm (Di 4) wurde schon ausführlich beschrieben (Abb. 65). Ihn drücken Sie auch gegen chronische Halsschmerzen (die aber unbedingt vorher vom Arzt abgeklärt werden müssen). Im Zuge einer derartigen Behandlung empfehlen wir noch folgende Punkte LG 14, Di 11 und G 21 mit Wärme zu stimulieren (Moxazigarren oder Zigaretten). Aber auch Druck ist wirksam. Der Punkt LG 14 (Abb. 91) liegt auf dem Rücken und zwar auf dem Dornfortsatz des 7. Halswirbels. Die Akupunkteure in China nennen ihn auch die „Spinne", weil von hier aus Beziehungen zu allen Yang-Meridianen hergestellt werden können. Diese Verbindung aller Meridiane der Yang-Gruppe sieht graphisch wie eine Spinne im Netz aus. G 21 (Abb. 91) liegt in der Mitte des Schulterrandes, der Punkt Di 11 (Abb. 62) wurde schon beschrieben.

Am Beginn einer Grippe (ebenfalls virusbedingt) kann man den Punkt LG 14 entweder massieren oder lokal erwärmen. Dazu auch Lu 7 massieren: Der Punkt liegt am daumenseitigen Ende der Handgelenksquerfalten (innen). An dieser Stelle wird in der westlichen Medizin der Puls gemessen, die chinesischen Ärzte benützen den Punkt Lu 7 (Abb. 92) zur Pulsdiagnose, die Schlüsse auf Art, Schweregrad und Ort der Beschwerden ermöglicht. Lu 7 heißt „Engpaß", wird demnach als Kontrollstelle betrachtet. Gewißheit erlangt man natürlich auch nur mit Hilfe modernster Untersuchungen durch technische Geräte und in Laboratorien. Geschulte Ärzte erhalten aber durch diesen Punkt Auskunft über die Energiesituation des Körpers, besonders im Bereich des Atmungsorganes Lunge. Wenn wir ihn gegen das Globusgefühl verwenden, so wird die damit verbundene Müdigkeit als Energieschwäche und Schwäche in der Sauerstoffaufnahme durch die Lunge aufgefaßt. Gegen Kopfschmerz, Hustenreiz und Asthma bronchiale kann der Punkt ebenfalls zur Linderung gedrückt werden.

Auch auf der Hand befindet sich ein Punkt gegen Halsschmerzen (deren Ursache allerdings vor der Selbstbehandlung klargestellt sein muß — Angina kann eine sehr schwere Erkrankung sein, die oft zu irreparablen Herzschäden, Nierenstörungen und rheumatischen Beschwerden führt!). Sie finden ihn, indem Sie am Daumen horizontal entlang des Nagelbettes eine Linie ziehen und dann eine zweite entlang des Nagels an der dem Zeigefinger zugekehrten Seite.

Im Schnittpunkt beider Linien liegt der gesuchte Punkt (Abb. 93), der mit dem Fingernagel oder einem Zahnstocher eine halbe Minute lang fest gedrückt wird. Bei einseitigem Halsschmerz nur den auf dieser Seite gelegenen Punkt drücken, ansonsten beide Punkte behandeln.
Schnupfen auf Grund einer Erkältung, aber auch Heuschnupfen, kann wie folgt gelindert werden: Drücken Sie jenen Punkt, der auf der Mittellinie der Stirne liegt, etwas hinter dem Haaransatz. Wenn Sie mit einem Finger der Verlängerung des Nasenrückens folgen, halten Sie genau die Mittellinie ein. Den Punkt sehr kräftig eine halbe Minute lang massieren.
Haben Sie eine „verstopfte Nase“, drücken Sie zwei Punkte, die in der Ecke jedes Nasenflügels genau über dem Mundwinkel liegen. Ebenfalls mindestens eine halbe Minute fest kneten.

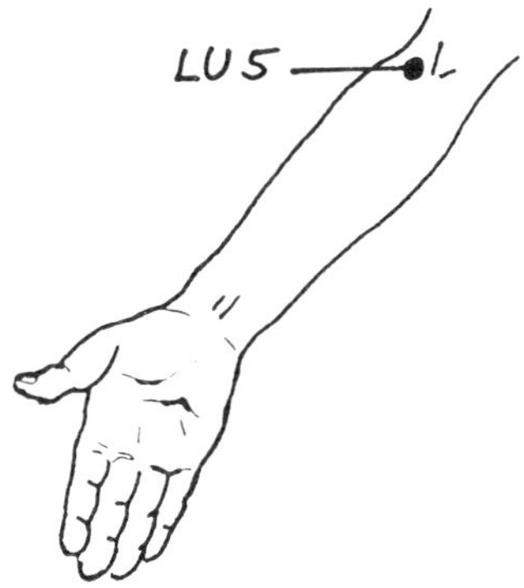

Abb. 92

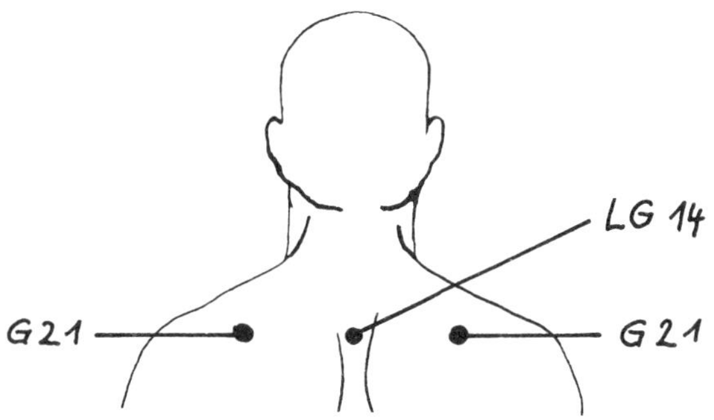

Abb. 91

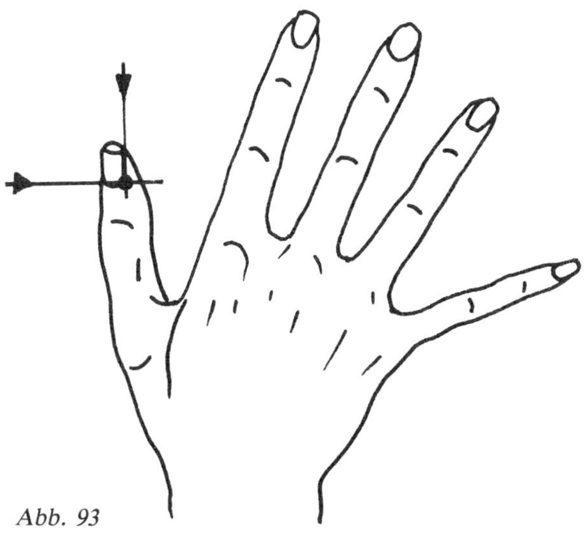

Abb. 93

Rheumatische Beschwerden

Rheumatismus ist eine echte Volkskrankheit, unter der seine Opfer erbarmungslos leiden und die den Staat jährlich Unsummen kostet. Denn Rheumakranke werden schon in relativ jungen Jahren arbeitsunfähig. Dazu kommen noch enorme Behandlungskosten.
Unter Rheumatismus werden verschiedenste Krankheitsbilder zusammengefaßt. Arthritis (Gelenksentzündung), schwere Veränderungen an der Wirbelsäule (Morbus Bechterew), chronische Muskel- und Sehnenschmerzen, rheumatisches Fieber, Gicht, wahrscheinlich auch Erkrankungen des straffen Bindegewebes (Lupus Erythematodes, Sklerodermie) gehören zur großen „Familie" der rheumatischen Leiden, deren Ursache noch immer als „nicht eindeutig erwiesen" in den medizinischen Lehrbüchern dargestellt wird. Sicher haben auch wir den „Stein der Weisen" nicht gefunden, aber immer mehr Hinweise deuten doch darauf hin, daß all diese Beschwerden mit gestörtem Stoffwechsel zusammenhängen und sich auch von dieser Seite her bekämpfen lassen.
Der Name „Rheuma" leitet sich vom griechischen Wort „Fluß" ab. Damit soll ausgedrückt werden, daß die Schmerzen meist nicht an Ort und Stelle bleiben, sondern oft nach kurzer Zeit in andere Körperregionen abwandern, um eventuell an den ursprünglichen Ort zurückzukehren. Rund 20 Prozent der Menschen unserer Breiten leiden an Krankheiten, die unter den Begriff „rheumatisch" fallen. In Gegenden, in denen noch nicht die typische Zivilisationsernährung mit einem Übermaß an Fleisch, Weißmehl und Zucker eingeführt ist, kennt man derartige Beschwerden hingegen kaum.
Wir wollen uns zunächst mit chronischen Schmerzzuständen befassen, welche die großen Gelenke (Hüften, Knie, Schulter) betreffen, ohne daß jedoch noch eine entzündliche oder degenerative (Gelenksabnützung = Arthrose) festzustellen ist.
Davon ausgehend, daß das Krankheitsgebiet, bedingt durch die Wirkung von Stoffwechselschlacken infolge einer Fehlerernährung, schlecht durchblutet ist, helfen alle durchblutungsfördernden Maßnahmen. Niemals also Kälte! Jede Form von Wärme bringt Erleichterung, weil Wärme die Gefäße erweitert und so den Blutstrom in die bewußte Region fördert.
Wärmebehandlung mit Wickeln oder Packungen (Schrot-Packung: Weizenschrot mit einem Gemisch aus Wasser und Essig im Verhältnis 1:1 weich kochen und den Brei rund einen halben Zentimeter dick auf einen Leinenfleck streichen. Das Tuch nun heiß auf die schmerzende Stelle geben. Ein weiteres Tuch darüberlegen und zwei Stunden einwirken lassen) unterstützt auch alle anderen Maßnahmen gegen Muskel- und Gelenksbeschwerden.
Sehr häufig ist die Erscheinung der „steifen Schulter". Meist sind 40- bis 50jährige davon betroffen oder die Vertreter bestimmter Berufsgruppen (etwa Taxifahrer durch die ständige Zugluft beim Autofahren). Die Beschwerden verschlimmern sich meist bei Umschwung von warmem, trockenem zu kühlem und feuchtem Wetter. Oft treten die Schmerzen so arg auf, daß der Betroffene auf der befallenen Seite gar nicht mehr liegen kann und unter schweren Schlafstörungen leidet. Der Bewegungsumfang ist stark eingeschränkt.
Zur Behandlung, die ziemlich langwierig sein kann, gehören neben gezielter

Gymnastik und Physiotherapie (Wasseranwendungen, Strombehandlung, Bestrahlungen usw.) auch Akupunktur und als Zwischenlösung daheim Akupressur.
Zuerst erwärmen Sie die schmerzende Schulter, indem Sie einen Waschlappen in warmes Wasser tauchen und die Haut sanft abreiben. Die Schulterregion nun durch zarte Streichungen weiter aufwärmen. Nun vom Handgelenk her bis zur Schulter in der Längsrichtung kneten. Drücken Sie anschließend die Punkte Di 14, Di 15, G 20, Lu 1, Di 11 und Di 10 fest jeweils 20 Sekunden lang.
Der Punkt Di 14 (Abb. 94) — „Armmuskel" — und liegt an der Außenseite des Oberarmes, am Rande des Deltamuskels. Di 15 (Abb. 94) wird „Schulterknochen" genannt und liegt seitlich am Schulterende. G 20 (Abb. 79; „Windteich"): Scheint die Bezeichnung „Wind" in der chinesischen Medizin auf, so ist immer an rheumatische Beschwerden zu denken. Als Schmerzzustände, die bei Wetterveränderungen wie Kälte, Wind und Feuchtigkeit schlimmer werden, oder in solchen Zeiten begonnen haben. Der Punkt ist leicht zu finden: Tasten Sie am Hinterkopf in der Nähe des Ohrläppchens zu einem Knochenvorsprung, der Warzenfortsatz (processus mastoideus) heißt. Von hier aus gleitet der Finger etwas in Richtung Mitte und ertastet eine kleine Vertiefung — das ist der „Windteich". Diese Punkte mit beiden Daumen gleichzeitig etwa eine Minute lang fest drücken (kann schmerzhaft sein). Er wird auch gegen Kopfschmerzen, Ohrensausen und Schlafstörungen benützt.
Lu 1 (Abb. 74) ist — wie die Anfangsbuchstaben bereits andeuten — dem Lungenmeridian zugeordnet und liegt zwei Querfinger unterhalb des seitlichen Schlüsselbeinendes. Man übt nun 20 Sekunden lang starken Druck in Richtung der Oberarmknochen aus. Die Punkte Di 10 und Di 11 (Abb. 62) wurden schon beschrieben.
Zum Heilungsprogramm gehören auch aktive Bewegungen wie vorsichtiges, lockeres Schulterkreisen, Armkreisen oder „Ausschütteln" der gestreckten Arme bei rechtwinkelig gebeugtem Oberkörper. Vorher empfiehlt sich noch Fußreflexzonenmassage: Drücken Sie bitte die Punkte N 1 (Abb. 55) und MP 6 (Abb. 56; vier Querfinger oberhalb der Spitze des Innenknöchels am Hinterrand des Schienbeines) je 30 Sekunden lang und bewegen Sie erst dann die Schulter in der angegebenen Weise. Sehr günstig wirkt sich zudem die lokale Erwärmung der Punkte Dü 9 (Abb. 94; bei herabhängendem Arm zwei Querfinger über dem oberen Ende der hinteren Achselfalte), Dü 11 (Abb. 95; genau in der Mitte des Schulterblattes) sowie der schon erwähnten Punkte Di 10 und Di 11.
Schon vorbeugend massieren Sie mit der rechten Handfläche die linke Schulter etwa hundertmal mit kreisenden Bewegungen, dann analog dazu die rechte Schulter mit der linken Handfläche.
Bei Knieschmerzen sollte ein Arzt untersuchen, ob Abnützungen (Arthrosen) oder Bänderverletzungen (Seitenbänder, Kreuzband), beziehungsweise eine Schädigung des Meniskus vorliegen. Können diese Ursachen ausgeschlossen werden, hilft wieder in erster Linie Wärme. Simple Umschläge mit einem in warmes Wasser getauchten Tuch können schon deutlich Erleichterung bringen. Jeden Morgen sollten Sie sich bequem im „Türkensitz" hinsetzen und dann mit beiden Handflächen gleichzeitig hundertmal die Knie mit kreisenden Bewegungen massieren.

Mit Akupressur behandeln Sie den Punkt B 25 (Abb. 96), den Sie zwei Querfinger seitlich des 4. Lendenwirbelfortsatzes, also auf dem Rücken in Höhe des oberen Beckenrandes finden. 30 Sekunden lang fest drücken (besser, sie ersuchen einen Partner darum). Die Behandlung dieses Punktes hilft auch gegen Darmstörungen wie Verstopfung und Durchfall sowie abnützungsbedingte Kreuzschmerzen. Ein weiterer Punkt, der ebenfalls dem Blasenmeridian angehört, ist B 54 (Abb. 97). Er liegt in der Mitte der Kniekehlenquerfalte. Auch Stoffwechselstörungen können dadurch beeinflußt werden.
Auf dem Sektor der Fußreflexzonenmassage gibt es eine Stelle, die dem Kniegelenk zugeordnet ist. Sie liegt genau unterhalb des äußeren Knöchels, unten an der Fußkante. Massieren Sie hier kräftig einige Minuten lang mit dem Daumen, wobei Sie auf eine wellenförmige Bewegung achten sollten. Das heißt, der Daumen darf nie rechtwinkelig abgebogen, sondern muß immer schräg gehalten werden. Biegen Sie den Daumen zu stark ab, setzen Sie unerwünschterweise den Daumennagel ein und stören den flüssigen Bewegungsablauf der Massage.
Apropos Bewegung: Natürlich muß auch das Kniegelenk regelmäßig bewegt werden. Radfahren, aber auch lockerer Lauf auf weichem Waldboden (für Stadtmenschen leider schwer zu organisieren) eignen sich sehr gut. Abbiegeübungen in warmem Wasser fördern nicht nur die Durchblutung, sie kräftigen auch auf schonende Weise die Muskulatur, die das Gelenk in seiner Funktion unterstützen soll.
Schon aus der Erwähnung jener Punkte, die nicht nur gegen Kniebeschwerden, sondern auch im Falle von Darmstörungen gedrückt werden können (B 25 und B 54) geht hervor, daß der Darm bei rheumatischen Erkrankungen eine zentrale Rolle spielt. Ist der Darmtrakt völlig gesund, treten Rheumabeschwerden kaum auf. Daher gilt es, auch mit der Ernährung auf den Darm Rücksicht zu nehmen, beziehungsweise für dessen klaglose Funktion zu sorgen. Da helfen die Richtlinien von Ernährungsfachleuten wie Dr. M. O. Bruker, Wearland oder Kollath, die alle auf ballaststoffreiche Nahrung ohne Zucker Wert legen. Sehr wichtig ist regelmäßiger Stuhlgang, der durch vernünftiges Essen und regelmäßige Bewegung gefördert wird.
Schmerzen im Bereich der Wirbelsäule haben auch oft mit Rheumatismus zu tun — wir wollen diesem Thema aber ein eigenes Kapital widmen.

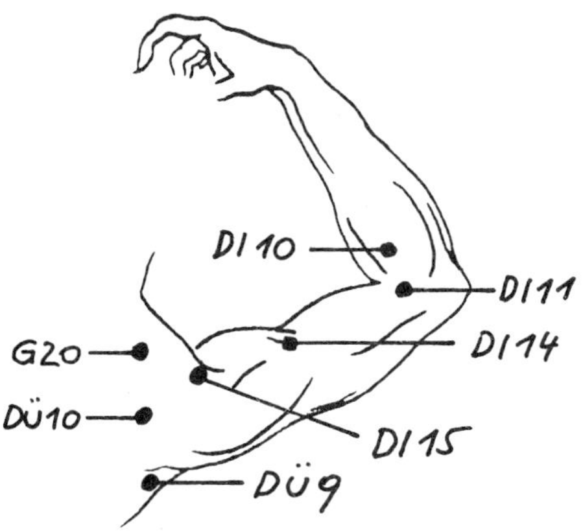

Abb. 94

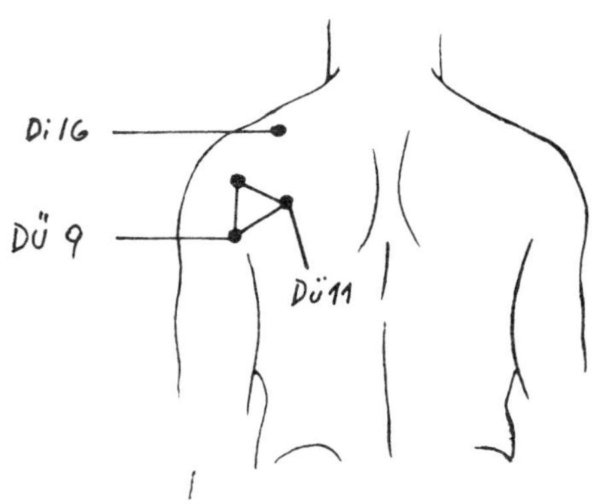

Abb. 95

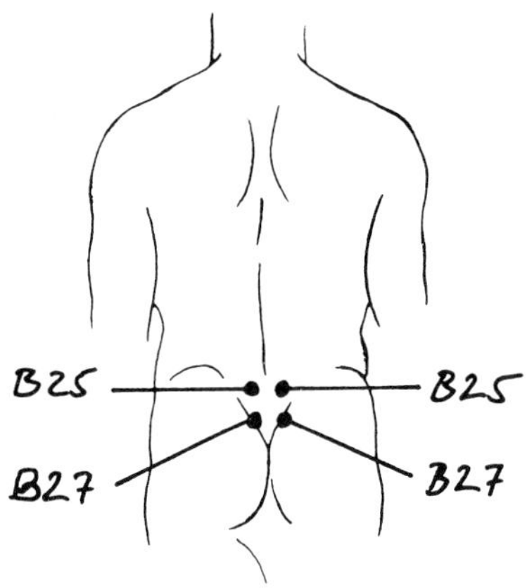

Abb. 96

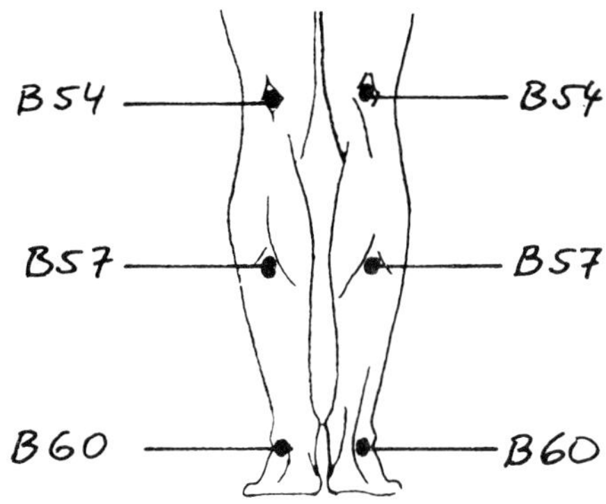

Abb. 97

Rückgratschmerzen

Die Wirbelsäule bildet den Schwerpunkt des menschlichen Körpers. Sie besteht aus knöchernen Wirbeln und dazwischen gelagerten Knorpelringen (Bandscheiben), die Pufferfunktion erfüllen. Im Bereich des Kreuz- und Steißbeins sind die Wirbel allerdings miteinander verschmolzen. 7 Halswirbel, 12 Brustwirbel und 5 Lendenwirbel sind hingegen beweglich.

Das Rückgrat verfügt über mehrere Krümmungen, die nur im Übermaß krankhaft sind. Festigkeit erhält dieser komplizierte Apparat durch starke Bänder und Muskeln. Letztere wirken wie ein natürliches Korsett. Das ist deshalb notwendig, weil vor allem auf dem unteren Teil der Wirbelsäule das gesamte Gewicht des Rumpfes lastet.

Lendenwirbelsäule und Kreuzbein sind die statisch und mechanisch am meisten beanspruchten Teile. Kein Wunder, daß Schäden und damit Schmerzen besonders häufig im Bereich des Überganges von der Brust- zur Lendenwirbelsäule auftreten. An dieser Stelle wirken sich Drehbewegungen am stärksten aus.

Störungen haben eine ganze Reihe von möglichen Ursachen: Rheumatische Schmerzen stehen wahrscheinlich an erster Stelle. Schlechte Haltung und einseitige Belastung lösen entweder erneut Schmerzen aus oder verschlimmern bereits bestehende Beschwerden. Überbeanspruchung durch einseitigen Sport ist besonders schädlich — etwa bei Tennisspieler, Leichtathleten (Diskuswerfen, Hammerwerfen, Kugelstoßen, Speerwerfen), aber auch bei Golfspielern. Das bedeutet nun nicht Ablehnung der genannten Sportarten — der Athlet soll sich nur darüber im klaren sein, daß vor allem für die Wirbelsäule ausgleichende Gymnastik mit entsprechenden Gegenbewegungen zur üblichen Belastung wichtig sind. Nur so kann späteren Schäden rechtzeitig vorgebeugt werden.

Neben der Überbelastung führt auch das Gegenteil davon zu Störungen: Wer nie Sport betreibt, wird die Erfahrung machen, daß seine Muskeln mit zunehmendem Alter schlaff und leistungsuntüchtig werden. Jungen Menschen fällt dies selten auf. Dabei könnten rechtzeitige Gegenmaßnahmen Schmerzen in so vielen Fällen verhindern. Bei Bewegungsfaulen verkümmern nämlich nicht nur Arm- und Beinmuskeln — auch das Muskelkorsett der Wirbelsäule wird immer schwächer. So entstehen stärkere Krümmungen, als die Natur vorgesehen hat. Nicht zu vergessen sind noch Erkrankungen von Nieren, Darm, Gebärmutter usw., die sich in Kreuzschmerzen äußern können. Schlechte Haltung ist überdies oft eine Ausdrucksform psychischer Mißempfindung (Depressionen). Traurige Menschen nehmen eine ganz typische, vor allem im Bereich der Halswirbelsäule gebeugte Haltung ein, die Schultern hängen nach vor.

Rückgratschmerz kann örtlich beschränkt bleiben, aber infolge von „Beleidigung" der aus der Wirbelsäule austretenden Nerven auch in Arme und Beine ausstrahlen. Tritt ziehender Schmerz im Oberschenkel, der bis über die Knie, ja sogar bis zu den Zehen reichen kann, auf, so spricht man im Volksmund von „Ischias" und meint eine Störung des dicksten Nerven im Körper, des nervus ischiadicus.

Setzen derartige Schmerzen akut ein, muß unbedingt ein Neurologe oder Orthopäde aufgesucht werden, weil ein sogenannter Bandscheibenvorfall die Ursache sein kann. Hier besteht Lähmungsgefahr! Die Bandscheibe ist entweder verschoben und drückt auf Nerven oder es kommt zum Riß des derben Bandringes, und die weiche Masse im Kern der Bandscheibe tritt aus. Ohne rasche Behandlung kann lebenslanges Siechtum drohen.

Im Zusammenhang mit Kreuzschmerzen haben wir mit chinesischen Methoden drei Angriffspunkte: Vorbeugung, Schmerzlinderung in chronischen Fällen und Kräftigung der Eingeweidefunktion (Darm- und Sexualorgane). Ohne aktive Mithilfe des Patienten müssen aber auch die Methoden aus China versagen.

Zur Vorbeugung bedienen wir uns also auch durchaus westlicher Maßnahmen. Der Anfang sollte schon die richtige Sitzhaltung sein — kontrollieren Sie diese sowohl im Büro als auch daheim — vor dem Fernsehapparat. Bevorzugen Sie harte Sessel mit geraden Lehnen und unbedingt auch „harte" Betten. Wenn die Betteinlage bereits durchgelegen ist, lassen Sie vom Tischler ein auf das Rahmenmaß zugeschnittenes Brett liefern. In den meisten Fällen ist es möglich, ein Brett unter die Matratzen zu schieben. Sie werden staunen, wie gut Sie trotzdem schlafen und wie rasch sich aber auch Ihre Kreuzbeschwerden bessern.

Masseur Willi Dungl empfiehlt Duschgymnastik (viele Tips finden Sie in dem Buch „Schmerzfrei ohne Gift", Orac-Verlag). Lassen Sie die Wirbelsäule täglich fünf Minuten lang mit warmem Wasser anprasseln, führen Sie dann noch unter der Brause gymnastische Übungen durch — immer locker bleiben. Selbst der Vorgang des Abtrocknens kann in das Hilfsprogramm eingebaut werden. Führen Sie mit dem Handtuch, das Sie in beide Hände nehmen, waagrechte und diagonale Reibbewegungen auf dem Rücken durch. Das fördert die Durchblutung und stärkt außerdem die Muskulatur. Auch im Alltag haben Sie oft die Möglichkeit, vorbeugende Gymnastik zu betreiben. Wenn Sie durch eine Tür treten, vergessen Sie beispielsweise nicht, mit den Händen abwechselnd so hoch wie möglich über den Rahmen zu greifen — so als hätten Sie die Absicht, Kirschen vom Baum zu holen. Falls Sie an einem Schreibtisch sitzen, lassen Sie absichtlich öfter etwas fallen (Bleistift, Radiergummi usw.) — je häufiger Sie sich nach verschiedenen Richtungen bücken müssen, desto besser für Ihre Wirbelsäule.

Daheim gibt es noch einige gezielte Übungen: Legen Sie sich auf den Rücken, und bringen Sie die gebeugten Knie bis zum Bauch. Fassen Sie nun mit beiden Händen die Knie und richten dann den Oberkörper so weit wie möglich auf. Legen Sie weiters die Unterschenkel auf das Bett und strecken nun den ganzen Körper so durch, daß das Gesäß möglichst weit vom Boden wegkommt. Bei der Streckbewegung einatmen, beim Heruntergeben ausatmen.
Auch Schwimmen dient der Vorbeugung. Für die Gesundheit ist Rückenschwimmen wesentlich günstiger als etwa Brustschwimmen. Vor allem bei bereits bestehenden Schmerzen soll der Körper möglichst flach auf dem Wasser liegen und nicht wie beim Brustschwimmen stark durchgebogen sein. Schließlich schadet auch zu tiefe Wassertemperatur. Wer aus Gesundheitsgründen schwimmt, sollte Wasser mit mindestens 26 Grad Celsius wählen; durch die Kälte verkrampfen sich die Muskeln.
All diese Maßnahmen können durch chinesische Massage unterstützt werden; Schmerzzustände lassen sich noch leichter beseitigen. Vor der Massage soll die Stelle erwärmt werden (entweder durch Duschen oder mit Hilfe eines feuchtwarmen Handtuches). Massieren Sie die Kreuzregion so, daß vier Finger der Hand neben der Wirbelsäule leichte Streichbewegungen auf- und abwärts durchführen. Erst großflächig massieren, dann mit vibrierenden Bewegungen kräftiger aufdrücken. Führen Sie auf diese Weise die Massage entlang der beiden Blasenmeridiane durch. (Diese liegen zwei beziehungsweise vier Querfinger seitlich der Mittellinie des Rückens.) Dann wieder mit der ganzen Handfläche massieren. Zum Schluß massieren Sie noch einige lokale Punkte: B 25 (Abb. 98); (zwei Querfinger seitlich des 4. Lendenwirbelfortsatzes, in Höhe des oberen Beckenrandes), B 23 (Abb. 98; „Zustimmungspunkt der Niere" — er liegt in Höhe des 2. Lendenwirbelfortsatzes, zwei Querfinger seitlich der hinteren Mittellinie. Den 2. Lendenwirbelfortsatz finden Sie, wenn Sie vom 4. Fortsatz auf Höhe des oberen Beckenrandes noch zwei Erhöhungen nach oben zählen. Die Niere hat übrigens in der traditionellen chinesischen Medizin eine Schlüsselfunktion als Organ, das unsere „Lebensenergie" speichert. Von den Nieren gehen Vitalität und Potenz aus, sie dienen demnach nicht nur der Harnausscheidung. Bei Potenzstörungen werden die der Niere zugeordneten Zonen immer von chinesischen Heilern berücksichtigt) und B 47 (Abb. 98; liegt auf gleicher Höhe wie B 23, nur statt zwei Querfinger vier Querfinger von der Mittellinie entfernt). Unmittelbar darauf soll die verspannte Bauchmuskulatur vom Nabel bis zum Schambeinoberrand massiert werden.
Nach dieser lokalen Massage folgt die ziemlich schmerzhafte Fußreflexzonenbehandlung. Die entsprechende Zone finden Sie auf der Fußsohleninnenkante, also vom Zehenballen weg bis zur Ferse. Je nach Lokalisation der Beschwerden im Rückgrat werden auch auf der Fußsohle einzelne Abschnitte besonders schmerzempfindlich sein. Am besten läßt man diese Behandlung von einem geschulten Masseur durchführen. Massiert wird solange, bis der Schmerz bei gleichbleibendem Druck deutlich nachläßt.
Die Wirbelsäule und auch die Organe des Körpers spiegeln sich auch im Bereich der Ohrmuscheln wider. Diese Erkenntnis macht sich die sogenannte Auriculotherapie zunutze. Akupunkteure erzielen durch Einstechen der Nadeln in bestimmte Punkte auf dem Ohr beeindruckende Erfolge. Auch Sie können bei örtlichen Wirbelsäulenschmerzen das Ohr zur Behandlung heranziehen. Beta-

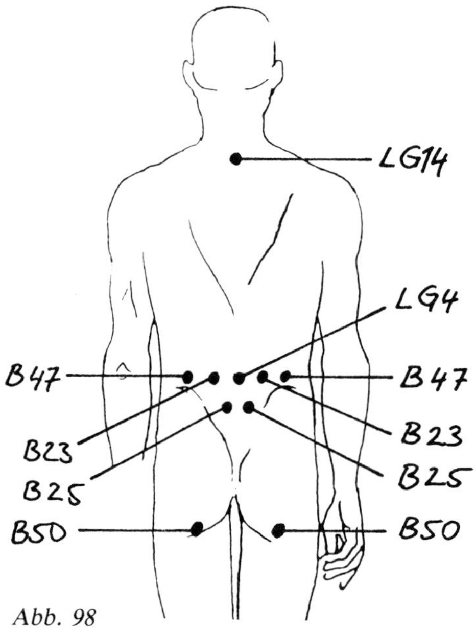

Abb. 98

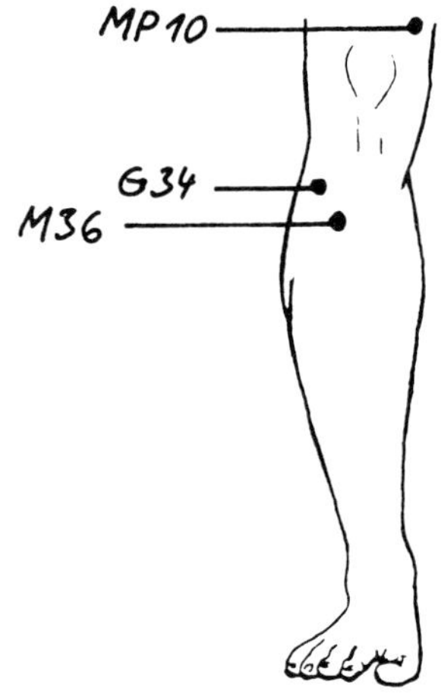

Abb. 99

sten Sie die Ohrmuschel kräftig mit Daumen und Zeigefinger — dort, wo der Druck als schmerzhaft empfunden wird, massieren Sie 30 Sekunden lang.

Gegen chronische Beschwerden hilft Druck auf die Punkte M 36 (Abb. 99; eine Handbreit unter der Kniescheibe, einen Querfinger seitlich nach außen) und G 34 (Abb. 99; genau unter dem Wadenbeinköpfchen, kann aber auch etwas davor oder dahinter liegen. Besonders druckempfindlich bei Muskel- und Sehnenbeschwerden sowie Störungen der Gallenblase.)

Weiters ist die lokale Erwärmung der Punkte B 23 (Abb. 67), B 47 (Abb. 98), B 25 (Abb. 96), LG 4 (Abb. 67), M 36 und LG 14 (Abb. 91) erfolgversprechend.

Nun wollen wir uns noch kurz mit dem Ischiasschmerz beschäftigen. Er zieht — wie erwähnt — häufig bis in die Beine und gibt dadurch zu Fehldiagnosen Anlaß. Neben Muskelverspannungen und Schäden des Skelettes (Verkrümmungen) können auch Infektionskrankheiten Schuld an „Ischias" tragen. Nicht selten kündigt sich eine Grippe durch starke Kreuzschmerzen an. Eitrige Zähne, Mandeln, Nebenhöhlen usw. können ebenso den Nerv reizen wie Beckengeschwüre, Alkohol und Nikotin.

Wer sich lange auf einen kalten Stein setzt (womöglich erhitzt nach einer Wanderung), muß mit entzündlichen Veränderungen des Ischiasnervs und daher mit Schmerzen rechnen. Vor allem Frauen leiden unter diesen Beschwerden durch chronische Verstopfung und verlagerte Gebärmutter. Gicht und Rheuma sind weitere mögliche Auslöser.

Wer zu Ischiasbeschwerden neigt, soll auf warme Füße achten. Regelmäßige heiße Fußbäder sind ein gutes Mittel zur Vorbeugung.

Liegt laut ärztlicher Diagnose nur verspannte Muskulatur vor, so helfen neben den eingangs beschriebenen Maßnahmen für die ganze Wirbelsäule einige spezielle Entlastungsmethoden. Stützen Sie sich mit beiden Armen zwischen zwei

Tischen usw. ab und lassen die Beine locker baumeln. Die Wirbelsäule wird auf diese Weise sanft gestreckt, der Nerv vom Druck der harten Muskeln befreit, weil die Muskulatur durch den zu starken Dehnungsreiz nur noch ärger verspannt.
Eine ideale Möglichkeit der milden Streckung ist das freie, „verkehrte" Hängen. Das können Sie sich nicht vorstellen? Ein Amerikaner hat ein Gerät entwickelt, das er „Pendelliege" nennt. Mit Hilfe von Spezialschuhen, die mit Haken versehen sind, fixiert man seine Beine am unteren Ende einer in einem Gestell mobil verankerten „Bahre", die dann durch das eigene Körpergewicht nach hinten gekippt werden kann. Diese Übung — sie sollte zehn Minuten dauern — läßt die Schwerkraft einmal umgekehrt wirken. Die praktisch ständig beanspruchten Bandscheiben können sich in dieser kurzen Zeit wieder etwas erholen, innere Organe werden besser durchblutet. Das Gerät ist auch in Österreich, Deutschland und der Schweiz erhältlich.
Zurück nach China! Im Falle einer Ischialgie ergänzen Sie das bereits beschriebene Programm durch Druck auf die Punkte B 60 (Abb. 100; zwischen Außenknöchel und Achillessehne — laut Prof. Bischko ein wichtiger Punkt gegen alle Schmerzen) und B 50 (Abb. 100; in der Mitte der Gesäßquerfalte. Ischiaskranke sind hier ohnedies sehr schmerzempfindlich, sodaß der Punkt leicht zu finden ist. Die Druckempfindlichkeit kann soweit gehen, daß der Kranke nicht lange sitzen kann, ohne Schmerzen zu bekommen. Beim Sitzen drückt nämlich oft der Sesselrand genau auf den Ischiasnerv.)
Auch der Punkt B 57 (Abb. 100) eignet sich für Selbstbehandlung gegen Ischiasschmerz. Der Punkt wird „Bergstütze" genannt. Sie finden ihn auf folgende Weise: Strecken Sie den Fuß kräftig nach vor — es entsteht in der Wadenmitte eine Delle, in der der gesuchte Punkt B 57 liegt. Hier drücken Sie auch bei Wadenkrämpfen nach einem Lauftraining. Die Beschwerden treten erfahrungsgemäß dann auf, wenn man schon lange Zeit nicht mehr trainiert hat. Es ist daher wichtig, den Körper vorsichtig aufzubauen. B 57 wirkt auch gegen Schmerzen im Lendenbereich sowie gegen Beschwerden, die bei Hämorrhoiden auftreten.
Die genannten Punkte werden zuerst leicht, dann allmählich kräftiger punktförmig massiert, jeweils etwa 30 Sekunden lang. Nach der Akupressur sollte man den gesamten Blasenmeridian mehrmals streichen, besonders dort, wo die Beinmuskulatur stark verspannt ist. Meistens werden die Schmerzen schon durch diese Maßnahme deutlich geringer. Besonders schmerzempfindliche Punkte können Sie lokal erwärmen und damit ebenfalls gute Erfolge erzielen. Der Blasenmeridian (Abb. 1 und 3) verläuft auf dem Rücken in zwei Bahnen (von einem Partner massieren lassen): Die eine Bahn liegt zwei Querfinger, die andere vier Querfinger von der Mittellinie entfernt. Die Bahnen ziehen dann weiter über die Hinterseite der Oberschenkel, überkreuzen einander dort und laufen in der Kniekehle wieder zusammen. Von hier zieht nur noch eine Bahn über die Wade in Richtung des äußeren Knöchels. Die Hinterseite der Beine kann man durchaus selbst massieren.

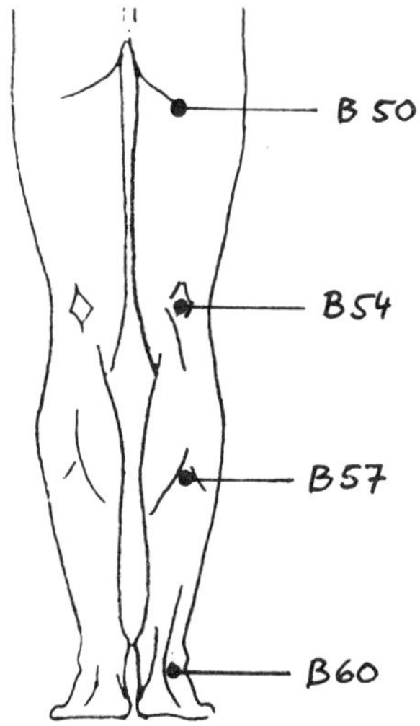

Abb. 100

Sexualstörungen

Bei Männern spricht man von Impotenz, bei Frauen von Frigidität — bei beiden hat unerfülltes Liebesleben meistens seelische Ursachen. Darüber gibt es ausführliche Fachliteratur. Störungen, die im partnerschaftlichen Bereich liegen (er hat „Leistungsangst“, sie fühlt sich nicht geliebt, sondern benützt), lassen sich auch mit chinesischen Mitteln nicht beseitigen.

Beeinflussungsmöglichkeiten gibt es hingegen überall dort, wo schlechte körperliche Voraussetzungen vorliegen. Übermäßige Nervosität, schlecht durchblutete Beckenorgane usw. Am häufigsten ist bei Menschen mit beruflichem Streß (Manager, Geschäftsleuten) psychische Erschöpfung festzustellen. Solche Männer sind dann oft nicht in der Lage, auf das Gefühlsleben ihrer Partnerin näher einzugehen. Potenzschwierigkeiten, die auf diese Art entstanden sind, verschwinden oft spontan im Verlaufe eines längeren Urlaubs.

Ähnlich verhält es sich mit der weiblichen Frigidität, also der Unfähigkeit, sexuelle Lust zu empfinden. Falsche Erziehung führt sehr häufig zu „seelischen Verspannungen“, die ein zufriedenstellendes Liebesleben verhindern.

Auf den seelischen Bereich nehmen die Methoden der Chinesen daher auch besondere Rücksicht. Davon ausgehend, daß alle Störungen vornehmlich psychosomatischen Ursprungs sind, wirkt die Selbstmassage, unterstützt durch Atem- und Konzentrationsübungen, oft wahre Wunder.

Auf alle Versuche, Liebesfähigkeit und sexuelle Lust durch bestimmte Nahrungsmittel und Wunderdrogen zu steigern, soll hier nicht Bezug genommen werden. Meistens enden Anstrengungen in dieser Richtung mit Enttäuschungen. Wie Ginseng in diesem Zusammenhang zu bewerten ist, können Sie im Kapitel „Ginseng“, Seite 97, erfahren.

Gegen Potenzstörungen (mangelnde Erektionsfähigkeit des Gliedes) behandeln die Chinesen folgende Punkte mit lokaler Wärme und massieren sie kräftig:
B 31 (Abb. 67; der untere Teil der Wirbelsäule ist bekanntlich zum Kreuzbein verschmolzen. Wir finden nun im Kreuzbeinbereich links und rechts der Mittellinie je vier tastbare Eindellungen, Sakrallöcher genannt. Das oberste Loch entspricht dem Punkt B 31 auf dem Blasenmeridian, das zweite B 32, das dritte B 33 und das vierte schließlich dem Punkt B 34; alle sind bei der Beseitigung von Potenzschwierigkeiten bedeutend.)
B 23 (Abb. 67; es ist der bereits beschriebene „Zustimmungspunkt der Niere", der in der Höhe des 2. Lendenwirbeldornfortsatzes, also etwas höher als der obere Beckenrand, zwei Querfinger seitlich der hinteren Mittellinie, liegt).
LG 4 (Abb. 67) führt den verheißungsvollen Namen „Tor zum Leben" und ist demnach ein sehr wirksamer Punkt. Der Punkt LG 4 liegt in unmittelbarer Nachbarschaft des vorhin bezeichneten Punktes B 23 — wenn Sie also den 2. Lendenwirbeldornfortsatz entdeckt haben, so liegt das „Tor des Lebens" genau darunter in der Mittellinie. Er wirkt gegen Potenzstörungen und Kreuzschmerzen. Neurologische Untersuchungen — etwa die sogenannte Lumbalpunktion, bei der mit Hilfe einer Nadel Liquor abgesogen wird — werden häufig an dieser Stelle vorgenommen. Liquor ist eine Flüssigkeit in Gehirn und Rückenmark, deren Zusammensetzung Rückschlüsse auf bestimmte Erkrankungen im Bereich des Nervensystems zuläßt. Patienten, an denen eine Lumbalpunktion durchgeführt worden ist, berichten nicht selten von einer „Spontanheilung" ihrer Kreuzbeschwerden und von der Lösung ihrer Potenzprobleme. Die Punktion wirkt in diesen Fällen wie Akupunktur.
N 16 (Abb. 81; gehört dem Nierenmeridian an — ein Organ, das im Zusammenhang mit Vitalität und Potenz große Bedeutung hat. Der Punkt befindet sich einen Querfinger seitlich des Nabels.)
Männer mit Potenzschwäche zeigen oft Verspannungen der Adduktorenmuskulatur an der Innenseite der Oberschenkel. Folgende Punkte werden dann kräftig mit dem Daumen massiert (eventuell einen Partner darum bitten): B 31, B 32, B 33 und B 34. Diese Punkte befinden sich — wie erwähnt — in den vier Sakrallöchern.
Massieren Sie nun das Sprunggelenk. Auch hier werden einige Stellen stark schmerzempfindlich sein; trotzdem sollen sie kräftig bearbeitet werden. Sehr gut bewährt sich die Behandlung des Punktes Le 5 (sechs Querfinger oberhalb des inneren Knöchels, am hinteren Schienbeinrand). Kräftig muß auch der Punkt N 3 (Abb. 80) massiert werden — er gehört zur Niere und liegt zwischen Innenknöchel und Achillessehne. Er dient der allgemeinen Kräftigung des Körpers. Die Chinesen versprechen sich von seiner Behandlung eine Vitalisierung. Er wirkt auch gegen nächtliche Schweißausbrüche und Blässe, verbunden mit Kurzatmigkeit, den typischen Symptomen eines Schwächezustandes. Am besten massiert man von der Fersenkante weg in Richtung Innenknöchel immer hin und her. Nach Abschluß dieser Prozedur streicht der Patient noch großflächig mit der Handfläche den Innenrand des Unterschenkels bis zum Knie mehrmals auf und ab.
Ein weiterer, sehr wirksamer Punkt liegt unterhalb des Nabels, genau auf dem halben Weg zum Ansatz der Schambehaarung (Abb. 101). Hier mit dem Zeigefinger bis zu einer Minute vibrierend und ziemlich stark drücken.

Frauen sollten den Punkt MP 6 (Abb. 56) mittels Druck etwa 30 Sekunden lang behandeln. Der dem Milz-Pankreas (Bauchspeicheldrüse) angehörende Punkt liegt vier Querfinger oberhalb des Innenknöchels. MP 6, der Punkt Di 4 (Abb. 65) sowie die ebenfalls schon beschriebenen Punkte gegen Potenzprobleme eignen sich übrigens zur Beseitigung oder zumindest zur Erleichterung von Regelbeschwerden, wie starken Blutungen und Schmerzen. Allerdings sollten Frauen während der Blutung die auf dem Kreuzbein liegenden Punkte (B 31 bis B 34 und B 23) nicht massieren, weil der monatliche Zyklus sonst unregelmäßig werden könnte.
Im Zusammenhang mit Frigidität wird manchmal auch ein Punkt stimuliert, der auf der Handfläche liegt. Krümmen Sie den Ringfinger soweit, daß er die „Lebenslinie" berührt. Diesen Punkt massieren Sie nun kräftig 30 Sekunden lang mit dem Daumen der anderen Hand. Anleitungen für Atemübungen, die ebenfalls unterstützende Funktionen haben, finden Sie im Kapitel „Taijiquan" (Schattenboxen), eine Sportart, die neben jeder anderen Form von Sport mithelfen kann, die Kreislaufsituation und damit die körperlichen Möglichkeiten zur Ausübung des Geschlechtsverkehrs zu verbessern.

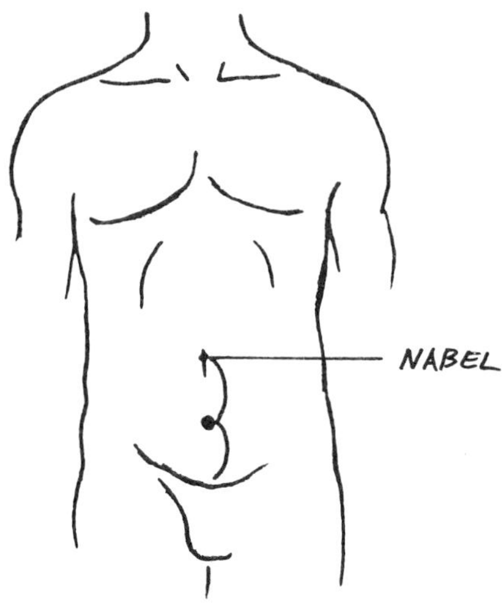

Abb. 101

Magenbeschwerden

Eine ganze Reihe von seelischen und körperlichen Belastungen kann zu Magenbeschwerden führen. Leider „geht eben nicht nur die Liebe durch den Magen"; Sorgen, Kummer, Angst und Streß beeinflussen ebenso die Magennerven. Diese Aussage „Das liegt mir im Magen" hat nicht nur symbolische Bedeutung.
Über den Magen und die Lunge nehmen wie Energie für den Körper auf. Die Lunge erlangt über die Atmung den Sauerstoff. Der Magen „zerlegt" die Nah-

rung in Bestandteile, aus denen dann der Darm Stoffe für den Gewebsaufbau und die Energiegewinnung in den Blutkreislauf einschleust. Ein so wichtiges Organ wie der Magen ist daher sehr empfindlich und für Störungen anfällig. Durch Gesundheitspflege könnten viele Schäden, die oft zu lebensbedrohenden Zuständen (Blutungen, Durchbruch von Geschwüren in die Bauchhöhle oder in Nachbarorgane, Krebs) führen, vermieden werden.

Zum Vorbeugungsprogramm und damit zur Kräftigung der Bauchmuskulatur gehört unbedingt Gymnastik. Legen Sie sich auf den Rücken und heben Sie abwechselnd das linke und das rechte Bein; die Beine bleiben dabei gestreckt. Liegestütz und folgende Partnerübung sollten täglich durchgeführt werden: Setzen Sie sich im Langsitz auf den Boden und bitten Sie einen Partner, mit seinen Händen Ihre beiden Fersen auf dem Boden zu halten. Dann verschrenken Sie die Hände im Nacken; nun hinlegen und dann nicht nur aufrichten, sondern möglichst weit nach vor wippen. Diese Übung soll mindestens zehnmal wiederholt werden. Anfangs ist sie mit ziemlichen Schmerzen im Oberschenkelbereich verbunden. Führen Sie die Übung nicht zu hastig aus, Sie riskieren ansonst Muskelzerrungen.

Auch chinesische Atemübungen sollten bei Veranlagung zu Magenbeschwerden Anwendung finden; sie sind ein ausgezeichnetes Mittel zum Ausgleich des unbewußten Nervensystems. Eine Fehlsteuerung kann im Extremfall zur Geschwürbildung — vor allem im Zwölffingerdarm, nicht selten aber auch im Magen — führen.

Magenbeschwerden sind ärztlich abzuklären. Neben der klinischen Therapie drücken Sie zur Kräftigung des Systems folgende Punkte: MP 4 (Abb. 70), MP 6 (Abb. 56), KG 15 (Abb. 58; an der Spitze des processus xyphoideus — des sogenannten Schwertfortsatzes am unteren Rand des Brustbeines) und KG 12 (Abb. 69). KG 12 — auch als „mittlerer Kanal“ bezeichnet — liegt auf der Mittellinie der Körpervorderseite, genauf auf halbem Weg zwischen Schwertfortsatz und Nabel. Der Name „mittlerer Kanal“ ist sehr zutreffend, denn genau darunter liegt der Magen. Menschen mit chronischem Magenleiden sind an dieser Stelle besonders schmerzempfindlich. Schon leichte Massage kann Erleichterung bringen. Warum man diesen Punkt auch bei niedrigem Blutdruck anwendet, ist leicht erklärbar: Die Verdauung bildet bekanntlich eine wichtige Energiequelle. Eine Stärkung der Verdauungsfunktion bringt dem Körper somit mehr Energie und der niedere Blutdruck, Symptome des Energiemangels, steigt. Der Körper hat überdies mehr Kraft, um gezieltes Gefäßtraining (etwa in Form einer Kneipp-Kur) durchzustehen. Durch Behandlung des Punktes KG 12 wird optimale Verdauung, Aufnahme und Verteilung der angebotenen Nahrungsmittel erzielt.

Weitere Punkte: Di 11 (Abb. 62), B 20 (Abb. 64; suchen Sie den Dornfortsatz des 11., also vorletzten, Brustwirbels; vom unteren Rand zwei Querfinger seitlich), B 21 (Abb.64; dies ist der sogenannte Zustimmungspunkt für den Magen und liegt knapp unterhalb des Punktes B 20. Genauer: zwei Querfinger seitlich des 12. Brustwirbeldornfortsatzes. Diese Stelle wiederum ertasten Sie mühelos, denn der 12. Brustwirbelkörper hat nur noch ganz kurze Rippen.) MP 9 (Abb. 70; setzen Sie sich auf einen Sessel und beugen das Knie. Dann tasten Sie an der Innenseite der Kniekehle einen Knochenvorsprung, der der oberen Verbreiterung des Schienbeines angehört. Genau unter diesem Knochenvorsprung liegt der — meist ohnedies deutlich empfindliche — Punkt. Seine Hauptwirkung entfaltet er bei Bauchschmerzen, Beinschwellungen, Blasenstörungen, Menstruationsproblemen — vor allem bei Schmerzzuständen vor und während der monatlichen Blutung, aber auch bei Kniegelenksbeschwerden. Wie schon der Name Milz-Pankreas sagt, wird hier auch die Bauchspeicheldrüse besonders angesprochen. Dieses Organ ist bei der Verdauung sehr wichtig.)

Bei entzündlichen Veränderungen der Magenschleimhaut (Gastritis) muß der Arzt feststellen, ob eine Übersäuerung vorliegt (hyperacide Gastritis), oder ob — vor allem bei älteren Menschen — zuwenig Magensäure produziert wird (atrophische Gastritis). Bei zuviel Magensäure drücken Sie den Punkt G 34 (Abb. 99; genau unterhalb des Wadenbeinköpfchens an der Unterschenkelaußenseite. Appetitlosigkeit, Völlegefühl und Blähungen hängen häufig mit einer Störung der Gallenblasenfunktion zusammen — über eine Stimulierung der Punktes G 34, der ja auf dem Gallenmeridian liegt, kann Linderung erreicht werden.)

Bei mangelnder Magensäure drücken Sie den Punkt M 36 (Abb. 63; die schon in einem vorigen Kapitel erwähnten „Dreimeilen des Fußes", eine Handbreit unter der Kniescheibe, einen Querfinger seitlich nach außen).

Setzen Sie als weitere Hilfsmittel bei Magenbeschwerden eine gute Bürste mit Naturborsten ein. Massieren Sie damit den Magen- und den Milz-Pankreas-Meridian (Abb. 1) von den Zehen bis zum Knie. Der Milz-Pankreas-Meridian zieht von der Großzehe in Richtung Innenknöchel und von dort entlang der Schienbeininnenkante weiter nach oben. Der Magenmeridian beginnt bei den Zehen und verläuft über den Vorderfuß an der vorderen Seite des Unterschenkels aufwärts. Wenn Sie also den Unterschenkel vorne kräftig mit der Bürste bearbeiten, massieren Sie gleichzeitig beide genannten Energiekanäle. Erwärmen Sie dann auch lokal die Punkte M 36, MP 4 (Abb. 70), MP 6 (Abb. 56), B 21 und LG 12 (Abb. 64), indem Sie das glühende Ende einer Zigarette an die Punkte halten, ohne aber die Haut zu verbrennen. Die Schmerzempfindung darf nicht zu stark sein.

Schmerz ist immer ein Warnsignal! Sind aber starke, krampfartige Magenschmerzen laut ärztlicher Diagnose nicht auf ernste Ursachen, die rasches Handeln erfordern, zurückzuführen, bringt das Drücken folgender Punkte rasche Linderung: Di 4 (Abb. 65) und KS 6 (Abb. 66). Beide Punkte wurden bereits beschrieben. Um die gewünschte Wirkung zu erzielen, müssen Sie in diesem Fall länger und kräftiger drücken. Auch der Punkt B 21 ist bei Magenkrämpfen meist empfindlich; dessen Stimulierung trägt zur raschen Krampfbeseitigung bei. KS 6 wirkt zusätzlich gegen Übelkeit und Brechreiz.

Selbst große Tiefreunde werden einen „Kater" wenig schätzen. So nennt man vorwiegend in Österreich jenen unangenehmen Zustand, der sich nach einer feuchtfröhlichen Nacht am nächsten Morgen einstellt. Der Schädel „brummt", der Magen „rebelliert" — beides sind Auswirkungen übermäßigen Alkoholgenusses.

Übelkeit und meist damit verbundene Verspannung der Rückenmuskulatur lassen sich durch Massage der Punkte B 20 und B 21 (Abb. 64) beseitigen. Wie erwähnt, liegen diese Punkte in Höhe des 11. beziehungsweise 12. Brustwirbeldornforstsatzes, zwei Querfinger seitlich davon. Sie beginnen die Behandlung am besten damit, daß Sie den Punkt N 1 (Abb. 55) auf der Fußsohle mit dem

Daumen ziemlich stark hundertmal kreisförmig massieren. Dann drücken Sie mit beiden Daumen die Hinterfläche des Unterschenkels mit jeweiligem, kurzem Absetzen von der Achillessehne bis zur Kniekehle. Das hat starke beruhigende Wirkung. Anschließend drücken Sie M 36 und M 41 (Abb. 86) beziehungsweise massieren Sie vom Punkt M 36 (Abb. 63; eine Handbreit unter der Kniescheibe, einen Querfinger seitlich außen) entlang der Schienbeinvorderkante, bis im Magen ein wohliges Gefühl entsteht. Das kann einige Minuten dauern.
Bitten Sie einen Partner, am Rücken die Zonen B 20 und B 21 mit den Daumen mittelstark vibrierend zu massieren. Die mechanische Reizung dieser Punkte fördert über Nervenreflex die Verdauungsfunktion und wirkt sich auf Muskelverspannungen positiv aus.
Betreiben Sie Akupressur-Gymnastik: Auf einem Sessel sitzend, legen Sie beide Mittelfinger übereinander und geben Sie diese auf die Mitte des Oberbauches (zwischen Brustbein und Nabel). Üben Sie leichten Druck aus. Beim Einatmen neigen Sie sich nach hinten, und beim Ausatmen halten Sie sich wieder aufrecht.

Verstopfung und Durchfall

Die einleitenden Worte im Kapitel Magenbeschwerden haben mit nur geringen Einschränkungen auch für Darmstörungen Gültigkeit. Falsche Ernährung und ungesunde Lebensweise (Streß, Bewegungsmangel) lassen das Gleichgewicht zwischen Yin und Yang auch in diesem Bereich auseinandergeraten. Ob Verstopfung oder Durchfall — die Ursachen unterscheiden sich oft nicht voneinander.
Vorweg: Sie werden es vielleicht schon leid sein, immer wieder von der Wichtigkeit einer ärztlichen Diagnose zu lesen. Aber gerade Verstopfung und Durchfall können ernste Warnsignale für gefährliche Erkrankungen sein. Die Heilungschancen bei Dickdarmkrebs sinken, je später das Leiden erkannt wird. Und sollte es nur zu Ihrer Beruhigung dienen: Scheuen Sie bei chronischen Verdauungsbeschwerden nicht den Gang zum Arzt.
In der Mehrzahl aller Fälle wird nur eine Fehlregulation des unbewußten Nervensystems vorliegen, ausgelöst durch die eingangs erwähnten Risikofaktoren. Verstopfung reagiert oft schon nach kurzer Zeit positiv auf eine Umstellung der Ernährung. Ballaststoffe mit viel Flüssigkeit, ein wenig Kreislauftraining (laufen, schwimmen, radfahren) — und schon funktioniert der Stuhlgang wieder. Entzündliche Veränderungen, die meist auch noch kein großes Malheur darstellen, bedürfen einer längeren Behandlung mit gezielten Diätmaßnahmen. Wichtig ist, daß Sie über das Ausmaß der Störung Bescheid wissen.
Durchfall wiederum kann die Folge einer akuten Beeinträchtigung des Verdauungssystems durch Gifte aus der Nahrung, aber sehr häufig auch Ausdruck

einer seelischen Überbelastung sein. Nervosität, Angst vor Prüfungen usw. sind oft die Ursachen dafür. Erfahrungsgemäß leiden mehr Frauen als Männer an Verstopfung.
Die Folgen sind nicht nur körperliches Unwohlsein, Müdigkeit, Kopfschmerz und Völlegefühl. Über eine Schädigung der Leber durch Giftstoffe, die über den Darm in die Leber gelangen, stellen sich häufig schwere Depressionen ein. Medikamente haben in solchen Fällen meistens keine heilende, sondern lediglich symptomlindernde Wirkung.
Der Mechanismus funktioniert, vereinfacht ausgedrückt, folgendermaßen: Der Nahrungsbrei gelangt in den Magen, wird dort von der Magensäure zersetzt und in den Zwölffingerdarm eingeschleust. In diesem fließen Säfte der Leber (Galle) und Bauchspeicheldrüse, die für eine weitere Aufbereitung der Nahrung sorgen. Dann nimmt der Darmabschnitt jene Stoffe auf, die der Körper benötigt.
Die Funktion des Darmes ist wie ein Muskel trainierbar. Bei geringer Beanspruchung wird der Darm schlaff; der Speisebrei wird langsamer als in einem leistungsfähigen Darm weiterbefördert. Es kommt zu längeren Verweilzeiten des Speisebreis, der normalerweise innerhalb eines Tages durchgeschleust sein müßte. Manche Menschen haben sogar mehr als eine Woche keinen Stuhlgang. Im derart „abgelagerten“ Nahrungsbrei finden in der Folge Gärungsprozesse statt. Gärgase, die Blähungen verursachen, entstehen; Giftstoffe werden in die Blutbahn aufgenommen, anstatt ausgeschieden. Das Gift gelangt in die Leber, in das Entgiftungsorgan des Körpers. Einige Zeit hindurch kann die Leber auch diese Funktion ausüben. Irgendwann jedoch wird sie überlastet. Das Gift kann nun nicht mehr neutralisiert, beziehungsweise entfernt werden — andere Organe werden in Mitleidenschaft gezogen. So zum Beispiel das Nervensystem, das durch die Störung psychische Veränderungen hervorrufen kann.
Immer mehr Ärzte sehen die meisten Krankheitszustände nur als Folgeerscheinungen gestörten Stoffwechsels. Wie im Kapitel „Rheumatismus“ schon angedeutet, gehen diese Mediziner davon aus, daß Giftstoffe aus der Nahrung die Beschwerden verursachen. Natürlich werden schwere Krankheiten trotzdem auch medikamentös oder chirurgisch behandelt werden müssen. Eine Dauerlösung und wirksame Vorbeugung kann aber nur Umstellung auf vernünftige Ernährung bringen. Alle Maßnahmen, die für geregelten Ablauf der Verdauungsvorgänge sorgen, sollen ja die Behandlung von Krankheiten nicht ersetzen, sondern sinnvoll ergänzen.
Eine ganze Industrie lebt davon, stuhlregulierende Mittel zu verkaufen. Abführmittel zeigen in den meisten Fällen sicher die gewünschte Wirkung, bringen aber meistens keine Heilung. Denn dem ohnedies bereits „träge“ gewordenen Darm, der durch allzu leicht verwertbare Nahrungsmittel und chronischen Bewegungsmangel nicht mehr an „Arbeit“ gewohnt ist, wird seine Funktion damit entzogen. Die Wirkung der Abführmittel besteht hauptsächlich darin, den Stuhl weicher und für das Darmrohr durchgängiger zu machen. Die logische Konsequenz ist eine weitere Erschlaffung des Muskelmantels rund um den Darm und eine zusätzliche Verschärfung der ohnedies schon schwierigen Situation.
Auch die unzähligen Rezepte für „Gesundheitsdiäten“ können ballaststoffreiche Nahrung und Bewegung nicht ersetzen. Nur Maßnahmen, die die Wurzel des Problems erfassen, bewirken Heilung und damit eine Dauerlösung.

Fehleinschätzung der Situation führt auch in einem anderen Bereich zu grotesken Verhaltensweisen. Daß zwischen Verdauungsproblemen und einer Reihe von Hautkrankheiten (zum Beispiel unreiner Haut) ein inniger Zusammenhang besteht, wird nur noch von wenigen Medizinern geleugnet. Patienten, die unter Hautunreinheiten leiden, ziehen es dennoch vor, lieber in der Kosmetik Zuflucht zu suchen, als den Körper einmal richtig zu entschlacken und damit einen wesentlichen Schritt zur Beseitigung des Übels zu tun.
Träge Verdauung und auch chronische Durchfallneigung (Colitis, Colon irritabile) sind vielfach allergisch, aber meistens doch psychosomatisch bedingt. Das heißt, die Seele nimmt auf das vegetative (unbewußte) Nervensystem größeren Einfluß als man allgemein vermuten würde.
In diesem Punkt setzen die chinesischen Heilmethoden in erster Linie an. Sie sollen mithelfen, das Nervensystem wieder in Ordnung zu bringen, um reibungsloses Funktionieren der inneren Organe zu gewährleisten. Neben Diät und Bewegung sowie dem Streben nach psychischer Ausgeglichenheit durch regelmäßige Erholungsphasen, ist auch die chinesische Selbstmassage ein wichtiger Baustein der Behandlung.
Folgende Punkte sind zu massieren: MP 3 (Abb. 70; knapp hinter dem Zehengrundgelenk am inneren Fußrand, in einem „Grübchen". Dieser Punkt wirkt sowohl gegen Verstopfung, als auch gegen Durchfall und bewährt sich auch gegen Magenschmerzen und Blähungen), M 41 (Abb. 86; in der Mitte der Querfalte des Sprunggelenkes, gegen Zahnschmerzen, Kopfweh und Schmerzen im Sprunggelenk wirksam), M 25 (Abb. 102; zwei Querfinger seitlich des Nabels) sowie M 27 (Abb. 102; zwei Daumenbreit unter dem Punkt M 25). Die Punkte auf dem Bauch sollen nicht gedrückt, sondern zwischen Daumen und Zeigefinger gepreßt werden. Jeweils 30 Sekunden lang drücken, beziehungsweise zusammenpressen. Behandeln Sie die Bauchpunkte gleichzeitig mit beiden Händen.
Betreiben Sie auch gegen Darmstörungen Akupressurgymnastik: Legen Sie die Mittelfinger auf die Punkte M 27 und üben Sie leichten Druck aus. Während des Ausatmens wird der Oberkörper nach vor geneigt. Dann die Daumen auf die Punkte B 25 (Abb. 96; seitlich des 4. Lendenwirbeldornfortsatzes) legen, einatmen und den Körper nach hinten neigen. Bei jeder Bewegung langsam von eins bis vier zählen. Die Übung muß mehrmals wiederholt werden.
Sehr gut wirkt eine Massage der Fußsohlen, die Sie gleich mit Bewegungstraining kombinieren können. Besorgen Sie eine von Willi Dungl entwickelte Spezial-Gummimatte mit genoppter Oberfläche. Laufen Sie darauf jeden Tag fünf bis zehn Minuten und heben Sie dabei die Knie ordentlich an. Schließlich soll ja auch der Kreislauf belastet werden. Gezielt massieren Sie die Fußreflexzonen am besten wie folgt (Abb. 103): Beginnen Sie auf der rechten Sohle im Bereich der Ferse mit dem Daumen wellenförmig entlang der Linie zu massieren, wechseln Sie nach einigen Minuten zur linken Sohle über, und beginnen Sie an der Fußinnenseite. Diese Massage macht man am bestens abends nach einem entspannenden Bad.

Jede Übung, die die Bauchmuskeln kräftigt, wirkt sich auch positiv auf die Verdauung aus. Ein paar einfache Beispiele: Flach auf den Rücken legen und beide Beine gleichzeitig aufheben, wobei versucht wird, den Oberkörper möglichst

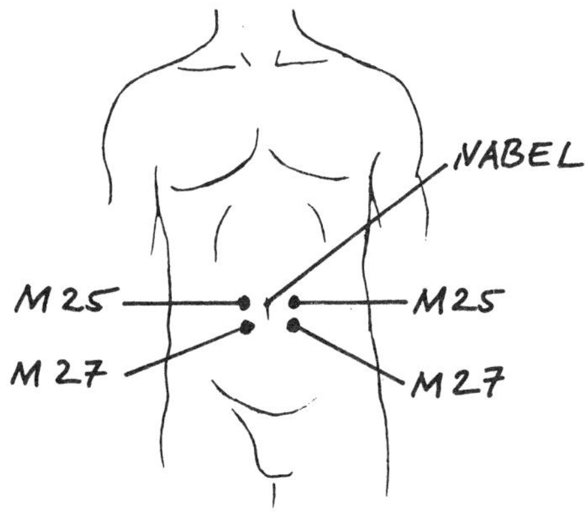

Abb. 102

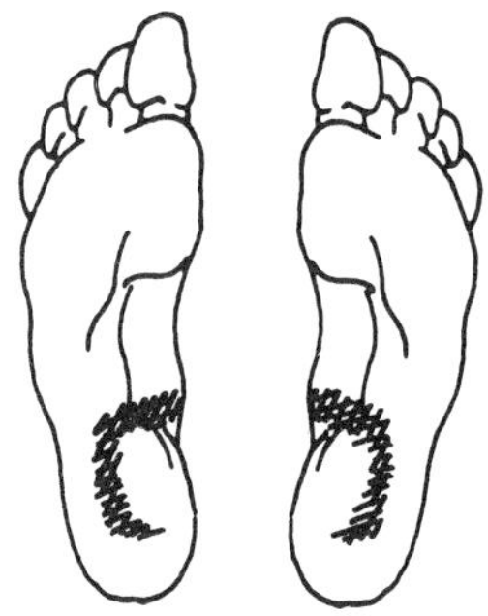

Abb. 103

auf dem Boden zu halten. Dann hinsetzen, die Beine vom Boden abheben und zwanzigmal in der Luft, knapp über dem Boden grätschen.
Vergessen Sie bitte auch nicht auf Übungen aus dem Kapitel „Gesundheitspflege im Alter"; vor allem chinesische Atem- und Konzentrationsübungen, wie sie zudem auch beim Schattenboxen Erwähnung finden, sind sehr wirksam.
Massieren Sie mit erwärmten Handflächen im Uhrzeigersinn mindestens hundertmal den Bauch. Beginnen Sie rechts unten, massieren Sie bis unter den Rippenbogen, dann waagrecht und schließlich auf der linken Seite wieder abwärts. Sie verfolgen auf diese Weise den Verlauf des Dickdarmes und regen ihn zur stärkeren Eigenbewegung (Peristaltik) an.
Nun massieren Sie mit den Seiten der Zeigefinger etwa zwei Querfinger von der hinteren Mittellinie entfernt mit Auf- und Abwärtsbewegungen zwanzigmal das Kreuzbein.
Bei Durchfall empfiehlt es sich, auch die Punkte MP 6 (Abb. 56; vier Querfinger oberhalb des inneren Knöchels am hinteren Rand des Schienbeines zu drücken. Der Punkt wird auch „Herr des Blutes" genannt, weil seine Stimulierung durchblutungsregulierende Wirkung im kleinen Becken und in der gesamten unteren Extremität hervorruft. Auch Appetitlosigkeit kann damit beeinflußt werden.), G 34 (Abb. 99; genau unter dem Wadenbeinköpfchen), M 36 (Abb. 63; eine Handbreit unter der Kniescheibe, einen Querfinger seitlich außen), Di 11 (Abb. 62, am daumenseitigen Ende der Ellbogenfalte), Di 10 (zwei Querfinger unterhalb des Punktes Di 11 auf dem Unterarm), sowie MP 10 (Abb. 99; führt den blumigen Namen „Meer des Blutes" und ist mit Hilfe eines Partners einfach zu finden. Der Partner legt seine Hand auf Ihr Knie — rechte Hand auf rechtes Knie — die Daumenspitze zeigt dann genau auf den Punkt, der etwas oberhalb der Kniescheibe liegt. Seine Wirkung entfaltet der Punkt auch bei Menstruationsstörungen und allergischen Hauterkrankungen.) zu drücken. Neben Stimulierung genannter Punkte sollte auch deren lokale Erwärmung mit Moxazigarren (— oder normalen Zigaretten) versucht werden. Bei Fieber oder starken Krämpfen (die außerdem unbedingt von einem Arzt beurteilt werden müssen) ist allerdings davon abzuraten.
Abschließend noch einige Ernährungstips. Immer wieder wird als Ballaststoffzusatz zur Nahrung Weizenkleie empfohlen. Grundsätzlich ist dagegen nichts

einzuwenden. Leider fehlt aber meist der Hinweis, daß die Kleie erst dann positive Wirkung entfalten kann, wenn sie im Darm aufquillt. Das wiederum ist nur bei reichlicher Flüssigkeitszufuhr möglich. Anderenfalls verklebt Kleie nur die Darmzotten und bewirkt ärgere Beschwerden als vorher.
Bei chronischer Verstopfung psychischen Ursprungs bewährt sich oftmals Baldriantee, dessen beruhigende Wirkung man ausnützt. Zwei Teelöffel zerkleinerter Wurzeln werden mit einem Viertelliter kaltem Wasser übergossen. Einen halben Tag stehen lassen, dann erwärmen und den Absud ungesüßt trinken.
Gegen Durchfall hilft Tee aus Brombeerblättern. Zwei gehäufte Teelöffel mit einem Viertelliter kochendem Wasser überbrühen. 15 Minuten ziehen lassen.

Durchblutungsstörungen

Kalte Füße, kalte Hände, Kältegefühl im Bauch und in der Kreuzgegend — all diese Anzeichen deuten auf gestörte Durchblutung hin. Unter diesen Zuständen leiden so viele Menschen, daß man ohne große Übertreibung von einer „Volksseuche" sprechen kann. Nicht nur ältere Menschen, auch Jugendliche klagen über diese Symptome.
Selbstbehandlungsmethoden für schwere Durchblutungsstörungen bei Zuckerkranken, bei chronischen Rauchern oder bei Personen, die an anderen Gefäßkrankheiten leiden, werden hier nicht beschrieben.
Wir wollen jenen helfen, deren „kalte Füße" auf noch mit einfachen Mitteln behebbaren Störungen beruhen. Hauptrisikofaktoren sind wie so oft üppige Ernährung und Bewegungsmangel. Beides führt zur Verengung der Arterien, die Blut in alle Gebiete des Körpers transportieren sollen. Sind diese Kanäle verstopft, kommt es zuerst im Bereich der Zehen und nicht selten auch in den Fingerspitzen zu mangelnder Blutversorgung. Blasse Hautfarbe, seltsam „taubes" Gefühl oder ständiges Kribbeln sind die Symptome.
Kann der Krankheitsprozeß ungehindert fortschreiten, so treten arge Schmerzen auf; die Gefahr des Absterbens der betroffenen Körperteile wird größer. Erste Hilfsmaßnahme sollte die Vermeidung der Risikofaktoren sein. Völliger Nikotinverzicht, Gewichtsabnahme, Bewegung! Damit ist der Grundstein für weitere Behandlungen gelegt.
Durchblutungsstörungen können allerdings auch Ursachen im Nervensystem haben. Unter nervlichem Einfluß ziehen sich Muskeln zusammen und behindern auf diese Weise den Blutstrom. Weiters besteht die Möglichkeit, daß sich der Muskelmantel rund um die Gefäße kontrahiert (zusammenzieht), auch dann fließt zu wenig Blut an seinen Bestimmungsort.
Ein sehr wirksames Mittel gegen derartige Beschwerden ist ein ansteigendes Fußbad, unter Naturheilkundigen auch als „ Schiele-Bad" bekannt. Füllen Sie ein Schaff mit wenig warmem Wasser. Stellen Sie die Füße hinein und gießen Sie dann innerhalb von etwa 20 Minuten immer ein wenig heißes Wasser dazu, bis die Wassertemperatur schließlich deutlich mehr als 40 Grad Celsius beträgt.

Der Wasserspiegel soll die Knöchelhöhe möglichst nicht übersteigen. In derselben Weise können Sie auch kalte Hände äußerst wirksam behandeln.
Natürlich erfüllen auch Wechselbäder ihren Zweck. Wichtig ist dabei, daß Sie die zu behandelnde Stelle vorher gut erwärmen. Das heißt: einige Minuten in warmes Wasser, dann nur 15 bis 20 Sekunden in kaltes Wasser tauchen. Den Vorgang mehrmals wiederholen und danach immer für gute Erwärmung sorgen. Am besten durch lockeres Laufen am Stand; dann warme Socken anziehen und ins Bett legen.
Eine etwas radikalere Methode zur Bekämpfung von Durchblutungsstörungen ist der „Kneippsche Knieguß". Stellen Sie sich in die Badewanne, und schrauben Sie den Brauseteil der Dusche ab. Beginnen sie mit dem kalten Guß nur am rechten Fuß. Das Wasser darf nicht wegspritzen, sondern soll auf der Haut eine „Platte" bilden. Führen Sie nun den Wasserstrahl seitlich der kleinen Zehe über den Vorderfuß zur Ferse mehrmals hin und zurück. Dann langsam an der Außenseite der Wade aufwärts bis knapp über die Kniekehle gießen. Die ganze Rückseite des Unterschenkels soll in diesem Augenblick von einer Wasserfläche bedeckt sein — zirka fünf Sekunden lang.
Schließlich den Strahl an der Innenseite des Unterschenkels wieder langsam zurück zur Ferse führen. Das linke Bein wird genauso behandelt. Wiederholen Sie diese Anwendung mehrmals.
Die Begießung der Vorderseite geschieht in gleicher Weise und erfolgt bis knapp über die Kniescheibe. Nun soll auch der Vorderteil des Beines gleichmäßig vom Wasser umspült sein. Zuerst rechts gießen, dann links. Von der Kniescheibe führen Sie den Strahl wiederum nach rechts, und an der Innenseite des Unterschenkels dann abwärts zum Fuß. Zuletzt werden auch noch die Fußsohlen begossen. Das Wasser von den Beinen nur flüchtig abstreifen, warme Socken anziehen und auf dem Stand einige Minuten laufen.
Wenn in der Nähe Ihres Wohnhauses eine Rasenfläche liegt, überwinden Sie sich, und gehen Sie morgens barfuß hinaus (hier sind Großstadtmenschen natürlich wieder benachteiligt). Ein paar Minuten „Tautreten" genügt. Danach erwärmen Sie die Füße unbedingt wieder in vorhin beschriebener Weise. Reiben Sie zusätzlich beide Unterschenkel kräftig mit einer Bürste ab.
Doch auch die Chinesen kennen bewährte Mittel gegen Durchblutungsstörungen in den Extremitäten. Drücken Sie die nachfolgenden Punkte:
N 2 (Abb. 104; gehört zum Nierenmeridian und liegt auf der höchsten Stelle des Fußgewölbes, am inneren Rand des Fußes. Er findet auch bei Menstruations- und Blasenstörungen Verwendung.)
MP 6 (Abb. 104; vier Querfinger oberhalb der Spitze des inneren Knöchels am Hinterrand des Schienbeines).
MP 9 (Abb. 104; tasten Sie bei gebeugtem Knie an der Innenseite bis zur Kniekehle. Dort finden Sie einen runden Knochenvorsprung, der der oberen Verbreiterung des Schienbeines entspricht. Knapp darunter liegt der gesuchte Punkt.)
Lokale Erwärmung empfiehlt sich an folgenden Punkten mit Hilfe von Moxazigarren: M 36 (Abb. 63; eine Handbreit unter der Kniescheibe, ein Querfinger seitlich außen), N 7 (Abb. 104; suchen Sie zuerst den Punkt N 3, Abb. 80, der in der Mitte der Strecke zwischen innerem Knöchel und Achillessehne liegt. N 7 befindet sich drei Querfinger oberhalb dieses Punktes, etwa einen Querfinger

vom hinteren Rand des Schienbeines entfernt), KG 4 (Abb. 68; etwa drei Querfinger oberhalb des Schambeines, genau in der Mittellinie). Die genannten Punkte können natürlich auch durch Daumendruck behandelt werden.
Wenn Sie unter ständigem Kältegefühl in der Kreuzbeinregion leiden, drücken Sie den Punkt B 47 (Abb. 98; er liegt in der Ebene des Dornfortsatzes des zweiten Lendenwirbels, vier Querfinger seitlich der Mittellinie), B 23 (Abb. 67; befindet sich in selber Höhe wie B 47, zwei Querfinger von der Mittellinie entfernt) und schließlich noch B 32 (Abb. 67; entspricht dem 2. Sakralloch — liegt also auf dem Kreuzbein.
Verbessern läßt sich die Durchblutung auch von innen her: Mit Weißdornblütentee (zwei Teelöffel mit einem Viertelliter kochendem Wasser überbrühen, 20 Minuten ziehen lassen, je nach Bedarf mit Honig süßen).

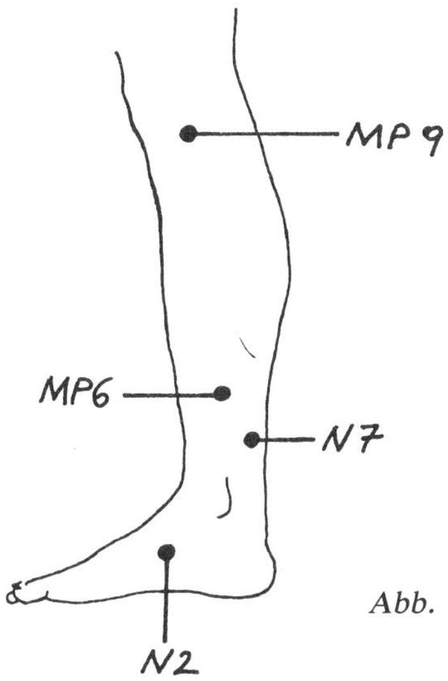

Abb. 104

GINSENG

Wohl keine andere Pflanze ist so sehr mit Legenden umrankt wie Ginseng, deren Wurzel im alten China als „Gold des Ostens" bezeichnet wurde und auch heute noch hoch im Kurs steht. Allerdings haben sich nun Wissenschafter mit der hauptsächlich in Korea angebauten Pflanze näher befaßt. Während Ärzte die mystische Volksmedizin in der Regel skeptisch betrachten, steht die tatsächliche Wirksamkeit der Ginsengwurzel außer Zweifel.
Wie Dr. Anton Maria Kirchdorfer in seinem Buch „Ginseng — Legende und Wirklichkeit" (Droemer-Knaur) beschreibt, wurde der Ginsengwurzel im Asien länst vergangener Tage nachgesagt, ewige Jugend und ewiges Leben zu garantieren. Die Pflanze wird schon im ältesten chinesischen Arzneibuch „Shen Nung-Pen T'sao Ching" als „königliches Kraut" erwähnt.
Chinesische Herrscher rüsteten sogar Expeditionen aus, um in nahezu unzugänglichen Wäldern Ginseng zu sammeln. Der chinesische Kaiser hob die

Wurzel sogar als Tribut ein. Ginsengsammler mußten dabei allerdings bestimmte Auflagen erfüllen, so hatten sie „reinen Herzens“ zu sein, um die Pflanze überhaupt finden zu können.
Erst relativ spät gelang es, Ginseng in Gärten heranzuziehen. Heute stellt der Anbau der Wurzel in Korea einen wichtigen Wirtschaftszweig dar. Wurzeln von festgelegter Güteklasse werden in riesigen Plantagen angebaut und dann zu hohen Preisen exportiert.
Im Westen erlangte Ginseng den Ruf eines zuverlässigen Potenzmittels. Mit diesem Gerücht räumt allerdings die Pharmakognostik (Lehre von den Pflanzeninhaltstoffen) ziemlich gründlich auf.
Die Einschränkung „ziemlich gründlich“ wird deshalb gemacht, weil sich Ginseng auf indirektem Wege durchaus auch auf die Manneskraft auswirken kann. Doch darauf kommen wir noch näher zu sprechen. Vorerst ein wenig über die Geschichte.
Wie erwähnt stand die Wurzel in China überaus hoch im Kurs. Die berühmtesten chinesischen Ärzte verwendeten die Pflanze in fast allen Medikamenten und schrieben lange Abhandlungen über Anwendung und Wirkung. Die Arznei blieb jedoch nur den vornehmen Chinesen vorbehalten, weil sich die arme Bevölkerung teure Medikamente (und Ginseng war beachtlich teuer) nicht leisten konnte. Der Kult ging so weit, daß ein chinesischer Kaiser Ginsengwurzeln generell als kaiserliches Eigentum betrachtete und ein entsprechendes Gesetz erließ. Dieses Gesetz hatte übrigens bis zum Jahre 1912 Gültigkeit!
Hauptanwendungsgebiete waren damals schon Erschöpfungszustände nach schwerer körperlicher und geistiger Anstrengung. Dazu schrieb man Ginseng schleimlösende Wirkung zu und setzte die Wurzel gegen Lungenkrankheiten ein. Auch stärkend für den Magen- und Darmtrakt sollte sie sein. Zu hoher Blutdruck und allgemeines Unwohlsein zählten zu den weiteren Anwendungsgebieten. Natürlich konnte der Glaube an die lebensverlängernde Wirkung auch nie ganz ausgerottet werden. Schließlich entbehrt diese Ansicht ja tatsächlich nicht jeder Grundlage: Der, dessen Organe länger funktionstüchtig bleiben, lebt automatisch länger.
Im 18. Jahrhundert beschrieb ein am Hofe des Kaisers von China lebender Jesuiten-Pater die Auswirkungen der Ginsengwurzel so: „Zweifellos stimuliert Ginseng die Blutzirkulation und erwärmt somit den ganzen Körper. Die Wurzel hilft den Verdauungsfunktionen und erhöht spürbar die Vitalität. So war es mir vergönnt, eine bemerkenswerte Stärkung meines eigenen Pulses festzustellen, als ich meinen Puls, eine Stunde nachdem ich eine halbe Wurzel rohen Ginsengs genossen hatte, prüfte. Mein Appetit nahm zu, und ich fühlte mich deutlich gekräftigt. Meine Beweglichkeit war deutlich besser nach der Einnahme der Wurzel. Ich schenkte diesem Erlebnis nicht soviel Aufmerksamkeit, weil diese Verbesserungen meines Befindes auch dadurch verursacht gewesen sein mochten, daß wir uns gerade einen Tag Ruhe und Rast gegönnt hatten.“
Doch der Pater machte wenige Tage später sozusagen die „Probe aufs Exempel“ und nahm Ginseng diesmal gezielt nach einer schweren körperlichen Anstrengung ein. Als auch dann seine Erschöpfung verschwunden war, war er restlos von der Wirkung überzeugt.
Heute begnügt man sich natürlich nicht mehr mit Erlebnisberichten. Die Wissenschaft orientiert sich nur an „harten Tatsachen“. Mitte des 19. Jahrhunderts

gelang es erstmals, Inhaltstoffe der Wurzel zu isolieren. Tierversuche ergaben, daß Ginseng einen günstigen Einfluß auf das Nervensystem, auf den Blutzuckerspiegel und die Bewältigung von Streßsituationen besitzt. Das zählte begreiflicherweise mehr als subjektive Angaben von Menschen.
Erst vor wenigen Jahrzehnten erlangte die Wissenschaft mehr Klarheit über die tatsächlichen Wirkungen der sogenannten Ginsenoide, wie man die wurzeleigenen Glykoside bezeichnete. Exakte Trennmethoden kennt die Forschung überhaupt erst seit relativ kurzer Zeit. Die Chromatographie, an deren Entwicklung auch österreichische Wissenschafter mitgearbeitet haben, erlaubt eine genaue Bewertung der einzelnen Pflanzenbestandteile, in denen sich Ginsenoide in unterschiedlicher Konzentration befinden. Schwankungen können nun genau gemessen werden. Schließlich weiß man jetzt, daß unterschiedliche Zubereitungsformen auch zu verschiedener Wirkungsintensität führen. Daher wurde Ginseng standardisiert, um allgemein gültige Werte bei pharmakologischen Untersuchungen zu erlangen.
Basis für die moderne Bewertung der Wirksamkeit der Ginseng-Inhaltstoffe bilden Versuche an Ratten und Mäusen. In London etwa führte man Schwimmleistungstests mit Mäusen durch. Drei Gruppen von Tieren wurden unter denselben Bedingungen gehalten und ernährt. Die erste Gruppe erhielt mittels Schlucksonde täglich drei Milligramm Ginsengextrakt pro Kilogramm Körpergewicht, die zweite Gruppe bekam die zehnfache Menge, die dritte erhielt nur destilliertes Wasser. Insgesamt testeten die Forscher 450 Mäuse der gleichen Gattung.
Gemessen wurde die Schwimmleistung nach 14, 21 und 28 Tagen. Jede Gruppe umfaßte je zur Hälfte Männchen und Weibchen. Die Tests begannen jeweils 30 Minuten nach der Verabreichung des Extraktes, beziehungsweise des Wassers. In einem Bassin mit Wasser (18 Grad Celsius) mußten die Mäuse bis zur völligen Erschöpfung schwimmen. Nachher wurden die Tiere getrocknet, durften sich eine Stunde ausruhen und mußten dann nochmals schwimmen.
Resultat: Nach 14 Tagen war die Schwimmleistung der mit einer niedrigen Ginsengdosis gefütterten Mäuse deutlich geringer als jene der Tiere, die 30 Milligramm pro Kilogramm Körpergewicht erhalten hatten. Nach 21 Tagen zeigte sich bereits eine Angleichung der Werte, nach 28 Tagen war kein Unterschied mehr feststellbar. Das bedeutet erstens, daß eine tatsächliche Auswirkung auf die körperliche Leistungsfähigkeit besteht und daß andererseits mit einer nieder dosierten Langzeitbehandlung genauso gute Resultate zu erzielen sind wie mit größeren Mengen.
Ein weiterer Versuch galt einer möglichen Anti-Streßwirkung: Mäuse wurden mittels Licht und Lärm gestreßt. Einige von ihnen erhielten den standardisierten Ginsengextrakt. Auch dieses Experiment erbrachte eine deutliche Auswirkung im Sinne einer Streßverminderung durch Ginsengeinnahme. Schließlich ließen sich bei Ratten auch noch Gedächtnisprozesse forcieren, was, mit Abstrichen, auch auf den Menschen übertragen werden könnte.
Schließlich wurden auch Versuche am Menschen durchgeführt, zumal schädliche Nebenwirkungen in keinem Fall festgestellt worden sind. So testete man 120 Personen zwischen 30 und 60 Jahren zwölf Wochen lang im sogenannten Doppelblindversuch. Eine Gruppe erhielt Ginseng, die andere ein Scheinmedikament (Placebo). Versuchsziel war, die vorbeugende und heilende Wirkung

auf die körperliche und geistige Leistungsfähigkeit an Hand verschiedener Tests nachzuweisen. Weiters wurde die Erholungsfähigkeit kontrolliert.
Als Maß für Leistungssteigerung nahmen die Wissenschafter die Wirkung auf die Lungenfunktion (Vitalkapazität, Sekundenkapazität usw.). Bei der Ginsenggruppe ergaben die Tests eine Verbesserung um mehr als 63 Prozent gegenüber nur knapp 20 Prozent bei der Placebogruppe. Das bedeutet zwar, daß sich Leistung auch von der Psyche her sehr wohl beeinflussen läßt, daß der Ginsengwurzel aber echte Wirkung zugeschrieben werden muß.
Positive Wirkung wurde auch im Reaktionsvermögen erzielt. Für den entsprechenden Test wurden wieder 120 Versuchspersonen im Alter zwischen 30 und 60 Jahren herangezogen und ebenfalls zwölf Wochen hindurch mit täglich 200 Milligramm standardisiertem Ginsengextrakt versorgt. Die Tester prüften bei den Personen die Reaktionszeiten auf Licht- und Geräuschimpulse.
In der Altersgruppe der 30- bis 39jährigen zeigten sich keine nennenswerten Unterschiede, bei den anderen jedoch waren die Reaktionszeiten zum Teil ganz enorm verkürzt. So verzeichnete die Ginsenggruppe in bezug auf akustische Reaktion eine Zeitverkürzung von durchschnittlich 14,1 Prozent gegenüber minus 7,8 Prozent der Placebogruppe. Noch deutlicher war die Differenz bezüglich der optischen Reaktionszeit: minus 13,7 bei der Ginsenggruppe, sogar plus 0,1 Prozent bei den anderen — also eine Verlängerung.
Wichtig war auch der Nachweis der Ginsengwirkung auf die Erholungsfähigkeit nach vorangegangener Anstrengung. 60 Personen zwischen 22 und 80 Jahren stellten sich für einen Versuch zur Verfügung und wurden zwölf Wochen hindurch mit Ginsengextrakt behandelt (200 Milligramm täglich).
Der Erholungsquotient wurde auf folgende Weise gemessen: Man analysierte den Gasstoffwechsel, indem der Sauerstoffverbrauch sowohl während der Belastungs- als auch während der Erholungsphase bestimmt wurde. In nicht weniger als 97 Prozent der Fälle bei der Ginsenggruppe zeigte sich eine signifikante Verbesserung gegenüber lediglich 30 Prozent der Placebogruppe.
Auch die Erholungsdauer war eindeutig verkürzt — bei ebenfalls 97 Prozent der Ginsenggruppe gegenüber 33 Prozent der restlichen Versuchspersonen.
Schließlich führten die Wissenschafter noch eine Studie an 20 Spitzensportlern zwischen 18 und 30 Jahren neun Wochen lang durch. Ärzte bestimmten die Lactatkonzentration (Milchsäure) im Blut während und nach ergometrischer Belastung. Herabgesetzter Serum-Lactatspiegel bedeutet verminderte Müdigkeit, weniger Muskelschmerzen, kein Schwindelgefühl und somit bessere Erholung nach intensiver körperlicher Anstrengung. Nach neunwöchiger Behandlung mit Ginsengextrakt war der Lactatspiegel bei den Sportlern eindeutig reduziert.
Auch bezüglich des Allgemeinbefindens gab es aufschlußreiche Tests. So stieg die Konzentrationsfähigkeit bei Ginseng-Testpersonen um 60 Prozent an, bei den mit Placebos Behandelten jedoch nur um 30 Prozent. 80 Prozent der Ginsenggruppe schlief besser (gegenüber 43 Prozent der anderen Gruppe), 85 Prozent fühlte sich einfach wohler (gegenüber 22 Prozent).
Verbesserungen ließen sich mit Ginseng auch bezüglich des Blutdruckes und der Hirndurchblutung nachweisen. Zusammengefaßt ergeben die Werte folgende Anwendungsgebiete für Ginseng:

- Körperliche und geistige Leistungssteigerung

● Beseitigung von Erschöpfungszuständen — darauf ist auch die potenzsteigernde Wirkung zurückzuführen. Von einer isolierten Verbesserung der Potenz kann also nicht die Rede sein: Ginseng verbessert einfach die geistigen und körperlichen Gesamtvoraussetzungen für den Liebesakt.
● Störungen der Konzentrations- und Merkfähigkeit
● Antriebsschwäche. Selbst depressive Stimmungen können mitunter durch Behandlung mit Ginseng abgefangen werden — darüber hat allerdings ein Facharzt zu entscheiden, da manche Arten von Depressionen den gezielten Einsatz von Psychopharmaka verlangen. Aber psychische Veränderungen im Zusammenhang etwa mit Fastenkuren lassen sich günstig beeinflussen.
● Rekonvaleszenz. Da die Stoffwechselsituation generell verbessert wird, kann ein Heilungsprozeß wesentlich rascher vor sich gehen. Außerdem wurde festgestellt, daß die Medikamentenwirksamkeit durch gleichzeitige Einnahme von Ginseng in vielen Fällen gesteigert werden kann. Das wiederum ermöglicht nicht selten eine Reduzierung der Arzneimitteldosis.
● Vitalitätsverluste können in jedem Lebensalter aufgefangen werden — soferne der Patient auch sonst zu einer vernünftigen Lebensweise übergeht. Das heißt, Ginseng ist kein Wundermittel, besitzt aber in vielen Bereichen zweifellos unterstützende Kräfte.

Vor zu großer Begeisterung sei daher gewarnt. Ginseng kann jene Schäden, die durch jahrzehntelangen Mißbrauch des Körpers (durch Streß, Alkohol, Nikotin, falsche Ernährung usw.) entstanden sind, nicht wegzaubern. Seinen Wirkstoffen sind wie jedem Arzneimittel Grenzen gesetzt.

Auf die indirekte Verlängerung des Lebens haben wir bereits kurz Bezug genommen. Die erhöhte Lebenserwartung (bedingt durch den Fortschritt der modernen Medizin, aber auch auf Grund verbesserter hygienischer Verhältnisse) hat allerdings auch mit sich gebracht, daß die Menschen fortgeschrittenen Alters eben von bestimmten chronischen Leiden heimgesucht werden; diese hat es ganz einfach früher deshalb nicht im selben Ausmaß gegeben, weil der Tod das verhinderte. Ziel der Medizin sollte es sein, das verlängerte Leben der Menschen auch lebenswert zu gestalten. Dabei kann Ginseng — verantwortungsbewußt eingesetzt — einen Beitrag leisten.

Der deutsche Arzt und Ginseng-Forscher Dr. Anton Maria Kirchdorfer sieht die Wirkung des Ginseng als Medikament so:

● Es besteht nachweisbarer Einfluß auf den Zellstoffwechsel im Sinne gesteigerter Belastungsfähigkeit.
● Ungünstige Nebenwirkungen sind praktisch nicht festzustellen (vernünftige Dosierung vorausgesetzt) — damit unterscheiden sich die Ginsenoide wesentlich von den meisten anderen Heilmitteln. Dieser Umstand steht im Gegensatz zur Aussage vieler Ärzte und Pharmakologen, die beim Fehlen von Nebenwirkungen einer Substanz auch deren Hauptwirkung absprechen.
● Langzeitverabreichung führt nicht zum Gewöhnungseffekt; auch wenn man Ginseng über einen längeren Zeitraum hinweg einnimmt, fällt die Wirkung nicht ab.
● Allergische Reaktionen sind nach Ansicht der Forscher ausgeschlossen.

Wir haben uns ziemlich ausführlich mit Ginseng befaßt. Mit Aberglauben sollte nun gründlich aufgeräumt sein. Was übrig bleibt, ist eine nüchterne, wissenschaftliche Analyse der Wirksamkeit, die sich jeder zunutze machen kann.

GESUNDHEITSPFLEGE IM ALTER

Die chinesische Medizin beschreibt die psychovegetativen Funktionen des menschlichen Organismus (Auswirkungen des Zusammenwirkens zwischen Psyche und unbewußtem Nervensystem, das alle inneren Organe steuert) mit drei Begriffen:
Jing, Qi und Shen.
Jing kann als Überbegriff für alle Grundelemente aufgefaßt werden und entsteht einerseits aus der Nahrung, anderseits aus der Erbanlage. Die Erbanlage läßt sich — im Gegensatz zur Nahrung — bekanntlich nicht beeinflussen.
Qi ist ein Ausdruck für Funktion und Energie und entsteht ebenfalls aus Nahrung sowie aus der Atemluft.
Jing und Qi bilden gemeinsam Shen — die äußere Form unseres Seelenlebens und die Vitalvorgänge.
Laut chinesischer Philosophie über Alterspflege soll besonders auf Qi geachtet werden. Zur Schonung empfehlen die Ärzte älteren Menschen, wenig zu sprechen, sexuelle Enthaltsamkeit zu üben, nur mild gewürzte Speisen zu essen, sich nicht zu ärgern (gut für Leber und Gallenblase), vernünftig zu essen, um den Magen vor Schaden zu bewahren, wenig zu grübeln und sich so selten wie möglich Sorgen zu machen, um dem Herzen ungünstigen Einfluß durch das vegetative Nervensystem fernzuhalten.
Man sieht, daß die Forderungen der alten chinesischen Heiler zum Teil in unserer Zeit wohl nicht mehr erfüllbar sind. So schaut es zumindest auf den ersten Blick aus. Bei näherer Betrachtung hingegen entdeckt man allerdings doch Möglichkeiten, das Leben den erwähnten Erfordernissen anzupassen.
Wenig zu sprechen fällt den meisten älteren Menschen schon zwangsläufig nicht schwer — es mangelt ohnedies in vielen Fällen an geeigneten Gesprächspartnern. Die Vorschrift der sexuellen Enthaltsamkeit gilt nicht so sehr im Hinblick auf den eigenen Partner, sondern ist vielmehr als Warnung vor Zügellosigkeit zu verstehen. Milde Würze für alle Speisen schont die Schleimhaut des Verdauungstraktes und stellt eine wichtige Vorbeugungsmaßnahme gegen Übersäuerung dar (die zu ernsten Beschwerden im Magen- und Darmabschnitt führen kann, aber zweifellos auch rheumatische Leiden begünstigt und die Widerstandskraft herabsetzt). Auf die Forderung, vernünftig zu essen, werden wir später näher mit einigen Rezeptbeispielen eingehen. Damit soll schon in jungen Jahren begonnen werden, um das Krankheitsrisiko im Alter zu senken.
Wenig grübeln, sich so selten wie möglich Sorgen machen: Auch westliche Mediziner haben schon vor langer Zeit erkannt, daß seelische Ausgeglichenheit der Gesundheit hervorragende Dienste leistet. Während die moderne Medizin sich mehr der Wirkung von Psychopharmaka bedient, setzen konservative Heiler eher auf autogenes Training und gezielte Entspannungsübungen. Leider spielt in diesem Zusammenhang die Umwelt eine so große Rolle, daß es in vielen Fällen nicht gelingt, sich selbst zu helfen.
Wie wichtig es dennoch wäre, ohne ungesunden Streß zu leben (um den es letztlich geht), beweisen Forschungsergebnisse neueren Datums. So stellte der russische Chirurg Piligow im Zuge langjähriger Untersuchungen fest, daß vergleichbare Wunden bei Siegern wesentlich rascher heilen als bei Besiegten. Die Ver-

wundeten einer Einheit, die sich im Angriff befindet, werden viel rascher wieder gesund als jene der im Rückzug Begriffenen. Im Tierexperiment konnte nachgewiesen werden, daß Tiere, die starker Lärmbelästigung ausgesetzt sind, im Vergleich zu anderen in ruhiger Umgebung verzögerte Wundheilungstendenz aufweisen. Viele langlebige Menschen versichern, daß ihr einziges Rezept aus Sorglosigkeit und Fröhlichkeit besteht. Selbstverständlich kennt auch die moderne Heilkunde Möglichkeiten, den Patienten ohne Zuhilfenahme von Medikamenten zu helfen. Bei bestimmten Formen von Depressionen ist hingegen die Einnahme von Präparaten unbedingt erforderlich.

Wesentlich leichter als die Forderung nach Gelassenheit und Fröhlichkeit ist jene nach vernünftiger Lebensweise hinsichtlich der Ernährung zu erfüllen. Seit altersher kennen die Chinesen mehrere Grundsätze:

● Maßvoll essen, sich nie übersättigen. Allerdings darf auch nicht stark gehungert werden. Die Verdauungsfunktion ist im Alter doch reduziert und störungsanfällig. Hungergefühl ist sozusagen trainierbar: Wer schrittweise seine tägliche Nahrungsmenge auf ein erträgliches und vernünftiges Maß herabsetzt, wird schon nach kurzer Zeit nicht an quälendem Hungergefühl leiden, weil sich die Regelmechanismen im Gehirn auf die geänderte Situation eingestellt haben.

● Keine einseitige Ernährung. Die Nahrung muß Säuren und Basen in ausgewogenem Verhältnis beinhalten. Unsere Eßgewohnheiten führen meist zu einer Übersäuerung, weil wir zu viele Mehlspeisen und zu reichlich Fleisch essen. Säurereaktion lösen noch Reis, Fisch, Geflügel und Eier aus. Wenig Fleisch, keine Süßigkeiten — dieser Grundsatz nützt der Gesundheit mehr als zahlreiche Medikamente, die gegen die Folgen einer Übersäuerung verschrieben werden. Pflanzliche Nahrung besitzt hingegen nicht nur wertvolle Vitamine und Mineralien, sie neutralisiert auch die Säure. Eine chinesische Regel besagt, daß das Blut älterer Menschen eher basisch sein sollte. Schlacken- und abwechslungsreiche Kost sorgt weiters für regelmäßigen Stuhlgang, der verhindert, daß Giftstoffe aus dem Darm vermehrt aufgenommen werden.

Die Chinesen befaßten sich mit einer Bewertung der einzelnen Geschmacksqualitäten.

Sauer etwa weist auf eine zusammenziehende, stopfende Wirkung hin.

Scharf bedeutet entfaltende, die Vitalenergie aktivierende Wirkung.

Bitter wiederum heißt dämpfend und stopfend.

Süßer Geschmack: Regulierend, neutralisierend, ausgleichend.

Neutral: Den Wasserhaushalt regulierend, die Ausscheidungen anregend (Harn, Stuhl, Speichel, Schweiß).

Salzig: Wasserzurückhaltend (schlecht bei Bluthochdruck!).

● Auch die Art der Nahrungsaufnahme hat entscheidende Bedeutung für die Gesundheit: Betont langsam kauen, jeden Bissen gut einspeicheln: So werden Verdauungsenzyme aktiviert, welche die Zersetzung der Nahrungsmittel und damit den Verdauungsvorgang erleichtern. Abends keine schwerverdaulichen Speisen zu sich nehmen (fast eine Binsenweisheit, die aber doch leider nur selten befolgt wird). Zu heiß ist ebenso schlecht wie zu kalt — beide Extreme wirken sich sehr ungünstig auf die Magenschleimhaut aus, sie fördern die Gefahr einer Geschwürbildung auch im Zwölffingerdarm.

● Nehmen Sie Rücksicht auf die nervliche Verfassung. So warnen chinesische Ärzte davor, nach größerem Ärger sofort zu essen. Auch nach dem Essen ist

Aufregung jeder Art schlecht. Nach üppigem Mahl nicht gleich hinlegen, nach einem Alkoholrausch (kann ja hin und wieder vorkommen) nichts Kaltes trinken. Empfohlen wird zum Frühstück Reissuppe, weil sie den Stoffwechsel fördert, den Magen schont, die Körpersäfte ergänzt und auch die Aufnahme von Medikamenten begünstigt.

„Den Kopf halt' kühl, die Füße warm, und pfropfe nicht zu voll den Darm!" Dieser Sinnspruch wird gleich mehreren Heilern nachgesagt — auf jeden Fall Boerhaave; aber auch Kneipp und Paracelsus vertraten eine ähnliche Einstellung. Viel früher jedoch erkannten die Chinesen, daß die Beherzigung des genannten Grundsatzes Altersleiden vorzubeugen hilft. Ältere Menschen werden demnach dazu veranlaßt, bei kaltem, trübem und windigem Wetter möglichst nicht ins Freie zu gehen, sich körperlich weniger anzustrengen und besonders die Beine, aber auch Brust und Rücken warm zu halten.

Körperliche Aktivität soll jedoch in vernünftigem Ausmaß durchaus gesetzt werden. Wer rastet, der rostet — das gilt auch in China. Allerdings entwickelten die Chinesen spezielle Methoden, um den Kreislauf in Schwung zu halten. Die Gelenke werden als Schranken für den Blutkreislauf verstanden — ihre Mobilisierung durch Massage und Bewegung ist somit eminent wichtig für die Gesundheit. Wir haben einen ganzen Katalog von Übungen zusammengestellt, die täglich durchgeführt werden sollten und ganz bestimmt nicht zur Überanstrengung führen. Chinesen bezeichnen diese Übungen als Baojingong — als aktive Gesundheitspflege, besonders für ältere Menschen.

Die chinesische Medizin befürwortet ferner das Frühaufstehen. Im Winter und im Frühjahr sollte man etwas später schlafen gehen, im Winter auch etwas später aufstehen. Ausreichender Schlaf ist wichtig für gesunde Psyche, aber ein „Zuviel" schadet und beeinflußt die Blutzirkulation negativ.

Die täglichen Übungen sind leicht durchführbar:

Ausgangsstellung: Setzen Sie sich ruhig im Schneidersitz auf den Fußboden oder nehmen Sie auf einem Hocker Platz. Die Augen sind geschlossen, die Hände ruhen — ganz leicht zur Faust geballt — auf den Oberschenkeln. Die Zungenspitze berührt den oberen Gaumen. Halten Sie bitte die Wirbelsäule natürlich gerade — also locker und nicht verkrampft. Atmen Sie durch die Nase, der Blick ist auf die Nase gerichtet (oder auf die Fußspitze, das ist egal). Als Vorbereitung fünfzigmal ruhig aus- und einatmen, wobei jeder Atemzug gezählt (bewußt registriert) wird. Konzentrieren Sie sich dabei auf die Mitte des Unterbauches (Dantian).

1. Beide Hände massieren 18mal den Ohrrand (gegen Ohrensausen und Schwindelgefühl, Abb. 105). Ähnliche Wirkung erzielt man auch, wenn man mit beiden Händen die Ohren zudeckt und die Finger ans Hinterhaupt legt. Nun mit dem Zeigefinger auf den Mittelfinger drücken und so gegen den Hinterhauptrand klopfen. 24mal wiederholen (Abb. 106). Auch Kopfschmerzen reagieren gut auf diese Behandlung.

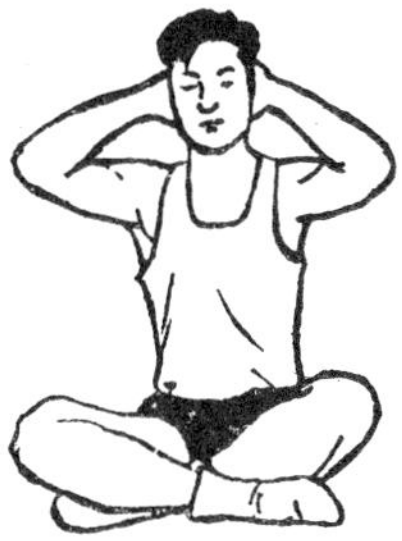

Abb. 105

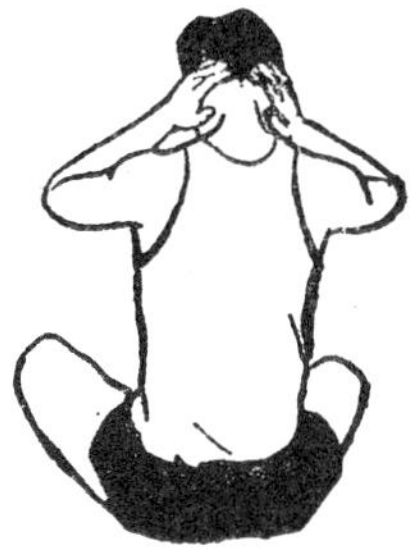

Abb. 106

2. Klopfen der Zähne. Konzentrieren Sie sich darauf, die Zähne 36mal leicht zuzubeißen (Zähneklappern). Die Berührung soll aber nicht zu kräftig erfolgen. Diese Übung dient der Kräftigung der Zähne und der Verhütung von Zahnleiden.
3. Übung für die Zunge. Lassen Sie die Zunge im Mund innerhalb und außerhalb an den Zahnreihen nach links und nach rechts je 18mal kreisen. Dabei wird vermehrt Speichel produziert, den Sie jedoch noch nicht schlucken, weil er für die nächste Übung benötigt wird.
4. Mundspülung. Den Mund schließen, mit dem angesammelten Speichel 36mal gurgeln, dann in drei kleinen Portionen schlucken. Diese Übung dient der Vorbeugung gegen trockene Zunge, üblen Mundgeschmack, Halsschmerzen und sie fördert überdies auch die Verdauung durch Freisetzung von Enzymen.
5. Nasenreiben. Reiben Sie die Daumenrücken gegeneinander warm und massieren Sie damit anschließend 18mal den Nasenrücken (Abb. 107 und 108). Dies dient der Vorbeugung gegen Erkältungskrankheiten.

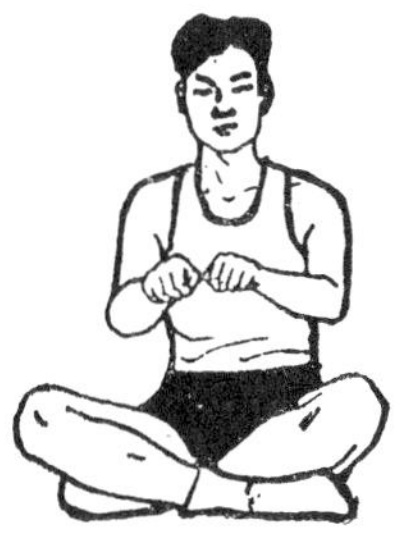

Abb. 107

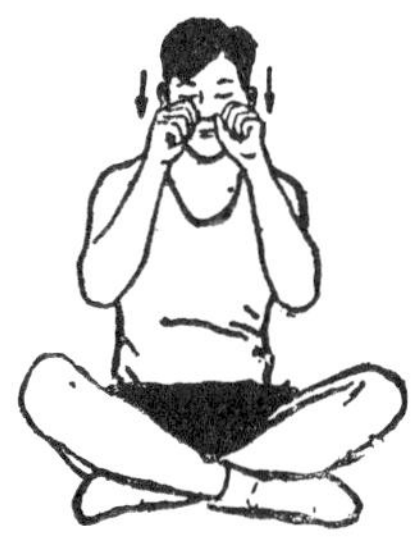

Abb. 108

6. Augenübung. Wiederum die Daumennägel gegeneinander reiben, dann 18mal die Augenlider massieren. Anschließend noch mit den Daumenrücken je 18mal zart die Augenbrauen massieren. Zuletzt den Augapfel nach links und rechts drehen (bei geschlossenen Augen). Auf diese Weise stärken Sie die Sehkraft und beugen Augenleiden vor.
7. Gesichtsmassage. Beide Handflächen gegeneinander warm reiben, dann die Hände von der Stirn entlang beiderseits des Nasenrückens nach unten bis zum Unterkiefer führen. Von dort weiter über die Wange zur Stirne zurück. Auf und ab — 36mal (Abb. 109 und 110). Die Übung beugt Faltenbildung vor, indem sie die Durchblutung der Wangen fördert und die Gesichtsnerven stärkt.

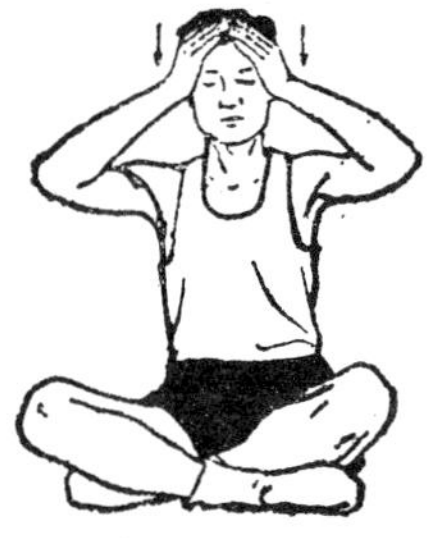

Abb. 109

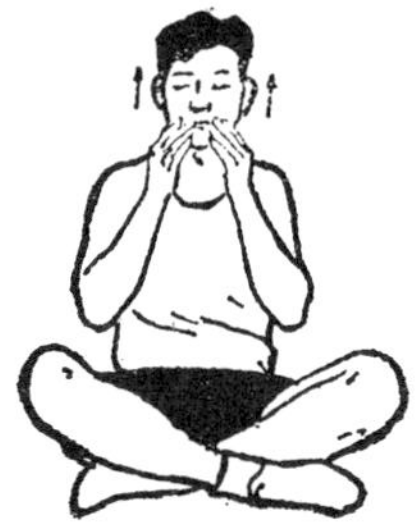

Abb. 110

8. Nackenübung. Beide Hände werden hinter dem Nacken verschränkt. Den Blick richten Sie nach oben, während Sie den Kopf nach hinten neigen. Die Hände leisten nun dem Nacken, der nach hinten gedrückt wird, Widerstand. Rund fünf- bis zehnmal wiederholen. Gegen Schulterschmerzen und Schwindel.
9. Schultermassage. Mit der linken Hand die rechte Schulter, dann mit der rechten Hand die linke Schulter je 18mal zart massieren. Verhindert Gelenksbeschwerden (rheumatisch) in den oberen Extremitäten durch Verbesserung der Durchblutung.
10. Übung für die paravertebrale Region. Ellbogen leicht beugen, die Hände zur Faust schließen, dann den Arm abwechselnd nach vorne und nach hinten bewegen. 18mal wiederholen. Diese Übung stärkt die Funktion der Eingeweide.
11. Lendenmassage. Reiben Sie vorerst die Hände gegeneinander warm, dann auf dem nackten Körper entlang der Lendenwirbelsäule und des Kreuzbeines auf und ab massieren. Eine Hand bewegt sich dabei nach oben, die andere nach unten. Massiert wird seitlich der Wirbelsäule. Je 18mal wiederholen (Abb. 111 und 112). Diese Übung nützt gegen „Hexenschuß" und Menstruationsstörungen.

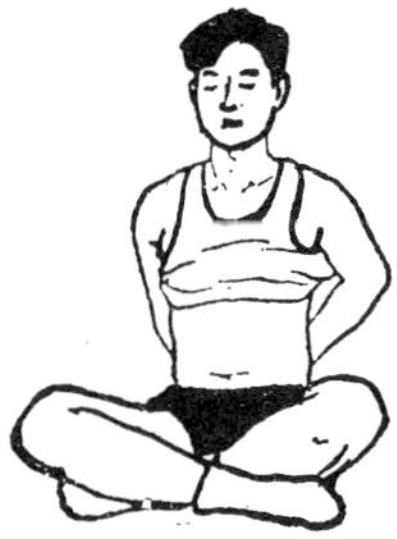

Abb. 111

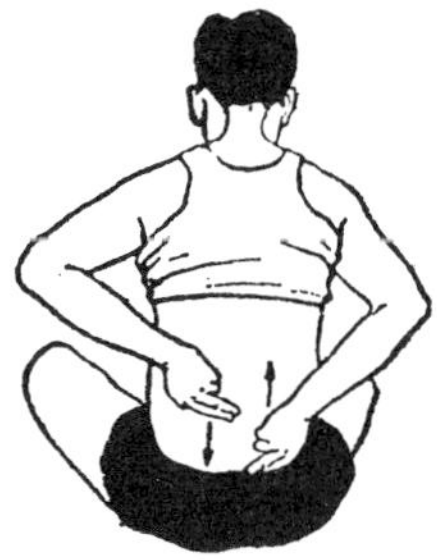

Abb. 112

12. Kreuz- und Steißbeinmassage. Legen Sie den Zeigefinger auf den Mittelfinger und massieren Sie dann in der Gegend des Gelenks zwischen Darmbein und Kreuzbein entlang. Eine Hand massiert wiederum hinauf, die andere hinunter (abwechselnd). 36mal wiederholen. Hilft gegen Hämorrhoiden durch Förderung der Durchblutung des Beckenbodens.
13. Massage des Dantians. Wieder zuerst die Hände gründlich warmreiben. Dann abwechselnd mit der linken und rechten Hand kreisförmig 100mal das Gebiet des Dantians (Bauch — wird im Kapitel „Schattenboxen" noch ausführ-

licher beschrieben) im Uhrzeigersinn massieren (Abb. 113 und 114). Diese Übung fördert die Verdauung.

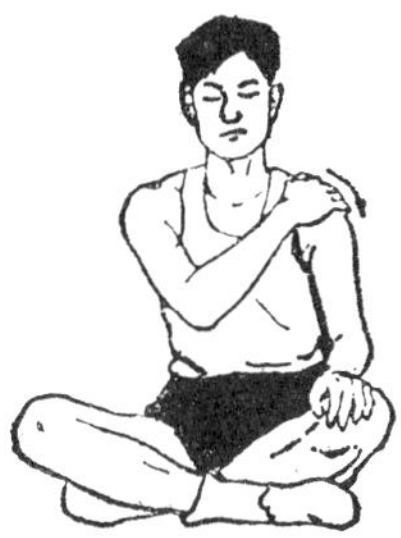

Abb. 113

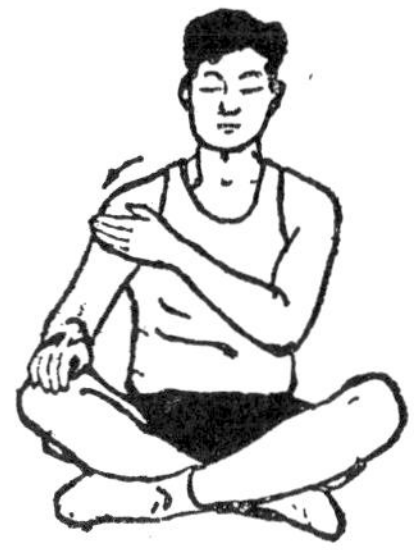

Abb. 114

14. Kniemassage. Mit beiden Händen werden gleichzeitig beide Knie je 100mal mit kreisförmigen Bewegungen massiert. Diese Übung stärkt die Beinmuskulatur und beugt Gelenksabnützungen (Arthrosen) vor.
15. Nierenpunkt-Massage. Sie finden diesen Punkt, der im Kapitel über Akupressur genau beschrieben wird, in der Mitte zwischen den Fußballen (Abb. 115). Mit der linken (beziehungsweise rechten) Hand den rechten (beziehungsweise linken) Punkt 100mal kräftig massieren (Abb. 116). So beeinflußt man die Herztätigkeit günstig.

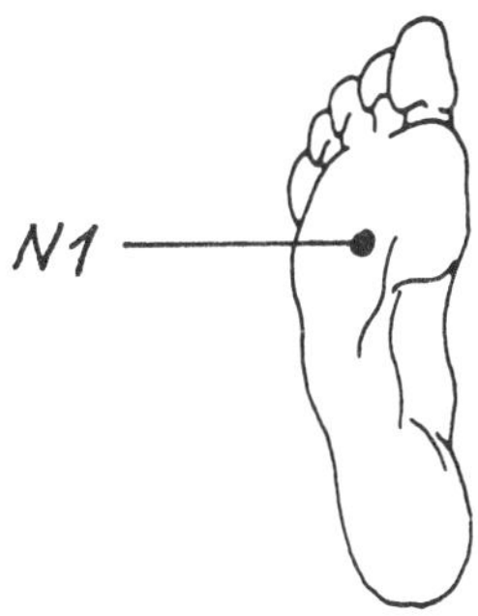

Abb. 115

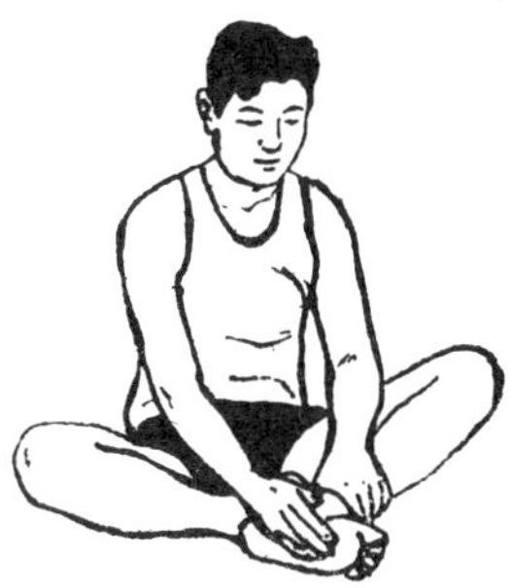

Abb. 116

16. Weberübung. Setzen Sie sich bitte im Langsitz hin. Die Handflächen der vor die Brust gegebenen Hände sehen nach außen. Nun beide Hände zu den Füßen drücken, indem der Oberkörper vorgebeugt wird. In diesem Moment ausatmen. Danach nehmen Sie die Hände wieder zurück — diesmal schauen die Handflächen aber nach innen — und atmen ein. 36mal wiederholen.
17. Das „Wundergefäß" (Tai Mo) harmonisieren. Setzen Sie sich im sogenannten „Türkensitz" hin und schließen Sie die Augen. Vier Finger der einen Hand werden von der zweiten Hand gehalten. Der Patient kreist nun mit dem Oberkörper von links nach rechts 16mal, dann ebenso oft von rechts nach links. Beim Strecken der Brust einatmen, beim Krümmen ausatmen. Die Übung stärkt die Funktion der Niere. Vor dieser Übung sollten Sie jedoch einige Minuten ruhig sitzen und die Atmung regulieren; atmen Sie ganz gezielt 50mal ein und

aus. Nach der Übung langsam die Augen öffnen und aufstehen. Keine hastigen Bewegungen durchführen.

18. Der-Hand-nachsehen. Diese Übung besteht aus zwei Teilen: Den Kopf gerade halten, die rechte Hand mit gestreckten Fingern und Handfläche nach innen vor das Gesicht führen. Der Mittelfinger bildet eine Linie mit der Nase. Nun bewegen Sie die Hand langsam vom Gesicht weg, dann wieder zurück. Ihre Augen verfolgen die Finger. Fünfmal durchführen. Nun den rechten Arm leicht beugen, die Handfläche zeigt wieder nach innen. Die Augen sehen zu den Fingern und verfolgen seitliche Bewegungen des Armes — jeweils mit der linken Hand wiederholen (nach links und rechts). Beide Übungen stärken bei konsequenter Durchführung die Sehkraft (Abb. 117 und 118).

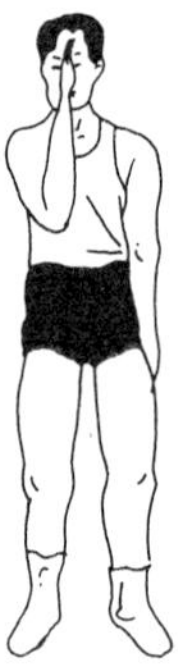

Abb. 117

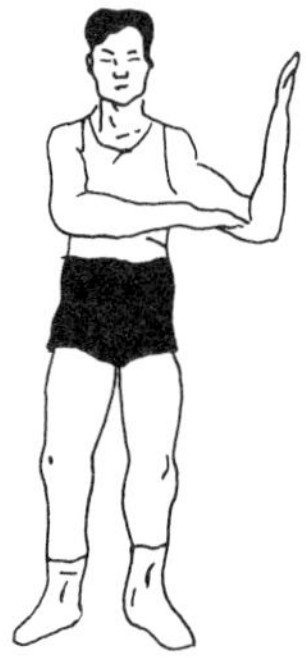

Abb. 118

19. Hockübung. Stellen Sie sich an einen Tisch und berühren Sie mit den Händen den Tischrand. Nun gehen Sie in die Hocke, lassen aber die Fußsohlen auf dem Boden. Führen Sie die Bewegung langsam durch. Die Oberschenkelrückseite berührt die Wadenmuskulatur. Langsam aufstehen. Dann die Übung ohne Anhalten durchführen. Jeweils fünfmal wiederholen. Sie stärken mit dieser Übung die Beinmuskulatur (Abb. 119 bis 121).

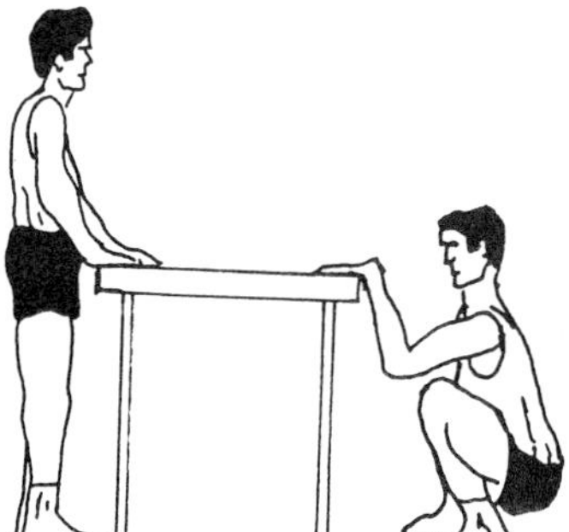

Abb. 119

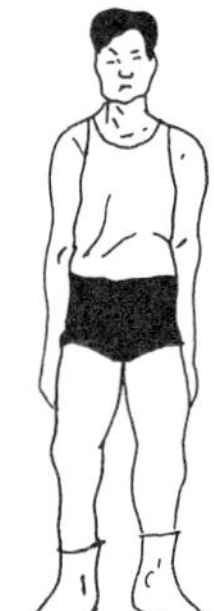

Abb. 120

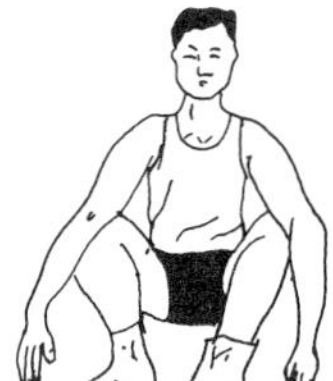

Abb. 121

20. Stehen auf einem Bein. Wird auf chinesisch blumig der „Einbeinstand des goldenen Hahnes“ genannt. Aufrecht stehen, beide Arme seitlich in Schulterhöhe ausstrecken. Mit der linken Fußsohle zum rechten Knie bewegen. Dann die Arme hinunter geben und mit dem linken Bein in die Ausgangsstellung zurückkehren. Dieselbe Übung seitenverkehrt durchführen und je fünfmal wiederholen (Abb. 122).

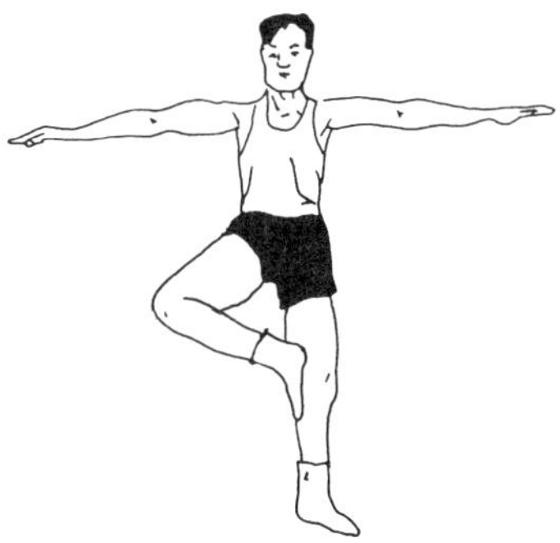

Abb. 122

21. Dieselbe Übung wie 1.: Im „Schneidersitz“ hinsetzen und 50mal ruhig atmen, wobei jeder Atemzug mitgezählt wird. Quellennachweis: Dr. Chao-Lai (Alexander) Meng/Dr. Hans Zeitler, Chinesische Atem- und Konzentrationsübungen. Haug-Verlag.
Wir kehren nun nochmals kurz zum Thema „Ernährung“ zurück. Ein Tages-Speiseplan soll verdeutlichen, was unter vernünftiger, ausgewogener Ernährung zu verstehen ist.

FRÜHSTÜCK

Kann vielfältig gestaltet werden: mit Kräutertee (Pfefferminze, Melisse, Malve usw.) und Müsli (aus Milch, Joghurt, Haferflocken, Trockenfrüchten, Nüssen, Honig) beziehungsweise mit einer oder zwei Scheiben Vollkornbrot, die dünn mit Butter bestrichen und mit etwas fettarmem Käse belegt werden.
Allerdings besteht auch die Möglichkeit, Frühstücksbrötchen selbst herzustellen: Zutaten: 500 Gramm Weizenvollkornmehl, 50 Gramm grob geschroteter Weizen, 1/4 Liter Milch, 50 Gramm Butter, 20 Gramm Hefe, 2 Eßlöffel Leinsamen, 50 Gramm geriebene Haselnüsse, 2 Teelöffel Sojamehl, ein Eßlöffel Honig. Nun Hefe und Honig in lauwarmer Milch auflösen, Sojamehl und Wasser glattrühren und aus allen Zutaten einen lockeren Teig machen. Rund 20 Minuten aufgehen lassen, Laibchen formen, nochmals gehen lassen. Dann etwa 20 Minuten bei rund 230 Grad backen.

MITTAG

Kartoffelsuppe: Zutaten: 1 kleine Petersilienwurzel, 1 große Karotte, 1 Stück Sellerie, 1 Stück Lauch, 2 große Kartoffel, Vitam-Gemüsebrühe, Majoran, Knoblauch, 2 Eßlöffel getrocknete Pilze, Maiskeimöl, etwas Vollweizenmehl und ein Lorbeerblatt. Das Wurzelwerk wird fein zerkleinert und mit einem Viertelliter Wasser aufgegossen. In Würfel geschnittene Kartoffel beigeben, ebenso die vorher eingeweichten und abgeseihten Pilze. Sodann mit Gemüsebrühe, Majoran und einer zerdrückten Knoblauchzehe würzen. Mit Maiskeimöl und Mehl eine lichte „Einbrenn" (Mehlschwitze) machen und diese mit der Suppe verkochen.

Buchweizenomelett: Zutaten: 300 Gramm dick gekochter Buchweizenbrei, 40 Gramm Buchweizenmehl, 3 Eier, etwas Zitronensaft, 40 Gramm Honig und 60 Gramm Sonnenblumenöl. Die Dotter mit dem Buchweizenmehl, dem Brei und dem steifgeschlagenen Schnee glattrühren. Das Omelett auf kleiner Flamme backen. Mit Honig, Fruchtmarmelade oder anderen Zutaten (Topfencreme) servieren. Auch eine Fülle aus gehackten und eingeweichten Trockenfrüchten eignet sich hervorragend.

Gefüllte Zucchini: Zutaten: Zucchini, 250 Gramm Reis, 1/2 Liter Wasser, eine Prise Vitam-Würze, 1 großer Pfefferoni, eine kleingeschnittene Zwiebel, 2 zerkleinerte Knoblauchzehen, verschiedene Küchenkräuter (Bohnenkraut, Salbei, Basilikum, Liebstöckel, Petersilie, Schnittlauch usw.). Der Reis wird in das gesalzene, kochende Wasser eingerührt. Kurz aufkochen lassen, dann die Würze dazugeben und zugedeckt bei 100 Grad Celsius rund eine Stunde im Rohr nachquellen lassen. Man kann den Reis auch auf kleiner Flamme auf dem Herd weichdünsten lassen. Sobald der Reis fertig ist, werden die Zucchini der Länge nach halbiert und ausgehöhlt. Füllen Sie die Reisfülle (Reis mit den restlichen Zutaten vermischen) ein. Das Ausgehöhlte in einer Auflaufform andünsten und etwas würzen. Die gefüllten Zucchini hineinlegen, mit Butterflocken bestreuen und 30 Minuten bei mittlerer Hitze backen.

Als Nachspeise eignet sich zum Beispiel Quark(Topfen)creme: 250 Gramm Quark (Topfen) mit 6 Eßlöffel Milch, 250 Gramm Beeren (Himbeeren, Brombeeren usw.) 1 Eßlöffel Honig und 1 Eßlöffel Leinöl gut durchmischen und im Mixer zu einer Creme rühren.

ABEND

Grillhuhn: Das Huhn waschen, abtrocknen und mit Kräutern würzen (Rosmarin, Basilikum, Liebstöckel usw.), entweder grillen oder in einer Folie garen lassen. Dazu 200 Gramm Kartoffel ungeschält dämpfen, passieren, mit Kräutern würzen und mit etwas Rahm vermischen. Verschiedene Gemüsesorten (Karotten, Broccoli, Zucchini usw.) kurz überdämpfen und dann mit einem Gemisch aus Joghurt, Kräutern und Salz übergießen.

Das Abendessen kann aber durchaus auch lediglich aus einem Stück Brot mit etwas Käse oder magerem Schinken bestehen. Als Getränke empfehlen wir Kräutertee, Mineralwasser, aber hin und wieder durchaus auch ein Gläschen Wein. Leute, die an Schlafstörungen leiden, sollten ein kleines Glas Bier trinken. Zahlreiche Rezepte und Menütips finden Sie in den beiden Büchern „Willi Dungls Gewürz- und Kräuterküche“ sowie in „Schmerzfrei ohne Gift“, beide im Orac-Verlag erschienen.

SCHATTENBOXEN — TAIJIQUAN

Schon in der Einleitung haben wir erwähnt, daß der Vorbeugung von Krankheiten hier breiter Raum gewidmet werden soll. Vieles hört und liest man von der sogenannten „psychosomatischen Medizin“, die sich mit dem nunmehr auch wissenschaftlich nachgewiesenen Zusammenhang verschiedener Leiden mit dem unbewußten Nervensystem beschäftigt. Für die Chinesen ist das alles sozusagen ein „alter Hut“. Ein „alter Hut“ allerdings, der wohl durch keinen neuen, besseren, zu ersetzen ist.

Die Anwendung körperlicher Übungen zur Gesundheitspflege und Behandlung hat in China sehr lange Tradition. Schon im ältesten überlieferten chinesischen Lehrbuch für innere Medizin, „Huangdi Neijing Suwen“ (geschrieben etwa 300 Jahre vor Christi Geburt), findet der Leser genaue Anweisungen, welche Arten körperlicher Übungen bei den einzelnen Störungen Heilung bringen.

Damals sprach man von Daoyin, einer Kombination aus Atemübungen, körperlichem Training und Selbstmassage. Im dritten Jahrhundert nach Christi entwickelte der berühmte Arzt Huatuo aus Beobachtungen von Tierbewegungen eine Übungsfolge für den Menschen, die er „Wuquinxi“ (die fünf Tierübungen) nannte. Die Bewegungen von fünf Tieren — Tiger, Hirsch, Bär, Affe und Vogel — standen demnach Pate für das Trainingsprogramm seiner Patienten:

Huatuos Theorie war denkbar einfach: Bewegt der Mensch seinen Körper mehrmals täglich in Form der „Tierübungen“, fördert dies die Gesundheit, besonders in bezug auf Verdauung und Kreislauf. Der Mediziner verglich dies mit dem Scharnier einer Türe, das durch ständigen Gebrauch nicht einrostet, sowie mit dem fließenden Wasser, das nicht faulig wird.

Huatuo prägte den Spruch: „Der kluge Arzt heilt nicht, er beugt Erkrankungen vielmehr vor!“ Seine Heilgymnastik erwies sich tatsächlich als eine der wirksamsten vorbeugenden Maßnahmen. Buddhisten, Dauisten und konfuzianische Gelehrte verwenden solche und ähnliche Übungskomplexe nach wie vor. Aber auch immer mehr westliche Mediziner haben erkannt, daß Atemübungen, Kreislauftraining, gezielte Entspannung und Selbstmassage mithelfen, die Abwehrkräfte ihrer Patienten zu verbessern. Nach chinesischer Philosophie soll dadurch das Gleichgewicht zwischen Yin (Körper) und Yang (Geist) wiederhergestellt werden, das im Krankheitsfall verloren geht.

Der Leser möge verzeihen, wenn Hintergründe und Geschichte von Taijiquan — dieser „friedlichen Kampfsportart“ — etwas ausführlicher beschrieben werden. Doch ist gerade dies für das grundlegende Verständnis der leicht durchführbaren Übungen wichtig. Es genügt nämlich nicht, Taijiquan ein paarmal zu probieren und dann auf ein Wunder zu warten, das sicher ausbleiben wird. Nur

regelmäßige Durchführung, die auch Freude bereiten soll, garantiert den Erfolg.
Was ist nun Taijiquan? Nach der Überlieferung begründete Chen Pu im 14. Jahrhundert eine Nahkampftechnik, die als Vorläufer des noch heute als Volkssport in China ausgeübten Schattenboxens gilt. Chen Pu übersiedelte 1374 mit seiner Familie aus der Provinz Shanxi nach Chanyangcun. Wie populär er war, geht schon daraus hervor, daß noch heute rund 90 Prozent der Bewohner dieses Ortes, der nun Chenjiagou genannt wird, Chen heißen.
Eine wirkliche Schule des Taijiquan bildete erst sein neunter Nachfahre, Chen Wangting, im 17. Jahrhundert. Chen Wangting war ebenfalls eine schillernde Persönlichkeit in Chinas Geschichte. Als einer der Generäle der Ming-Dynastie hatte er große militärische Erfolge erzielt. Nach der Ablöse der Ming durch die Quing kehrte er in seine Heimat zurück, wurde Bauer und übte Taijiquan aus Freude an der Bewegung aus.
Später verfeinerte ein Nachfolger, Chen Changxing, der bis Mitte des 19. Jahrhunderts lebte, die Technik. Damals wurde Taijiquan noch ausschließlich innerhalb der weitverzweigten Familie Chen weitergegeben, nicht aber an andere Familien. Erst gegen Ende des 19. Jahrhunderts lernten andere Chinesen ebenfalls Taijiquan, gründeten zahlreiche Schulen und sorgten auf diese Weise für rasche Verbreitung der bald sehr beliebten Sportart. Kann Taijiquan nun als Kampfsportart im strengen Sinne bezeichnet werden? Die chinesischen Formen der körperlichen Ertüchtigung werden als Washu (Kampfkunst) beziehungsweise Kungfu (körperliche und geistige Übungen) betrachtet. Man unterscheidet dann noch Kampftechniken mit bloßen Fäusten oder mit Waffen sowie äußere und innere Kampfmethoden.
Sogenannte äußere Kampftechniken fördern Schnelligkeit und Reaktion, um den Gegner mit größtmöglicher Geschwindigkeit und Härte außer Gefecht zu setzen. In Europa sind einige Abarten davon sehr populär — denken wir nur an Karate, Judo oder auch das koreanische Tae Quon Do.
Taiji-Boxen gehört jedoch zu den „inneren" Kampftechniken. Es wird ausschließlich die Selbstverteidigung trainiert: nicht angreifen, sondern gelassen den Angriff des Gegners abwarten und den günstigsten Zeitpunkt für eigenes Handeln herausfinden. Der Angreifer soll dann mit geringstem Krafteinsatz aus dem Gleichgewicht gebracht werden. Eine Verletzung des Feindes wird dabei vermieden, obwohl sie zweifellos möglich wäre.
Wer das Übungsprogramm gut beherrscht, kommt täglich mit nur fünf Minuten Training aus. Es ist auch nicht besonders schwer, die 24 Figuren oberflächlich zu erlernen. Aber sie wirklich gut auszuführen, erfordert viel Fleiß und Eifer.
Die Übungen können von Talentierten schon in sechs Stunden erlernt werden; im allgemeinen kann man aber davon ausgehen, daß doch mehr als zehn Stunden nötig sind. Bis der Trainingswillige das Wesen des Taijiquan wirklich erfaßt hat, bis Bewußtsein, Atmung und Bewegung vollkommen aufeinander abgestimmt sind, ist eine dreimonatige Übungszeit erforderlich. Bei den Übungen müssen wir von den Besonderheiten der Bewegungen des Schattenboxens ausgehen:
Entspannt und weich: Die einzelnen Figuren sind ruhig und besonnen auszuführen. Sie dürfen weder steif noch verkrampft wirken und müssen den Erforder-

nissen des Körpers entsprechen. Das heißt, beim Üben kann man zwar leicht ins Schwitzen kommen, man darf jedoch nie völlig außer Atem geraten. Nach dem Training soll man sich entspannt und erholt fühlen.
Unter den heute weltweit verbreiteten Gymnastikformen gibt es nur sehr wenige, die wie Taijiquan ein Gefühl der Entspannung hervorrufen, aber gleichzeitig den Körper trainieren und leistungsfähig machen. Das ist sicher auch der Grund, warum sich auch westliche Ärzte dieser Technik zuwenden, wenn es gilt, Menschen mit psychosomatischen Beschwerden zu kurieren. Durch die geringe Belastung können nämlich auch Patienten mit schwacher Konstitution und ältere Menschen das Schattenboxen leicht lernen und ausüben.
Zweiter wesentlicher Punkt als Grundvoraussetzung für richtiges Training ist der fortlaufende Rhythmus. Die Bewegungen dürfen keinesfalls heftig und ruckartig durchgeführt werden, sie sollen zudem ohne Unterbrechung und ohne besonderes Betonen einzelner Abschnitte erfolgen. Man stelle sich die Übung etwa so wie fließendes Wasser und dahinziehende Wolken vor (wenn dieser blumige, natürlich aus dem Chinesischen stammende Vergleich gestattet ist).
Im Gegensatz zu anderen traditionellen Kampfsportarten fehlen beim Schattenboxen heftige Bewegungen. Vor allem die Bewegung der Arme ist immer in abgerundeter Form durchzuführen. Wir sprechen daher auch von abgerundeter Übung. Die Praxis hat gezeigt, daß abgerundeter Bewegungsablauf günstigen Einfluß auf den gesamten Körper nimmt — Überlastungssyndrome können bei dieser Sportart nicht auftreten.
Die Bewegungen der Arme, des Rumpfes und der Beine sollen koordiniert, also harmonisch sein und auch mit der Atmung — auf die wir noch genauer zu sprechen kommen — und der geistigen Entspannung im Gleichklang stehen. Zentrum jeder Bewegung ist der Rumpf, insbesonders die Lendenwirbelsäule.
Wichtig ist die Konzentration im Training. Während einer Taiji-Übung soll der Übende seine Aufmerksamkeit ausschließlich auf den Bewegungsablauf richten.
Ein Beispiel für den Bewegungsablauf des Schattenboxens: Wenn Sie bei einer Gymnastikübung beide Arme heben, so registrieren Sie nicht, daß dieser Tätigkeit ein Befehl des Gehirns vorangegangen ist. Das Heben der Arme erfolgt sozusagen automatisch. Anders bei Taijiquan: Hier müssen Sie vor dem Heben der Arme überlegen, wie der Bewegungsablauf vor sich zu gehen hat — erst dann dürfen die Arme hochgehoben werden. In diesem Augenblick wird eingeatmet. Bewegt man später die Arme wieder nach unten, möge man sich vorstellen, irgendetwas nach unten zu drücken. In Gedanken senkt der Übende (wenn er bereits ein gewisses Niveau erreicht hat) „Energie“ nach unten in den Bauchraum.
Das ist ausschließlich eine Frage der Konzentration, eine Art autogenes Training. Die mit Fortdauer des Trainings steigende Konzentrationsfähigkeit ermöglicht es uns aber, schädliche Einflüsse erfolgreich abzuwehren. Gestreßte Manager zum Beispiel erhalten durch Schattenboxen die ideale Chance, sich geistig von beruflichem Ärger zu lösen. Beim Senken der Arme wird ausgeatmet.
Das aktive Denken darf, genauso wie die Bewegung, nicht aufhören. Geist und Körper sind demnach miteinander verbunden. Ein alter Spruch soll das verdeut-

lichen: Der Geist ist der General — er befiehlt dem Körper, aktiv zu sein. Entscheidend für die Wirksamkeit des Schattenboxens ist deshalb auch vollkommene Ruhe. Vor der Übung soll man sich unbedingt entspannen. Das mag anfangs durchaus nicht zufriedenstellend gelingen, soll den Trainierenden aber in keiner Weise entmutigen. Beginnen Sie mit einer Kontrolle der Körperposition. Im Klartext: Überlegen Sie ganz bewußt, ob der Körper in der richtigen Haltung verweilt, ob Rumpf und Arme entspannt sind, und ob die Atmung gleichmäßig ist.

Erst nach Erfüllung dieser Voraussetzungen beginnt die Übung. Diese Einstellung soll während des ganzen Trainings beibehalten werden, nie darf ein Bewegungsablauf verkrampft erfolgen — selbst bei komplizierten Übungen nicht. Beim Erlernen der Figuren führen Sie die Bewegungen lieber langsamer durch. So erhält der Übende die Garantie, daß er trotz intensiven Trainings nicht ermüdet.

Gezielte Entspannung des Körpers bedeutet nicht Schlaffheit der Muskulatur oder Unaufmerksamkeit — im Gegenteil: Wenn die Taij-Übung verlangt, daß der Oberkörper gerade, entspannt steht, so soll damit erreicht werden, daß der Körper noch größere Standfestigkeit erhält. Die noch ausführlicher beschriebene Grundhaltung verleiht dem Körper jene Stärke, die die Chinesen als innere Energie bezeichnen und die das Grundprinzip des Schattenboxens darstellt.

Bei den einzelnen Übungen ist genau auf den vorgeschriebenen Wechsel von belastetem und unbelastetem Bein zu achten. Der Anfänger hat meist bei der richtigen Körperhaltung Schwierigkeiten. Er muß lernen, den Körperschwerpunkt zu verlagern. Da während des Trainings oft die Bewegungsrichtung von Beinen und Rumpf geändert wird, ist es wichtig zu wissen, welches Bein belastet werden muß. Der Körper soll bei jeder Übung in eine angenehme Lage versetzt werden. Vor einer Drehung den Körper bewußt stabilisieren, ehe das Bein gehoben und ein Schritt gemacht wird. Vor einer Vorwärts- oder Rückwärtsbewegung zuerst mit dem Bein den Boden berühren, dann erst langsam den Schwerpunkt ändern.

Es fällt gar nicht so leicht, das geschriebene Wort in die Tat umzusetzen. Aber dem wirklich Interessierten wird es schon nach kurzer Zeit gelingen, das Wesen des Taijiquan zu erfassen.

Für die richtige Haltung der einzelnen Körperteile gibt es einige einfache Richtlinien. Für den Kopf gilt: Um eine Verkrampfung der Nacken- und Schulterpartie zu verhindern, heben Sie den Kopf stets leicht an. Drehen Sie den Kopf nicht nach links oder rechts, weil er bei den Übungen dem Rumpf folgen soll. Das Kinn wird leicht zur Brust gedrückt, der Mund bleibt geschlossen. Auch das Gesicht darf nicht verkrampft werden. Die Zunge soll an den Gaumen stoßen. Die Augen bewegen sich mit dem Rumpf und schauen meist zur vorderen Hand.

Am Rumpf unterscheidet man zwischen Brustbereich und Lendenwirbelsäule. Die Brust wird nicht nach vorne gestreckt, aber auch nicht eingezogen. Trachten Sie, die Brustmuskulatur bewußt zu entspannen. Erst dann ist eine natürliche Atmung und auch eine lockere Bewegung in den Schultergelenken möglich.

Die Lendenwirbelsäule spielt eine ganz entscheidende Rolle. Richtige Haltung dieses Abschnittes verschafft Wohlbefinden während der ganzen Übung.

Denken Sie bitte immer daran, daß die Lendenwirbelsäule eine Achse, ein Zentrum aller Bewegungen, darstellt. Nimmt man hier eine falsche Position ein, so wird die Übung unterbrochen. Stellen Sie sich intensiv vor, die Lendenwirbelsäule bewege sich nach unten — unter keinen Umständen nach vor drücken, damit sie bei der Drehung auch tatsächlich mobil bleibt. Durch Senken der Lendenwirbelsäule kann man die Kraft in den Beinen trainieren und auch die Standfestigkeit üben.
Verhaltensmaßregeln betreffen auch die Hüfte. Bewegen Sie die Hüfte weder nach links noch nach rechts. Spannen Sie zudem die Gesäßmuskeln leicht an.
Ein weiterer sehr wichtiger Bestandteil des Schattenboxens ist die richtige Atmung. Nach den Erfahrungen der chinesischen Medizin wird die Lebensenergie mit der Atmung aufgenommen. Die moderne westliche Physiologie konnte ebenfalls intensive Zusammenhänge und Wechselwirkungen zwischen Muskeltonus (Spannungszustand) und Atmungsvorgänge feststellen. Die Atemmotorik gilt als Schaltstelle zwischen bewußtem und unbewußtem Nervensystem, sowie zwischen Muskelanspannung und Psyche. Bei allen Entspannungs- und Meditationstechniken macht man sich diese Erkenntnis zunutze.
Der automatische, unbewußte Atemrhythmus wechselt unter äußerem Einfluß wie Aufregung, Ärger usw. gleichzeitig mit der Körperhaltung, dem Muskeltonus, der Mimik, der Stimmungslage in eine der Situation angepaßten Zwangsatmung.
Jede Behinderung des Atmungsprozesses erzeugt, für jeden Menschen mühelos feststellbar, Angst. Wer einmal miterlebt hat, wie der Asthmakranke nach Luft ringt, kennt die intensive Angst, die aus Atemnot resultiert. Wir können also sagen, daß alle Umstände, welche die Funktion der Atmung behindern, Angst herbeiführen. Der Atmung kommt damit für den Organismus eben solche Bedeutung wie dem Blutkreislauf zu. Spannung, ob seelisch, körperlich oder umweltbedingt, führt zu einer Behinderung des Atmungsprozesses und dadurch zu Angst. Die chinesische Medizin hat daher auf richtige Atmung immer sehr geachtet. Sie spielt in der aktiven Gesundheitspflege eine zentrale Rolle. Schon im alten China wußte man, daß über die Atmung Zugang zur Seele zu finden ist.
Die Chinesen kennen sechs Stufen der Atemtechnik:
— Reguläre Atmung (Ziran-Huxi)
— Irreguläre Atmung (Qiang-Huxi)
— Erweiterte irreguläre Atmung (Tiaoxi)
— Vertiefte reguläre Bauchatmung
— Weitere Steigerung der tiefen Atmung — Kehlkopfatmung (Houxi)
— Innere Atmung — Embryonalatmung (Taixi)
Für Taiji brauchen wir meistens nur die reguläre Atmung, die vertiefte reguläre Atmung und die irreguläre Atmung.
Reguläre Atmung: Sie wird auch natürliche Atmung genannt und ist eine Atmungsform, die wir praktisch immer anwenden. Sie wird nicht vom Bewußtsein gesteuert und paßt sich automatisch unseren Bedürfnissen an. Der Anfänger des Schattenboxens sollte sich während der Übung vorläufig nur auf die Bewegung konzentrieren und nicht auf die Atmung achten. Nach einiger Zeit wird die Konzentration auf die Bewegung zur Gewohnheit.
Die Atmung soll der Bewegung einfach folgen, soll nie zwanghaft werden.

Wenn wir sitzen oder Leistungssport betreiben, atmen wir anders als bei Taijiquan. Das Geheimnis der regulären Atmung im Taijiquan liegt darin, daß die Bewegungen des Schattenboxens locker und nicht verkrampft ausgeführt werden — ganz im Gegensatz zur Anstrengung beim 100-Meter-Lauf oder gar im Fußball, bei dem von lockerer Bewegung wahrlich keine Rede mehr sein kann.
In richtig ausgeführten Bewegungen des Taijiquan liegt Ruhe. Diese Ruhe geht auf die Psyche über. Wir erreichen so einen Entspannungszustand, der mit Halbschlaf zu vergleichen ist: auch da werden die Atemzüge länger und entspannter. Der Unterschied zum Schlaf liegt darin, daß beim Schattenboxen die Stoffwechselaktivität in keiner Weise herabgesetzt wird, sich aber das Großhirn dennoch in einem Zustand relativer Ruhe befindet.
Bei vertiefter regulärer Atmung spricht man von natürlicher Tiefatmung. Sie ist eine höhere Stufe der obengenannten Atmung und sollte erst angewendet werden, wenn alle technischen Seiten des Schattenboxens vom Übenden gut beherrscht werden. Das heißt, der Übende muß die Bewegungsfolge bereits ohne große geistige Anstrengung automatisch durchführen können. Erst dann kann er versuchen, Bewegungsablauf und Atmung zu koordinieren. Vorgang: Kurz und leicht einatmen, lang und kräftig ausatmen. Durch verlängertes Ausatmen können die Lungen eine beachtliche Menge Luft ausstoßen, was wiederum die Aufnahme einer entsprechend großen Menge Luft ermöglicht. Die Lunge wird gleichsam durchlüftet; es gelangt mehr Sauerstoff ins Gehirn, was sicher wiederum positiv auf den Gemütszustand auswirkt. Man fühlt sich nach der Übung frischer, erholter, fröhlicher — eben entspannter als vorher.
Die Betonung des Ausatmens verstärkt zudem die Elastizität der Lunge sowie die der Atemmuskulatur. Die Reserven der Atmungsfunktion werden größer (erhöhte Vitalkapazität). Nicht nur die Leistungsfähigkeit steigt dadurch, richtige Atmung stellt auch eine gute Vorbeugungsmethode gegen Lungenüberblähung (Emphysem) dar. Wenn der Trainierende die vertiefte reguläre Atmung noch nicht so gut beherrscht, darf er ohneweiteres hin und wieder zur regulären Atmung zurückkehren.
Die irreguläre Atmung: Sie wird auch „verkehrte" Bauchatmung genannt und ist eine unnatürlich wirkende Atmung, wie schon ihr Name aussagt. Beim langsamen und tiefen Einatmen wird der Bauch leicht eingezogen, beim Ausatmen wird er hingegen nach außen gedrückt. Mit „Bauch" ist hier die Region unterhalb des Nabels gemeint. Diese Atemtechnik hat sich vor allem für jene als günstig erwiesen, die an Bindegewebsschwäche leiden. Mit Hilfe der irregulären Atmung kräftigt man den Organismus. Im Zusammenhang mit Schattenboxen soll damit aber erst begonnen werden, wenn Technik und die vorher erwähnten Atemvorgänge bereits gut beherrscht werden.
Wann soll nun eingeatmet, wann ausgeatmet werden? Dafür gibt es einige Grundregeln:
Eingeatmet wird beim Aufrichten des Körpers, beim Anwinkeln der Arme und beim Anheben der Beine. Ausgeatmet wird beim Niederhocken, beim Strecken der Arme, bei Schritten und allen Bewegungen, die nach unten auf einen bestimmten Punkt gerichtet sind. Nochmals: Für den Anfänger wird es besser sein, sich vorerst nicht auf die Atmung zu konzentrieren, sondern vielmehr auf die Bewegung. Bei Positionswechsel einatmen, beim Wegstoßen (Vorstrecken)

der Handflächen oder der Faust ausatmen. Leichtes und entspanntes Einatmen ermöglicht ein Gefühl der Schwerelosigkeit, des Schwebens.
Beim Ausatmen jedoch wird der Körper etwas schwerer und sinkt nach unten. Physiologische Untersuchungen haben gezeigt, daß die Muskelkraft bei der Ausatmung größer ist. So wird verständlich, warum beim Wegstoßen ausgeatmet werden soll: nur auf diese Weise nützt der Athlet seine Schlagkraft maximal aus. Um den Körper schnell drehen zu können, muß er möglichst leicht sein; daher in diesem Augenblick einatmen.
Nun wollen wir noch den Begriff des „Dantian" erklären. Dauisten verstehen darunter eine Stelle des Körpers, an der bei Männern die Samen, bei Frauen die Fruchtbarkeit aufbewahrt wird. Den betreffenden Ort sucht man einen bis vier Querfinger unterhalb des Nabels. Laut chinesischer Philosophie wird totale Entspannung dadurch erreicht, daß man sich bei Atem- und Entspannungsübungen geistig auf das Dantian einstellt.
Übertragen auf die westliche Medizin: Im Bauchraum haben wir vor allem parasympathische Nerven, welche die Eingeweide unwillkürlich versorgen. Die während der Übung eintretende, tiefe Atmung bewirkt vermehrte Beweglichkeit des Zwerchfells. Dieses wiederum massiert die Baucheingeweide, wodurch sich die Durchblutung in dieser Region verbessert. Der Übende empfindet das als Wärmegefühl. Da die Temperatursteigerung nur sehr gering ist, bedarf es schon eines weit fortgeschrittenen Stadiums, um die Veränderung wahrnehmen zu können.
Beachtet der Patient (oder besser: der Mensch, der durch unsere Übungen nicht zum Patienten werden soll...) weiters, daß bei der Einatmung der Beckenboden leicht hochzuheben ist, um ihn beim Ausatmen wieder locker zu lassen, dann steht ihm eine hervorragende Gymnastikübung zur Verfügung, die gleichermaßen vorbeugend wie heilend auf chronische Leiden im kleinen Becken (Hämorrhoiden, Prostatitis usw.) wirkt.
Für den Erfolg des Schattenboxens ist auch das Tempo der Bewegungsabläufe von großer Bedeutung. Bei langsamem Tempo gelingt die geistige Entspannung leichter. Ebenso bestehen bessere Möglichkeiten, selbst zu kontrollieren, ob die Übungen richtig vorgenommen werden. Die Reaktionsfähigkeit leidet darunter bestimmt nicht. Untersuchungen haben gezeigt, daß die Reaktionsfähigkeit langjährig Übender wesentlich besser ist als jene anderer.
In welcher Umgebung soll Taijiquan betrieben werden? Nach Möglichkeit an der Sonne, in ruhiger Lage, an der frischen Luft — demnach am besten im Freien. Aber auch gut gelüftete Räume eignen sich als Trainingsorte. Anfänger können durchaus mit Hilfe passender Musik üben. Sehr empfehlenswert ist das Training in der Gruppe.
Ideale Zeit für die Übung ist der frühe Morgen oder der Abend. Notfalls können auch zwischen der Arbeit einige Übungen durchgeführt werden. In der Früh kann das Training intensiver sein. Abends würde zu langes Training „aufputschen" und den Schlaf stören. Der Gesunde kann täglich etwa eine Stunde üben.
Chronisch Kranke und Geschwächte sollen Schattenboxen nur unter ärztlicher Aufsicht betreiben. Sie müssen besonders regelmäßig und mit Ausdauer trainieren. Der Erfolg stellt sich oft erst nach einigen Monaten ein, was manchmal zum vorzeitigen Aufgeben veranlaßt. Wenn sich der Puls nach einer Serie von

Übungen um 20 bis 40 Schläge pro Minute erhöht und auch eine leichte Ermüdung feststellbar ist, hat der Patient richtig trainiert.
Da das Schattenboxen — wie mehrfach angedeutet — eine langsame Bewegungsart ist, erübrigen sich Aufwärmen und besondere Vorbereitungsübungen (im Gegensatz zu jeder anderen Sportart). Viel wichtiger ist die Konzentration auf das Training.
Nach Beendigung des Übungsablaufes soll einige Minuten ruhiges Auf- und Abgehen auf dem Programm stehen. Atmung, Kreislauf und vegetative Funktionen können sich so wieder auf den Normalzustand einpendeln.
Durch die Verlagerung des Körpergewichtes von einem Bein auf das andere wird die Muskultatur anfangs besonders stark beansprucht. Die Kräftigung der Beinmuskeln führt zu besserem Kreislauf, zur Vermeidung von Krampfadern und zur Verstärkung der Lungenfunktion. Beachtet der Übende folgende Punkte, kann er einem „Muskelkater" vorbeugen, oder — wenn das Malheur bereits passiert ist — diese unangenehme, häufige Begleiterscheinung körperlichen Trainings gut behandeln:

- Steigern Sie die Intensität der Übungen langsam.
- Vergessen Sie nicht auf das schon erwähnte ruhige Gehen nach dem Training!
- Umwickeln Sie schmerzende Stellen mit einem feuchten Handtuch, nehmen Sie ein warmes Fußbad oder Vollbad. Massieren Sie Massageöl leicht in die Haut ein.

Schwangerschaft muß nicht im Widerspruch zum Training stehen. Lediglich von jenen Übungen, bei denen man tief in die Hocke gehen muß, sollte Abstand genommen werden. Alle anderen Übungen können problemlos bis knapp vor der Entbindung durchgeführt werden (allerdings unbedingt behutsam, am besten unter ärztlicher Anleitung). Ansonsten wirkt sich Taijiquan während Menstruation und Stillzeit sogar positiv auf das Wohlbefinden aus.
Bevor wir endlich mit dem praktischen Teil beginnen, soll kurz auf die Krankheiten eingegangen werden, gegen die Schattenboxen als unterstützende Maßnahme eingesetzt werden kann. Dazu zählt auf jeden Fall sogenannte vegetative Erschöpfung — ein Zustand der Leistungsschwäche, verbunden mit zahlreichen Störungen infolge einer Disregulation des unbewußten Nervensystems (Verstopfung, Magenschmerzen, Herzjagen — andere Ursachen dieser Zustände sind aber unbedingt durch einen Arzt auszuschließen, bevor man mit dem Training beginnt).
Während der Gesunde die natürliche Müdigkeit als eher angenehm empfindet, fühlt sich der Erschöpfte abgeschlafft, zugleich jedoch hektisch („kribbelig", würde man im Volksmund sagen). Taijiquan vertreibt diese Symptome und auch Konzentrationsschwäche, Reizbarkeit, Stimmungsschwankungen (oft eine Belastung für die Umgebung!), Lustlosigkeit, Druckgefühl im Kopf, klopfender Kopfschmerz, Schwindelanfälle, Schlafstörungen, Herzjagen, Magenbeschwerden, Verstopfung und Durchfall, aber auch Potenzstörungen, die psychische Ursachen haben (das trifft auf mehr als 90 Prozent aller Fälle zu). Der Patient kann dennoch organisch völlig gesund sein. Wegfallen des auslösenden Momentes (Streß im Beruf, Aufregungen im Privatleben) garantiert trotzdem keine Rückkehr zum Normalzustand. Die „angeknackste" Psyche läßt

sich nicht im Handumdrehen wieder reparieren. Aber mit Hilfe des Schattenboxens gelingt eine Verbesserung schon nach relativ kurzer Zeit.
Wir betreiben mit Taijiquan eine aktive, geistige Entspannung. Kursteilnehmer erzählen, daß sie sich nach dem Training plötzlich wieder wohl und erholt gefühlt haben, was vorher in keiner Weise der Fall war. Der Übende benötigt aber viel Geduld: Nach einigen wenigen Übungsstunden kann noch kein Nutzeffekt eintreten.
Personen mit Herzleiden, Bluthochdruck, Gelenksbeschwerden können nach ärztlicher Rücksprache Schattenboxen statt einer anderen Heilgymnastik betreiben. Mindestens während der ersten zehn Übungsstunden sollte der körperliche Zustand von einem Arzt kontrolliert werden.
Nun hinein in die Praxis! Wie Sie Abb. 123 entnehmen, erfolgen alle Richtungsangaben gemäß einem Ziffernblatt. Beginnen Sie bitte so, daß sich 12 Uhr vor Ihnen befindet und 3 Uhr rechts. Merken Sie sich einfach irgendeine Stelle, die Sie als „12 Uhr" bezeichnen wollen. Eine Drehung auf 1 Uhr ist demnach eine Drehung um 30 Grad, eine Drehung von 7 Uhr auf 10 Uhr eine Drehung um 90 Grad.

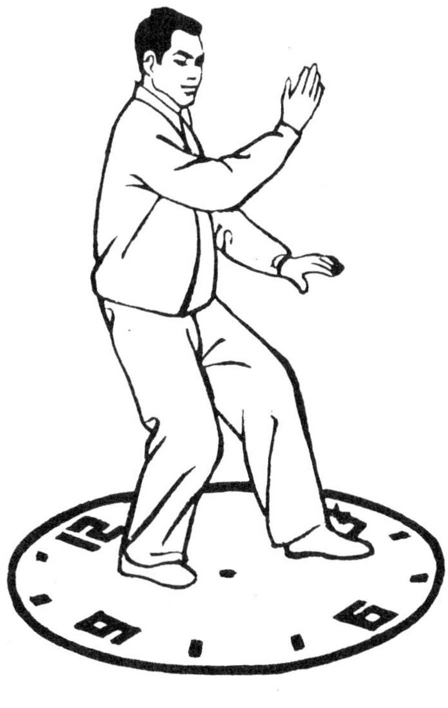

Abb. 123

Der Trainingskatalog besteht aus 8 Serien mit insgesamt 24 Bewegungsfolgen. Beginnen wir mit
Serie I (besteht aus 3 Bewegungsfolgen)
1. Beginn — Qi Shi (umfaßt die Abb. 124 bis 127)

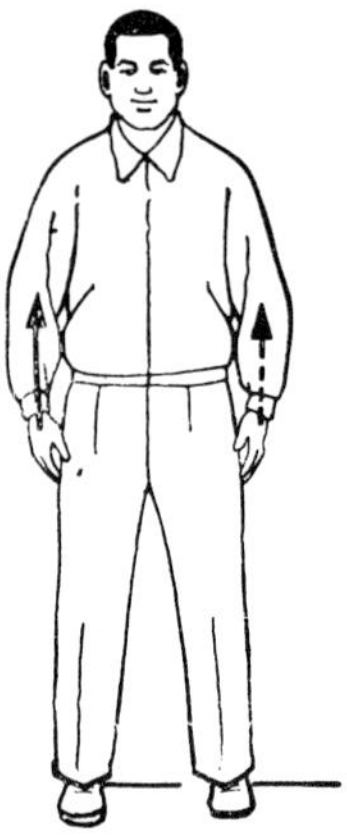

Abb. 124

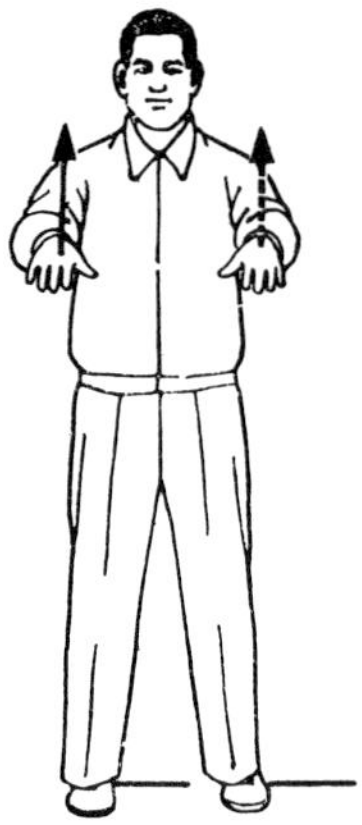

Abb. 125

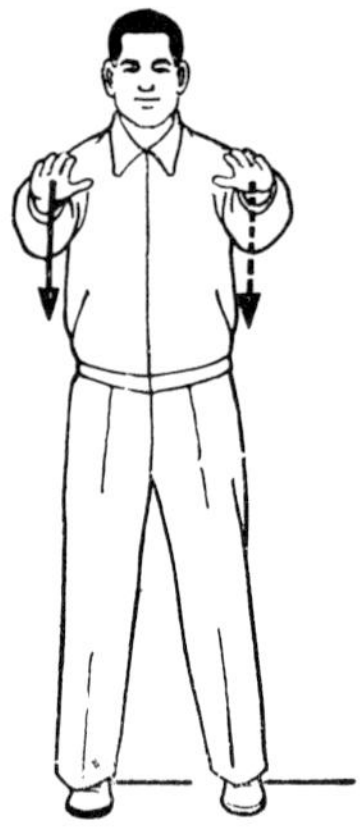

Abb. 126

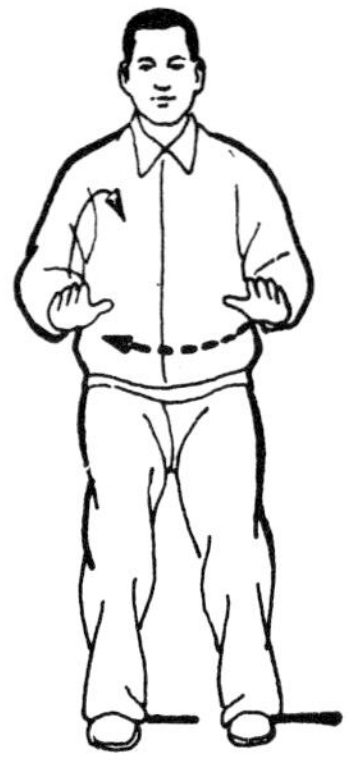

Abb. 127

Der Übende nimmt aufrechte Haltung ein. Die Zehen zeigen nach vorne, die Arme hängen locker mit den Handflächen nach innen an der Seite. Geradeaus blicken! Kopf und Nacken aufrecht halten und das Kinn dabei etwas zur Brust ziehen (nicht jedoch Bauch einziehen und Brust heraustrecken!). Entspannt, aber konzentriert sein.
Die Arme nun langsam bis in Schulterhöhe heben, die Handflächen zeigen nach unten. Mit dem linken Bein schulterbreit zur Seite steigen. Einatmen! Arme nach kurzer Zeit wieder bis in Nabelhöhe senken. Gleichzeitig werden bei aufrechtem Oberkörper die Knie leicht gebeugt und die Handinnenfläche sanft nach innen gedrückt. Die Ellbogen strecken sich dabei in Richtung Knie aus. Ausatmen!

2. Des Wildpferdes Mähne gleichmäßig teilen — Yema Fenzong (umfaßt die Abb. 128 bis 142)

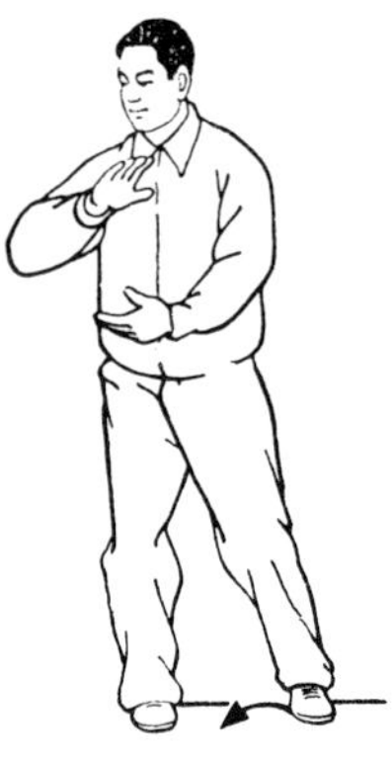

Abb. 128

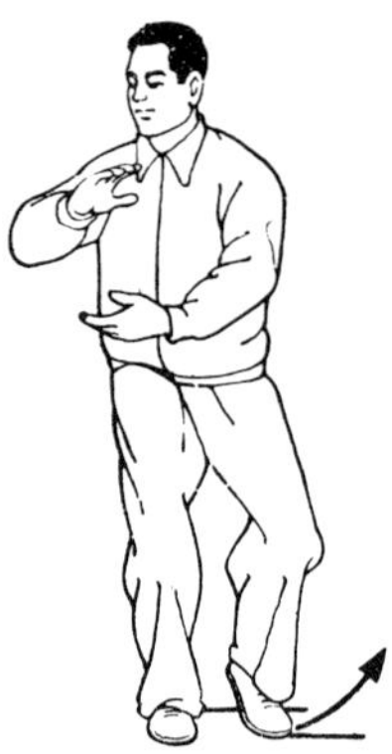

Abb. 129

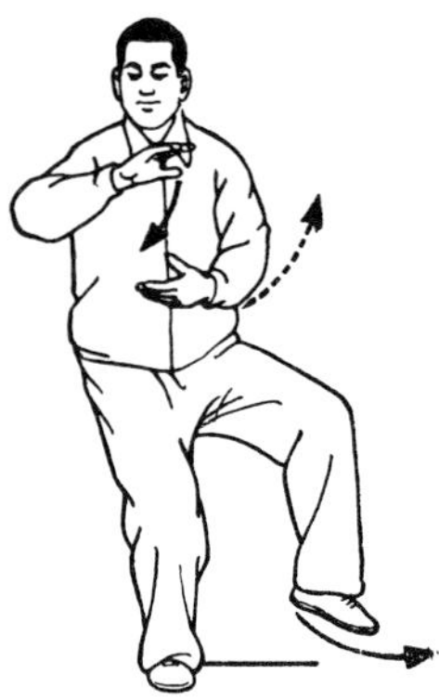

Abb. 130

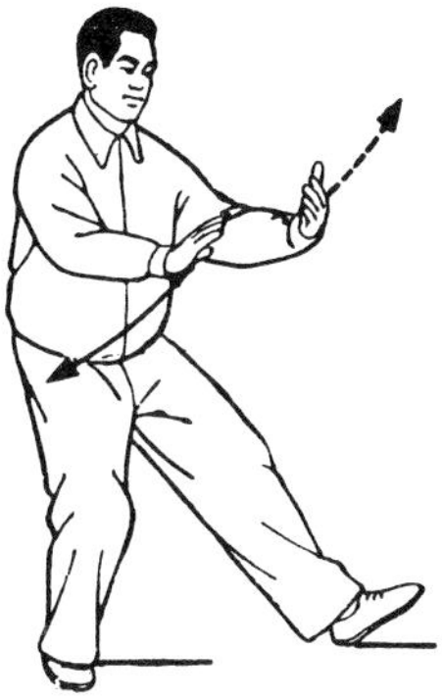

Abb. 131

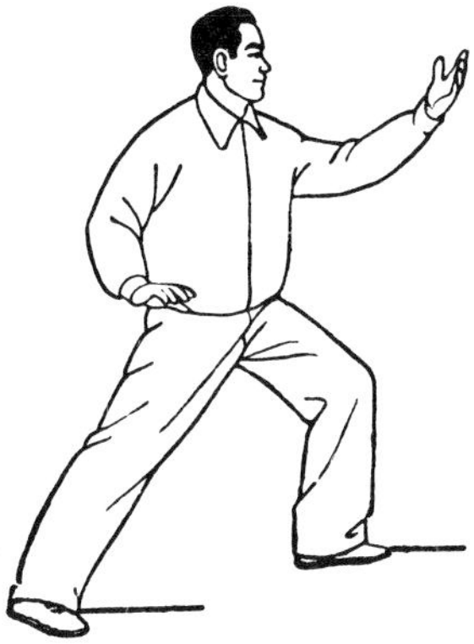

Abb. 132

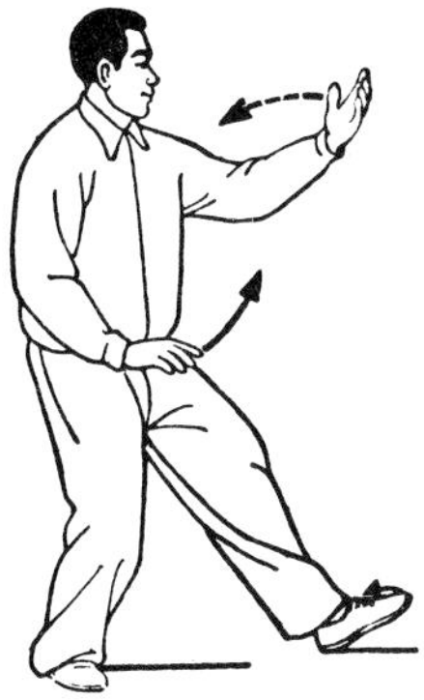

Abb. 133

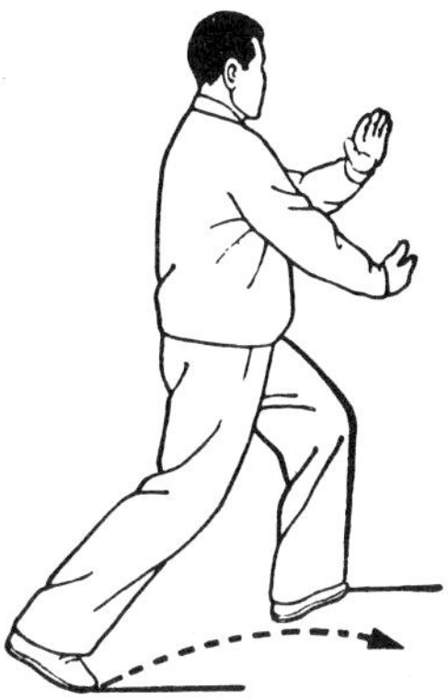

Abb. 134

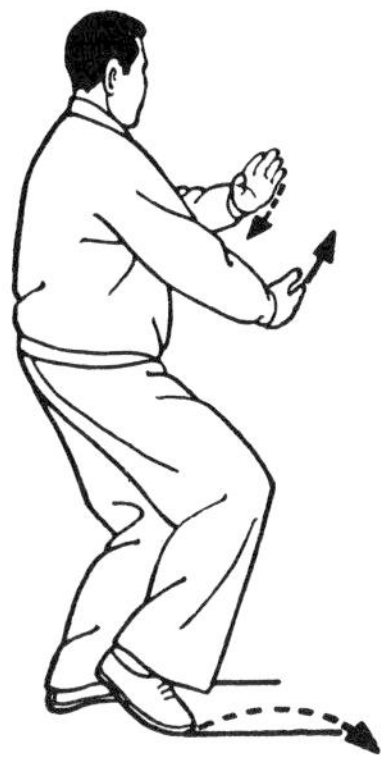

Abb. 135

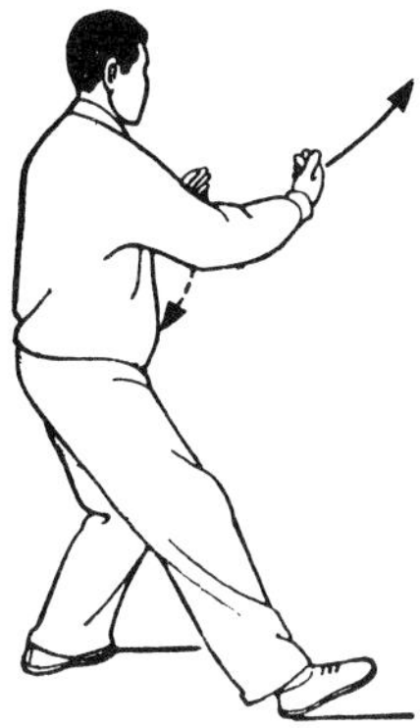

Abb. 136

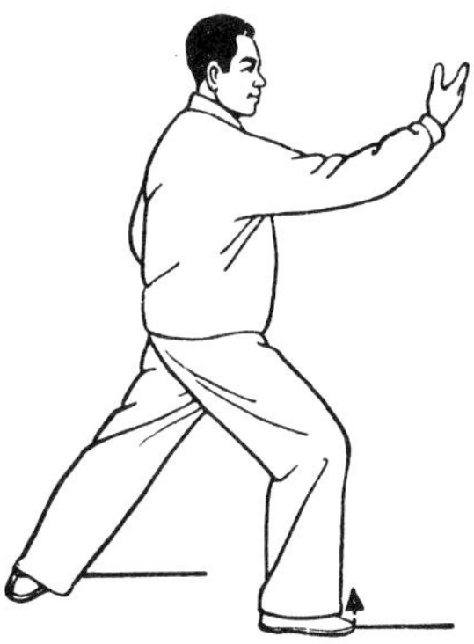

Abb. 137

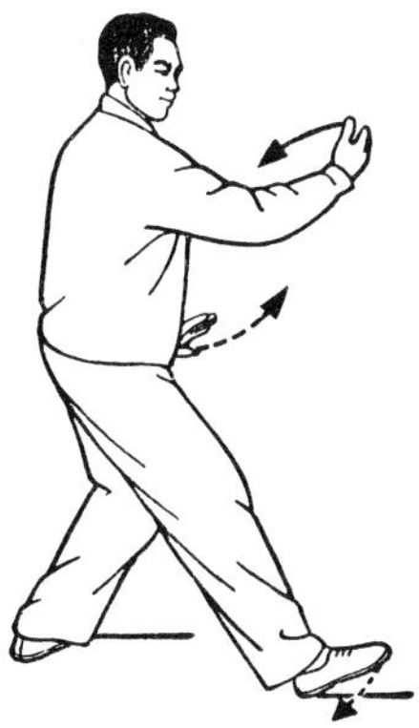

Abb. 138

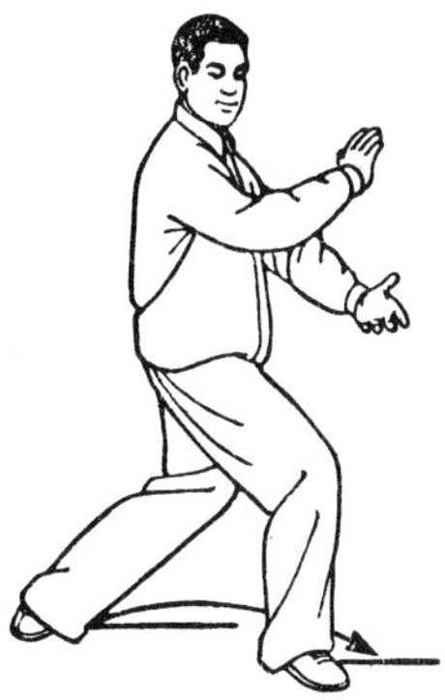

Abb. 139

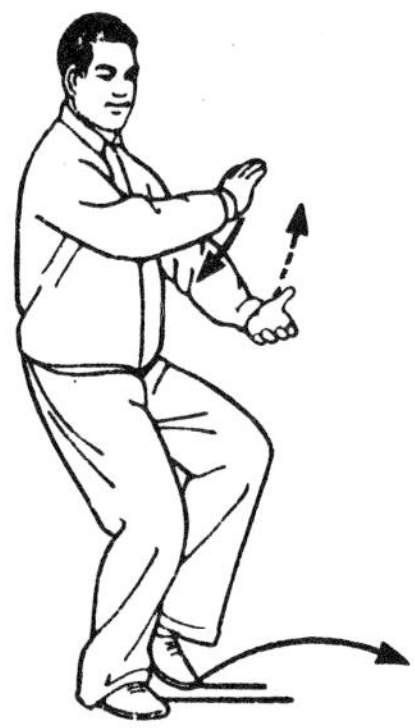

Abb. 140

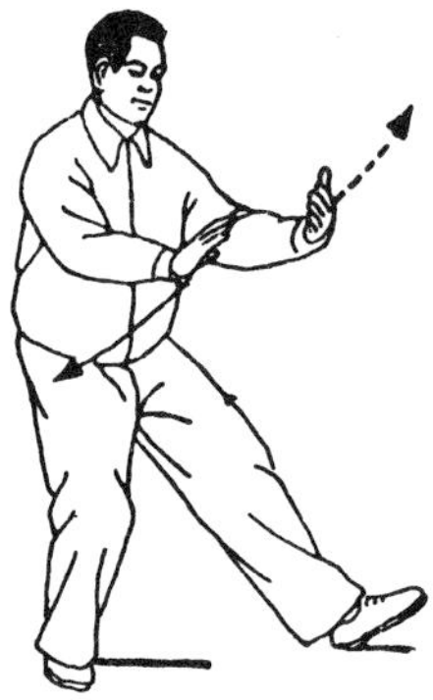

Abb. 141

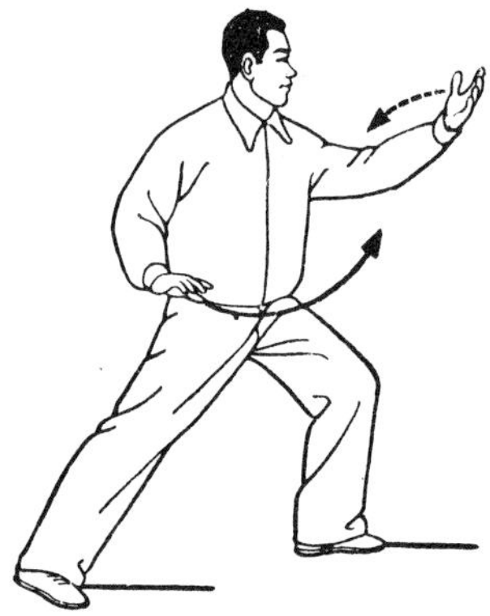

Abb. 142

Den Körper leicht nach rechts verlagern und auf 1 Uhr drehen. Das Gewicht wird auf das rechte Bein verlegt. Heben Sie nun die rechte Hand, bis der Unterarm horizontal vor der Brust liegt. Die linke Hand bewegt sich gleichzeitig im Kreis nach unten, bis sie sich unter der rechten Hand befindet. Die Handflächen liegen einander gegenüber, als ob sie einen Ball festhalten wollten (wir werden diese Stellung im folgenden als „Ballhaltung" bezeichnen). Den linken Fuß stellt man nun mit der Spitze neben den rechten. Dabei auf die rechte Hand blicken (Abb. 128 und 129).
Nun den Körper nach links auf 10 Uhr drehen, während der linke Fuß einen Schritt vorwärts macht und etwa auf 8.30 Uhr zeigt. Das linke Knie beugen und das Gewicht auf das linke Bein verlagern. Jetzt rechtes Bein strecken, dabei die Fersen auf den Boden pressen. Während Sie sich nach links wenden, heben Sie gleichzeitig den linken Unterarm schräg bis in Augenhöhe. Die Handfläche zeigt nach innen und schräg nach oben, die Ellbogen sind leicht angewinkelt. Die rechte Hand wird weiters mit der Handfläche nach unten neben die Hüfte gebracht, die Finger zeigen nach vorne. Sehen Sie dabei auf die linke Hand (Abb. 130, 131 und 132).
Langsam den Oberkörper so rückwärts bewegen, als ob Sie sich hinsetzen wollten. Das Gesicht nun wieder nach rechts verlagern. Die linke Fußspitze leicht anheben und nach außen drehen, den Fuß dann wieder absetzen. Linkes Knie beugen und den Körper nach links auf 5 Uhr drehen. Gewicht nach links verlagern, „Ballhaltung" einnehmen (linke Hand oben). Nun den rechten Fuß vorholen und mit der Spitze neben den linken stellen. Auf die linke Hand blicken (Abb. 133, 134 und 135).
Machen Sie einen rechten „Verbeugungsschritt", indem Sie mit dem rechten Fuß einen Schritt vorwärts machen, auf 9.30 Uhr drehen und das linke Bein strecken (die Ferse, beziehungsweise der Absatz bleibt auf dem Boden) sowie das rechte Knie beugen. Gleichzeitig den Körper nach rechts auf 8 Uhr drehen, die rechte Hand schräg nach oben bis in Augenhöhe heben, die Handfläche nach innen und schräg nach oben zeigen lassen. Winkeln Sie weiters den Ellbogen leicht an. Die linke Hand wird nun neben die linke Hüfte gebracht, die Handfläche zeigt nach unten, die Finger zeigen nach vor. Auf die rechte Hand schauen (Abb. 136 und 137).
Jetzt werden die Bewegungen auf den Abbildungen 133 bis 135 wiederholt,

dabei aber die Seiten vertauscht (Abb. 138 bis 140). Nun auch die Bewegungen, die auf den Abbildungen 136 und 137 dargestellt sind, mit vertauschten Seiten wiederholen (Abb. 141, 142).
Denken Sie auch bei diesen Übungen immer daran, den Oberkörper aufrecht zu halten und den Brustkorb zu entspannen! Die Arme sollen sich in Bogenlinien bewegen, niemals ganz strecken. Bei Drehungen bildet die Taille die Achse. Die Geschwindigkeit muß gleichmäßig erfolgen. Bei Vorwärtsschritten den Fuß langsam und mit der Ferse zuerst setzen. Bei der Schlußstellung blicken Sie auf 9 Uhr.

3. Der weiße Kranich breitet seine Schwingen aus — Bai he Liang chi (umfaßt die Abb. 143 bis 145)

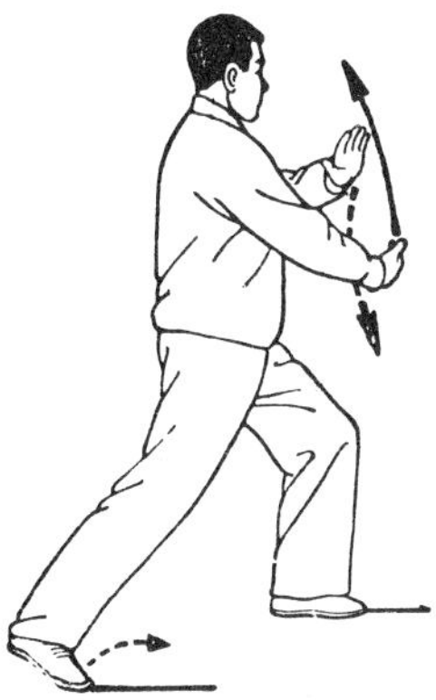

Abb. 143

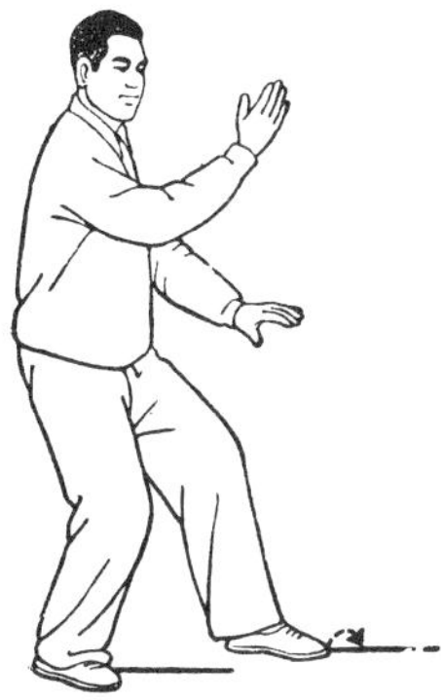

Abb. 144

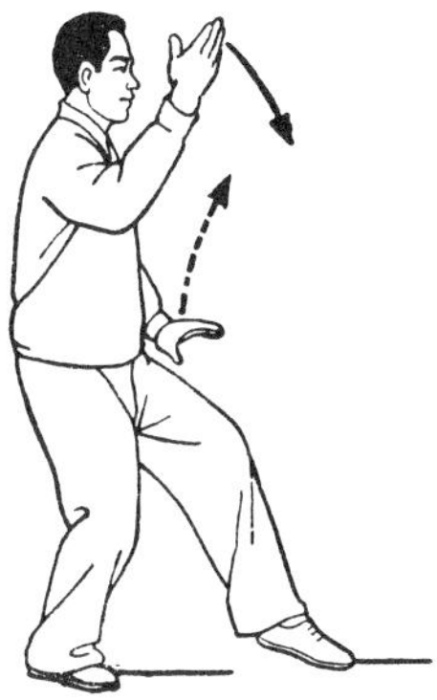

Abb. 145

Den Oberkörper leicht nach rechts drehen (gegen 8 Uhr). Ballhalteposition links vor der Brust, linke Hand oben. Auf die linke Hand blicken (Abb. 143).
Den rechten Fuß einen halben Schritt nach links zurückziehen und „hinsetzen" (Oberkörper nach hinten bewegen). Dann Oberkörper nach rechts wenden (auf 10 Uhr) und das Gewicht auf das rechte Bein verlagern. Auf die rechte Hand sehen. Dabei den linken Fuß ganz leicht nach vorne heben und mit der Spitze auf dem Boden abstellen (was wir in Zukunft einen „leeren Schritt" nennen werden). Gleichzeitig den Oberkörper wieder nach links wenden (9 Uhr) und die rechte Hand heben, bis sie mit der Handfläche nach innen vor der rechten Schläfe liegt. Die linke Hand bewegt sich gleichzeitig nach unten bis zur linken Hüfte. Die Handfläche zeigt nach unten, die Fingerspitzen zeigen nach vor. Geradeaus schauen! (Abb. 144 und 145). Bild 145 zeigt bereits den Übergang zur nächsten Bewegungsfolge an. Die Verlagerung des Gewichtes nach hinten soll mit dem Heben der rechten Hand in Einklang stehen. Das linke Bein leicht im Knie beugen. Bei der Schlußposition steht man in Richtung 9 Uhr.
Serie II (besteht aus 3 Bewegungsfolgen)

4. Nach vorne gehen, über dem Knie abwehren und stoßen — Zuo You Lou Qui Yao Bu (umfaßt die Abb. 146 bis 160)

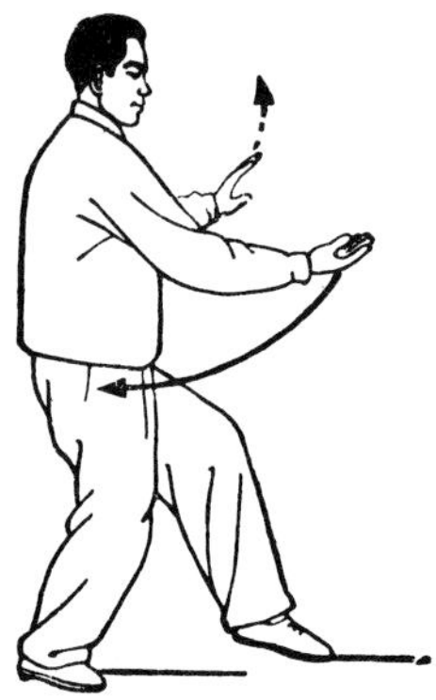

Abb. 146

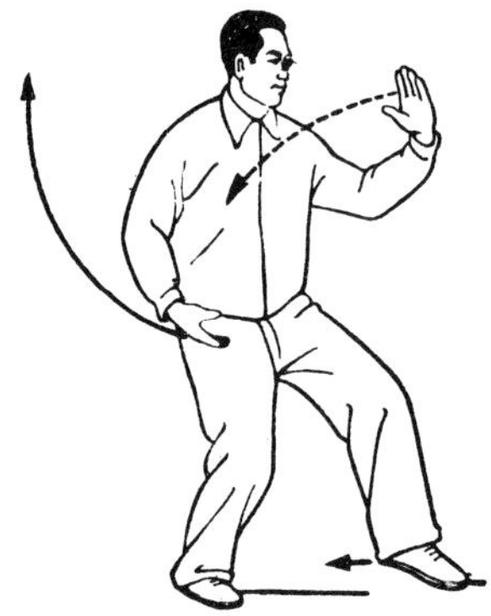

Abb. 147

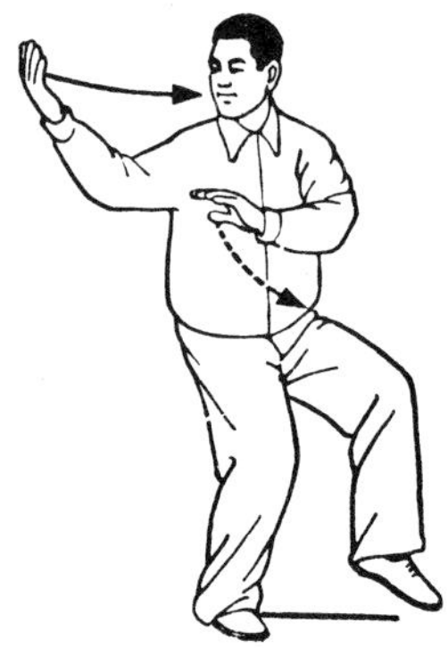

Abb. 148

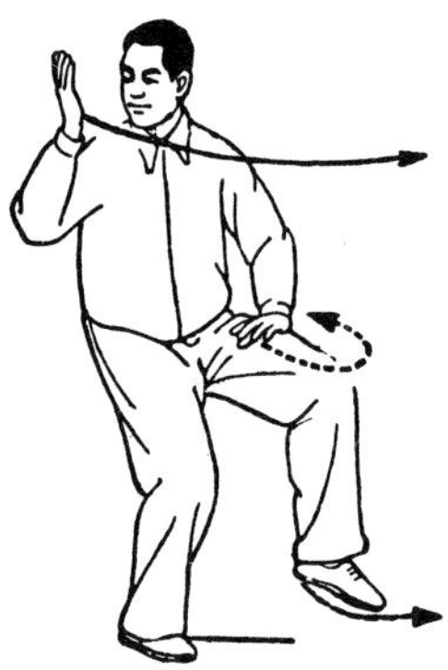

Abb. 149

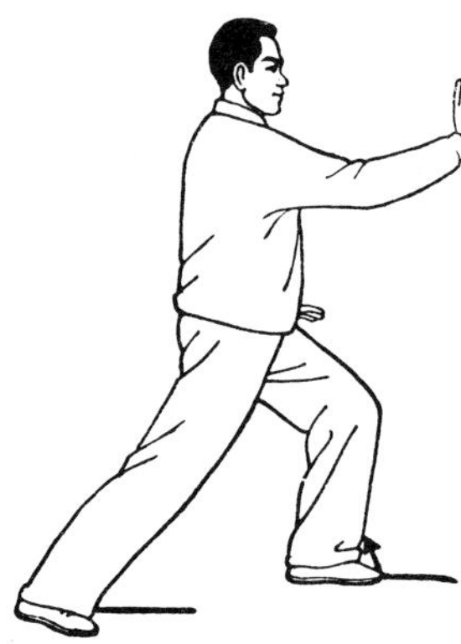

Abb. 150

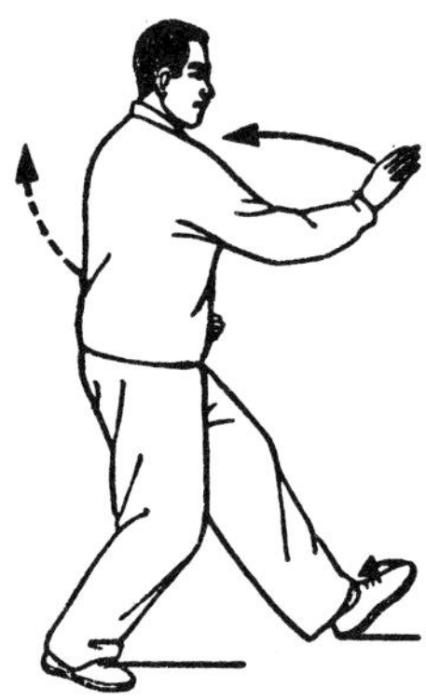

Abb. 151

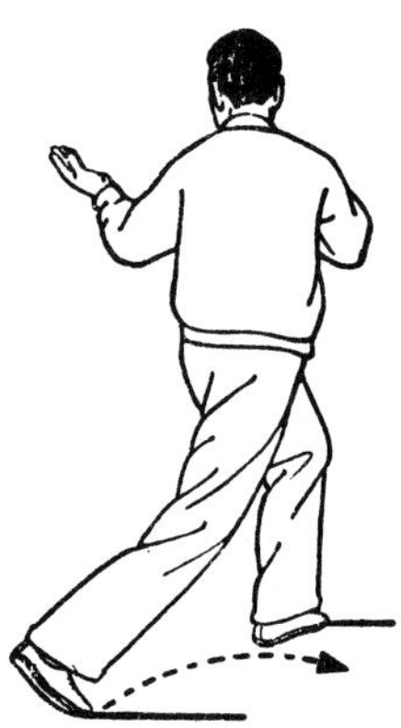

Abb. 152

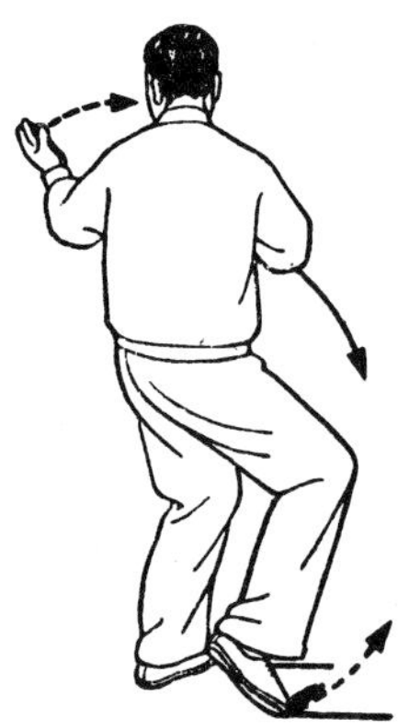

Abb. 153

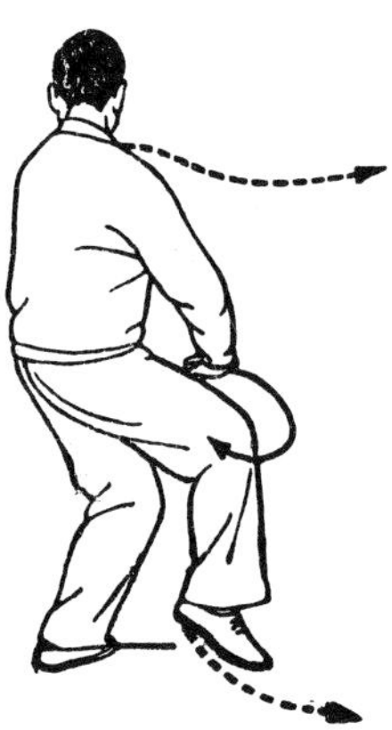

Abb. 154

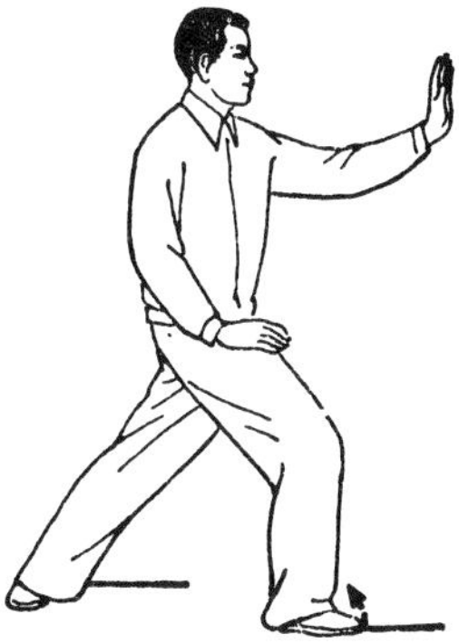

Abb. 155

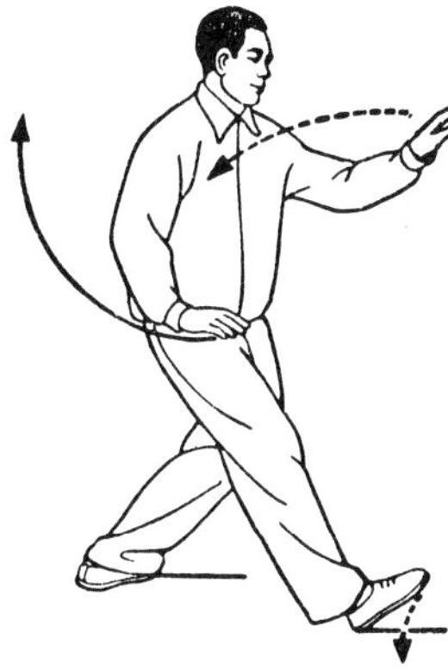

Abb. 156

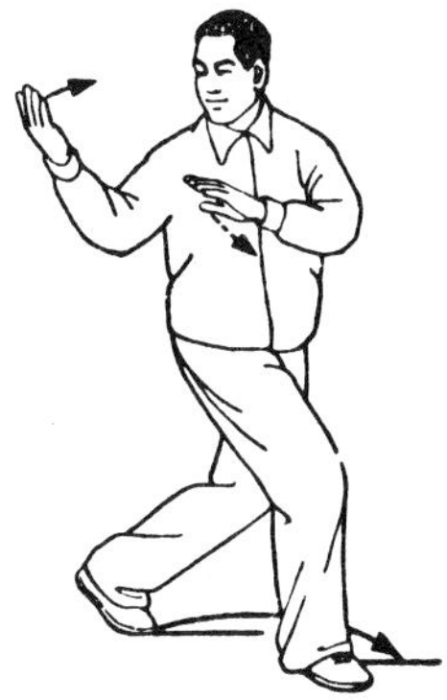

Abb. 157

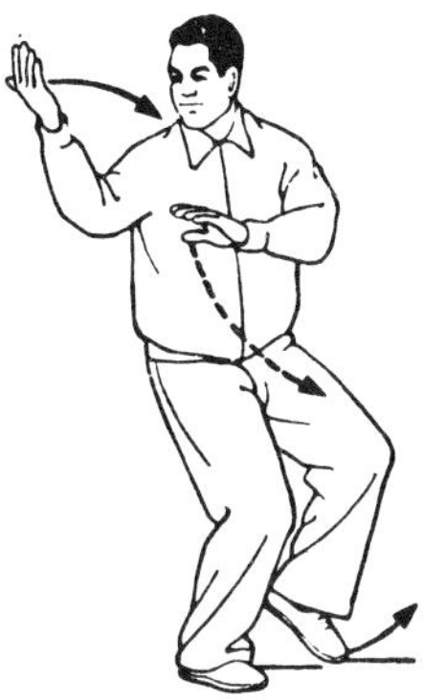

Abb. 158

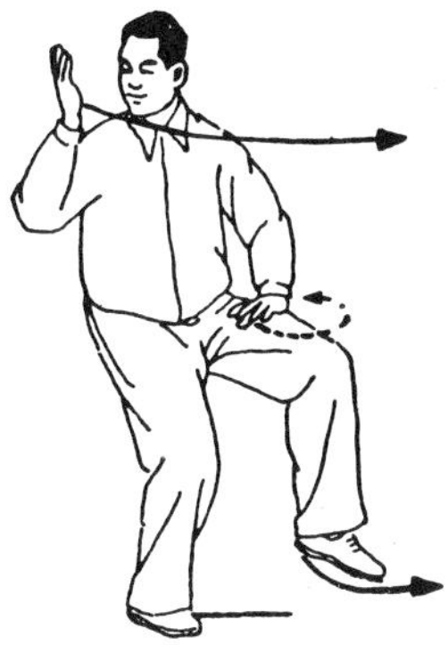

Abb. 159

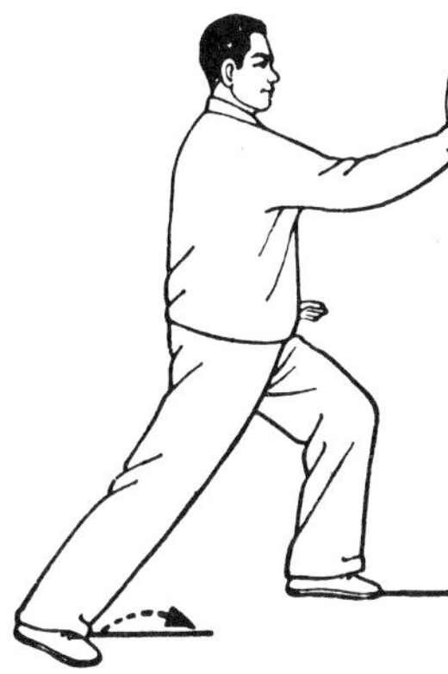

Abb. 160

Den Oberkörper leicht nach links drehen (8 Uhr), die rechte Hand bewegt sich dabei nach unten, die linke nach oben. Den Oberkörper nun wieder nach rechts drehen (11 Uhr), die rechte Hand vor dem Bauch vorbeistreichen lassen und dann mit leicht angewinkeltem Arm und schräg nach oben zeigender Handfläche bis in Ohrhöhe heben, während sich die linke Hand zuerst in einer Aufwärts-, dann aber in einer Abwärtskurve bewegt. Die Handfläche zeigt schräg nach unten. Auf die rechte Hand blicken (Abb. 146 bis 148).
Oberkörper nach links auf 9 Uhr drehen. Der linke Fuß macht einen Schritt in Richtung 8 Uhr, um einen linken Verbeugungsschritt einzuleiten. Zur selben Zeit zieht die rechte Hand am rechten Ohr vorbei und schiebt sich in Nasenhöhe gleichzeitig mit der Körperdrehung nach vorn. Die Handfläche zeigt nach außen. Die linke Hand geht hinunter und kreist von innen nach außen um das linke Knie, bis sie vor der linken Hüfte mit nach unten zeigender Handfläche einhält. Auf die Finger der rechten Hand sehen (Abb. 149 und 150).
Mit leicht gestrecktem rechtem Knie „hinsetzen" (Oberkörper nach hinten ver-

lagern) und das Gewicht auf das rechte Bein verlegen. Die Fußspitze des linken Fußes anheben und nach außen drehen, bevor der Fuß wieder abgesetzt wird. Das Bein dann langsam einknicken lassen, den Oberkörper auf 7 Uhr drehen und das Gewicht nun auf das linke Bein verlagern. Den rechten Fuß langsam neben den linken bringen und mit der Fußspitze auf dem Boden abstellen. Zur selben Zeit die Handfläche der linken Hand nach oben wenden und die linke Hand mit leicht angewinkeltem Ellbogen an der Seite bis in Schulterhöhe heben, wobei die Handfläche schräg nach oben zeigt. Die rechte Hand beschreibt in der Zwischenzeit im Zuge der Körperdrehung einen Bogen schräg nach oben, bewegt sich dann nach links unten, bevor sie mit schräg nach unten zeigender Handfläche links vor der Brust einhält. Auf die linke Hand sehen (Abb. 151 bis 153).

Anschließend werden die Bewegungen auf den Abbildungen 149 bis 153 wiederholt, dabei aber die Seiten vertauscht. Schließlich wiederholen Sie auch noch die Bewegungen der Abbildungen 149 und 150, diesmal in der ursprünglich beschriebenen Weise.

Immer daran denken: Wenn die Hände nach vorne gestreckt werden, bleibt der Oberkörper aufrecht. Hüfte und Taille sollen entspannt sein. Beim Vorschieben der Handflächen Schulter und Ellbogen unten halten. Die Bewegungen der Handflächen sollen mit jenen der Taille und der Beine koordiniert werden. Der seitliche Abstand der Fersen darf nicht weniger als 30 Zentimeter betragen. Beim Ende der Übung blicken Sie wiederum in Richtung 9 Uhr.

5. Das Spiel auf der Leier — Shou Shi Pi Pa (umfaßt die Abb. 161 bis 163)

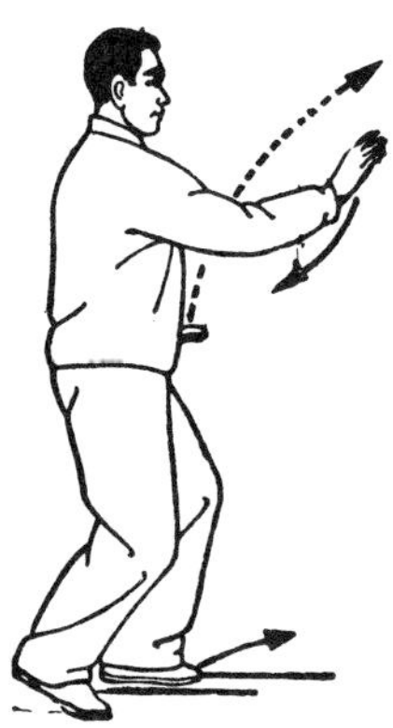

Abb. 161

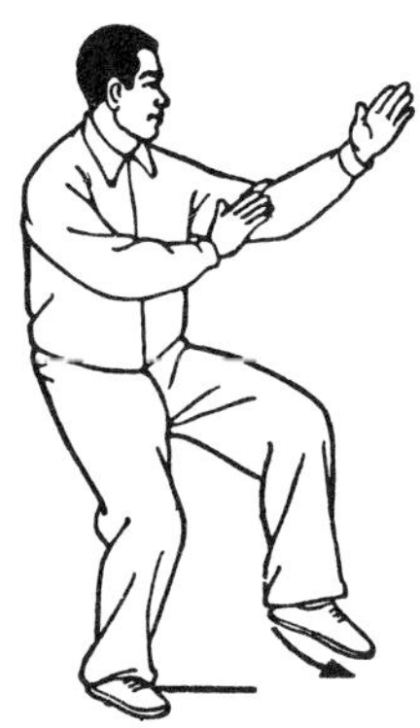

Abb. 162

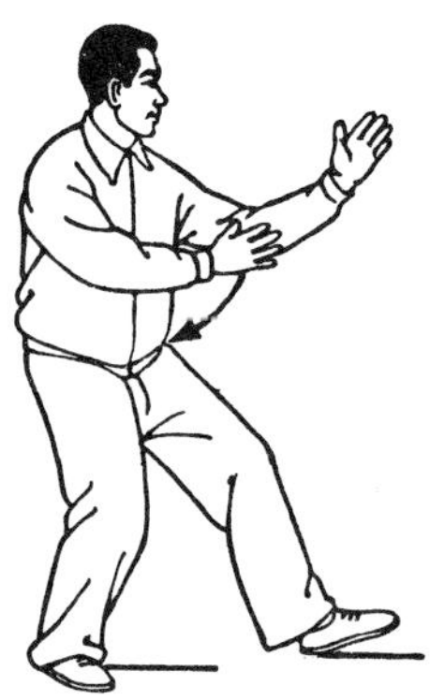

Abb. 163

Den rechten Fuß einen halben Schritt vorwärts in Richtung auf die linke Ferse bewegen. „Hinsetzen“ und den Oberkörper leicht nach rechts drehen (10 Uhr). Das Gewicht auf das rechte Bein verlagern. Den linken Fuß nun anheben und leicht nach vorne bewegen. Den Haken absetzen und so einen linksseitigen „leeren Schritt“ machen. Gleichzeitig wird die linke Hand bis auf Höhe der Nasenspitze angehoben, wobei die Handfläche nach rechts zeigt und der Ellbogen etwas angewinkelt ist. Die rechte Hand bewegt sich nach unten, bis sie an der Innenseite des linken Ellenbogens angelangt ist (mit der Handfläche nach links). Auf den Zeigefinger der linken Hand blicken (Abb. 161 bis 163). Beim Ende der Übung wieder in Richtung 9 Uhr schauen.

6. Rückwärts schreiten mit beidseitigem Armewirbeln (den Affen abwehren) — Zuo You Dao Jüan Hong (umfaßt die Abb. 164 bis 176).

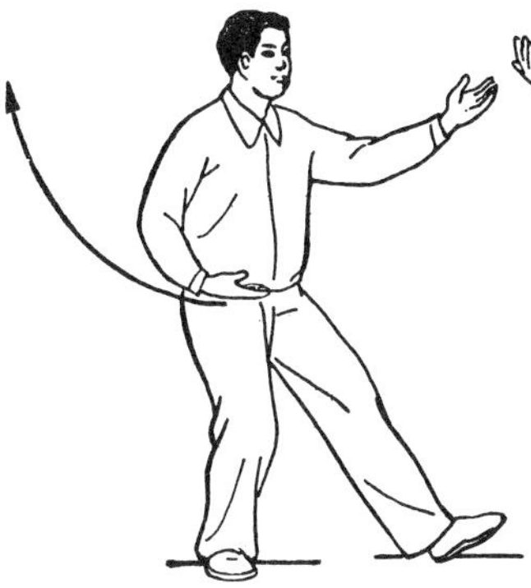

Abb. 164

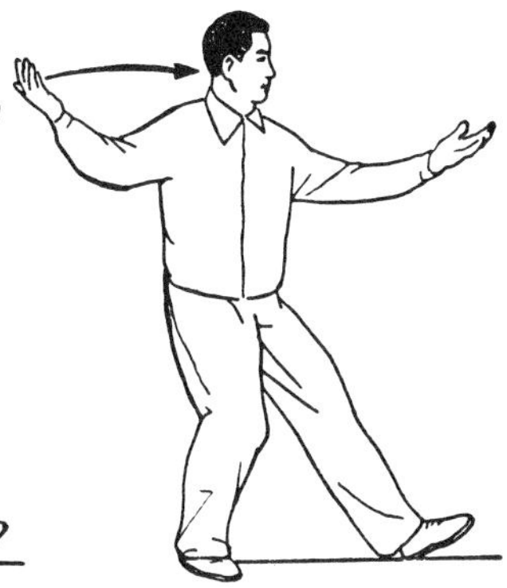

Abb. 165

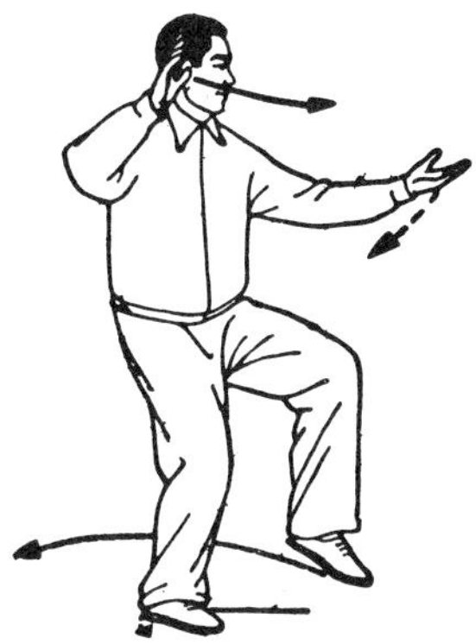

Abb. 166

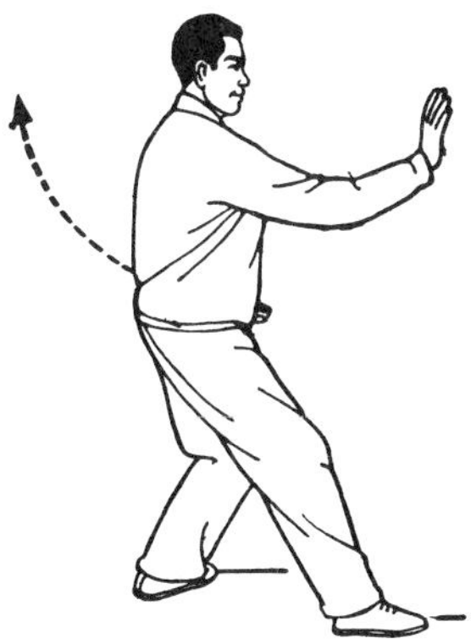

Abb. 167

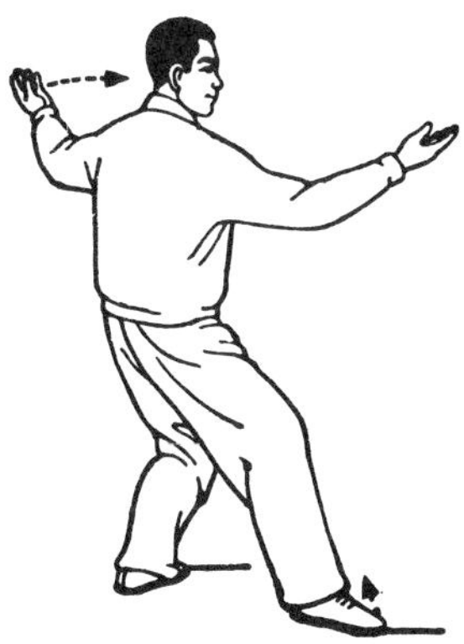

Abb. 168

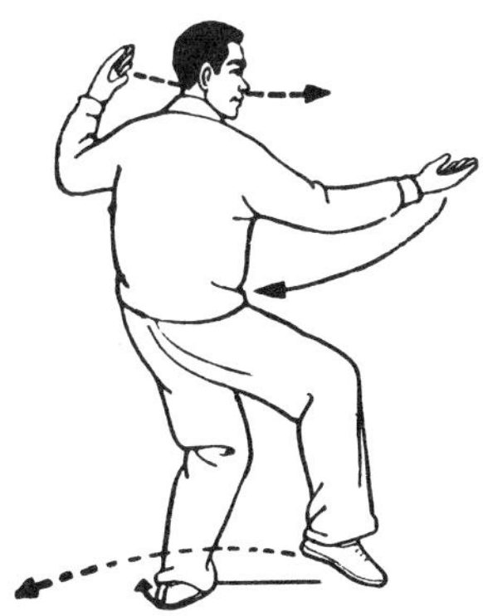

Abb. 169

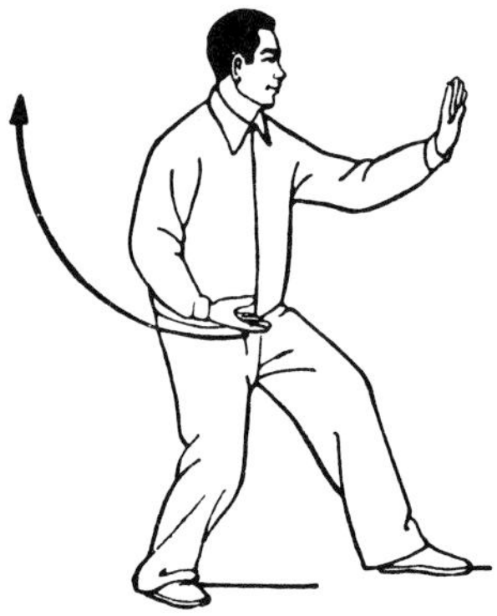
Abb. 170

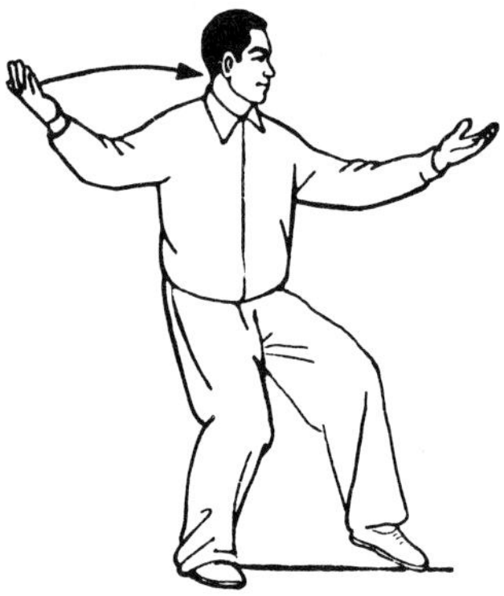
Abb. 171

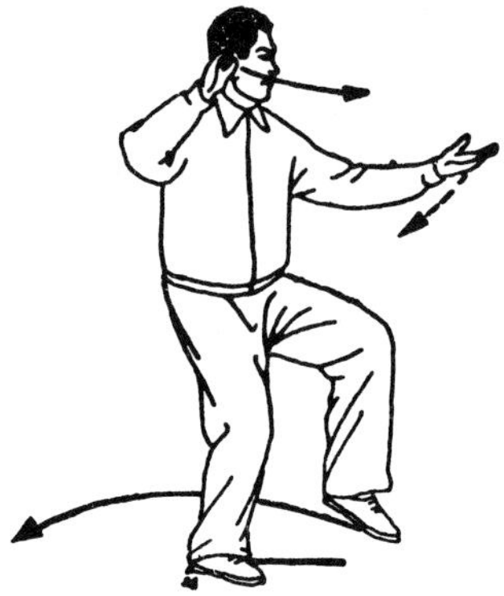
Abb. 172

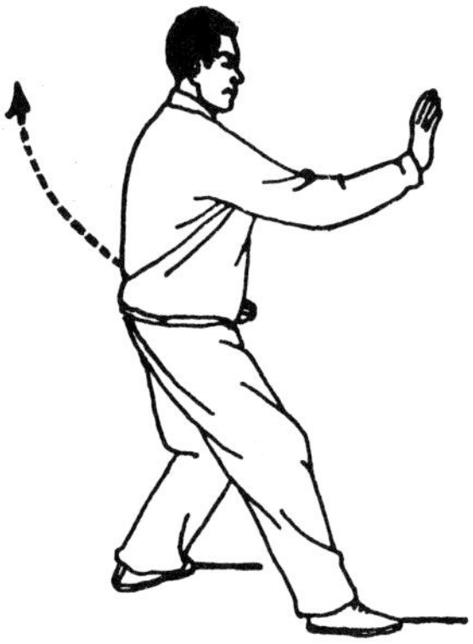
Abb. 173

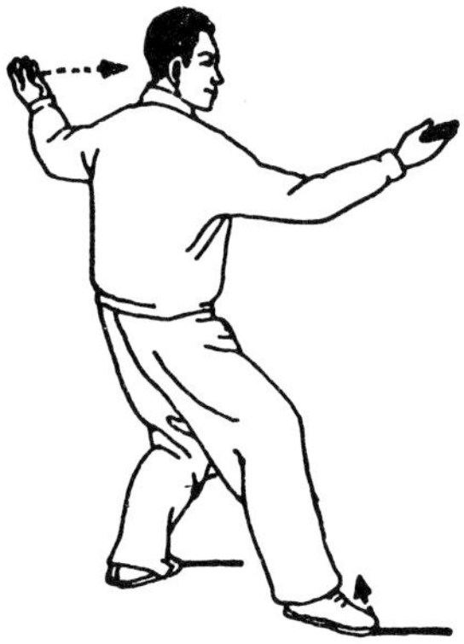
Abb. 174

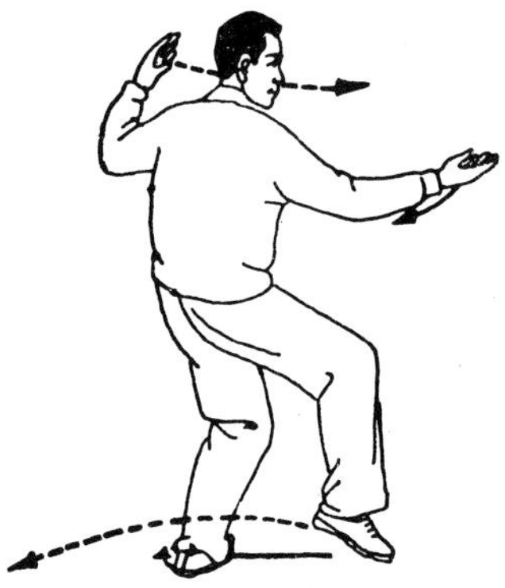
Abb. 175

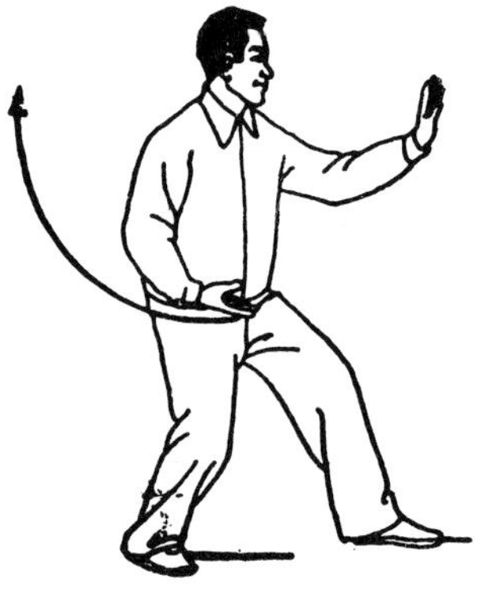
Abb. 176

Den Oberkörper leicht nach rechts wenden (von 9 auf etwa 11 Uhr). Die rechte Hand in Form eines Halbkreises am Bauch vorbei bewegen und mit der Handfläche nach oben und mit leicht angewinkeltem Arm bis in Schulterhöhe heben. Die Handfläche der linken Hand nach oben drehen und zugleich den linken Fuß mit der Spitze auf den Boden stellen. Wenn sich der Körper nach rechts dreht, zuerst in dieselbe Richtung blicken, dann den Kopf zurückdrehen und auf die linke Hand schauen (Abb. 164 und 165).
Den rechten Arm beugen, bis die Hand das Ohr nahezu erreicht hat, dann die Hand mit der Innenfläche nach vorne stoßen. Die linke Hand zurückziehen, bis sie neben der Hüfte liegt, die Handfläche zeigt nach wie vor nach oben. Zur selben Zeit den linken Fuß leicht anheben und einen Schritt nach hinten durchführen (auf etwa 3 Uhr), den Fuß langsam zuerst mit der Spitze dann mit der Ferse absetzen. Den Körper nun nach links drehen — (8 Uhr) und mit einer Gewichtsverlagerung auf das linke Bein — nach rechts einen „leeren Schritt" machen, wobei der rechte Fuß sich soweit dreht, bis er mit der Spitze nach vorne zeigt. Auf die rechte Hand sehen (Abb. 166 und 167).
Den Oberkörper leicht nach links drehen (6 Uhr). Die linke Hand gleichzeitig seitlich und mit nach oben weisender Handinnenfläche bis in Schulterhöhe heben, zur selben Zeit die Handfläche der rechten Hand nach oben drehen. Wenn der Körper nach links gedreht wird, zuerst in diese Richtung sehen, dann den Kopf zurückdrehen und auf die rechte Hand schauen (Abb. 168).
Nun werden die Bewegungen auf den Abbildungen 166 bis 168 mit vertauschten Seiten wiederholt (Abb. 169 bis 171). Schließlich die Bewegungen der Abbildungen 166 bis 168 in ursprünglicher Weise nochmals durchführen (Abb. 172 bis 174). Nun neuerlich vertauscht die Bewegungen von Abbildung 166 und 167 wiederholen (Abb. 175 und 176).
Das Vorstoßen und Zurückziehen der Hände sollte niemals gerade, sondern im Bogen erfolgen. Schlußposition: 9 Uhr.

Serie III (besteht aus zwei Bewegungsfolgen)
7. Den Vogelschweif von links fassen — Zuo Lan Que Wei (umfaßt die Abb. 177 bis 189)

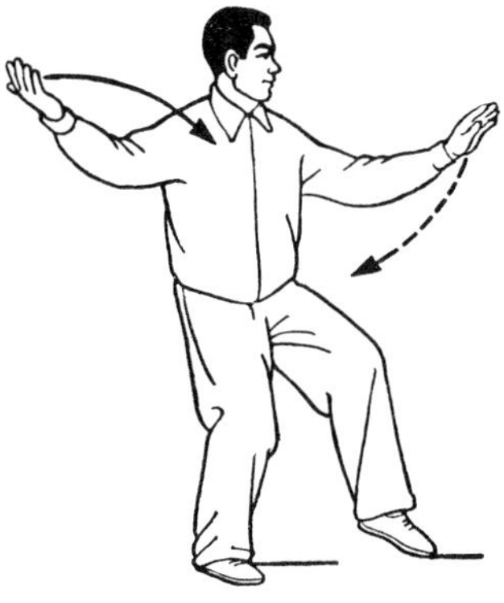

Abb. 177

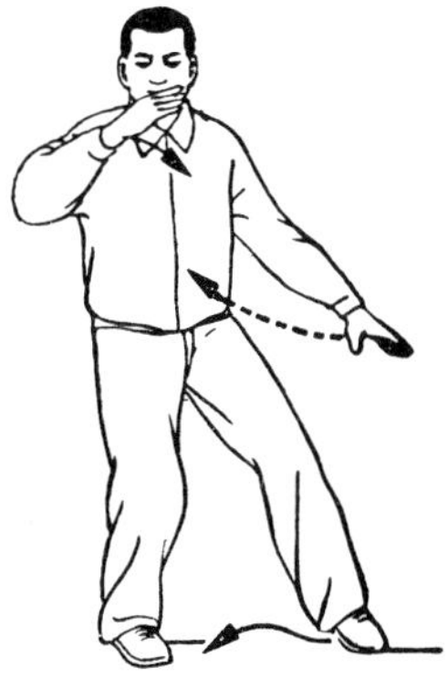

Abb. 178

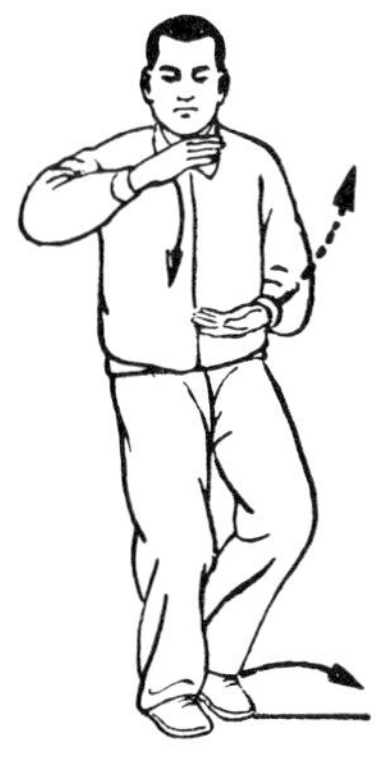

Abb. 179

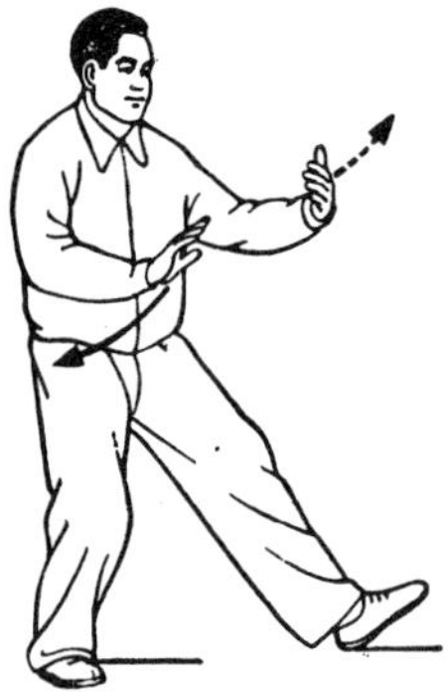

Abb. 180

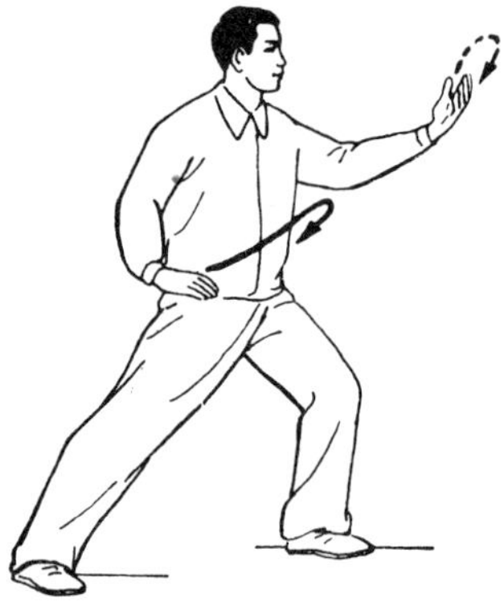

Abb. 181

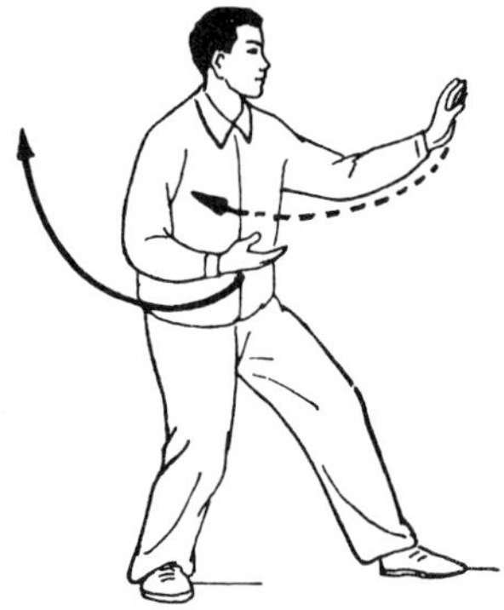

Abb. 182

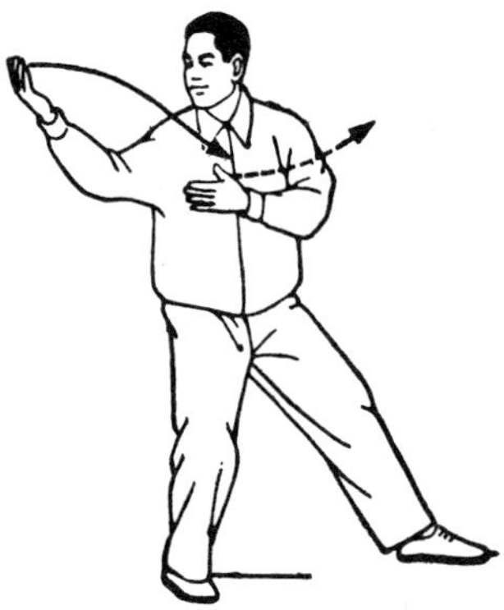

Abb. 183

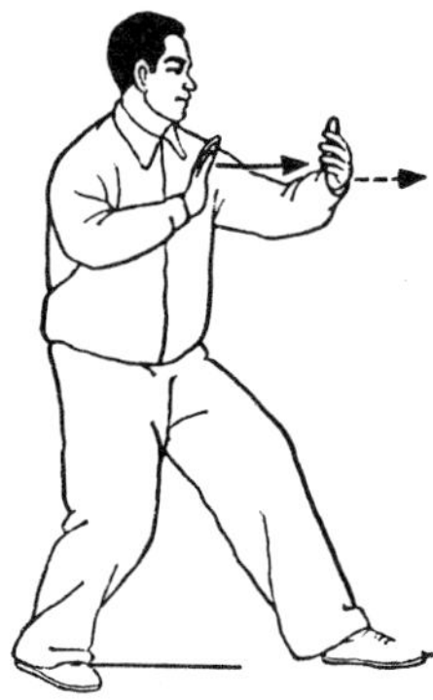

Abb. 184

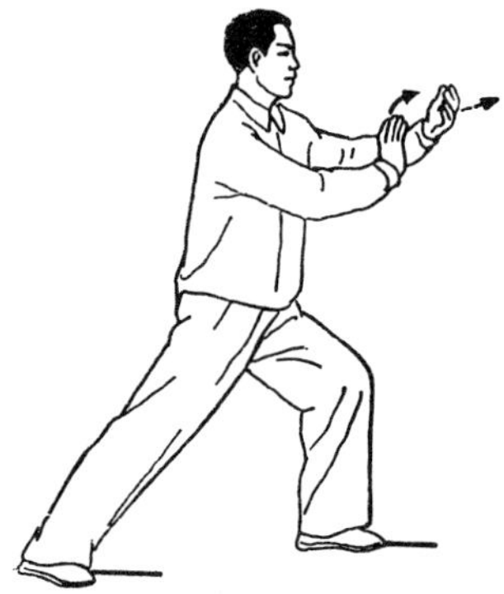

Abb. 185

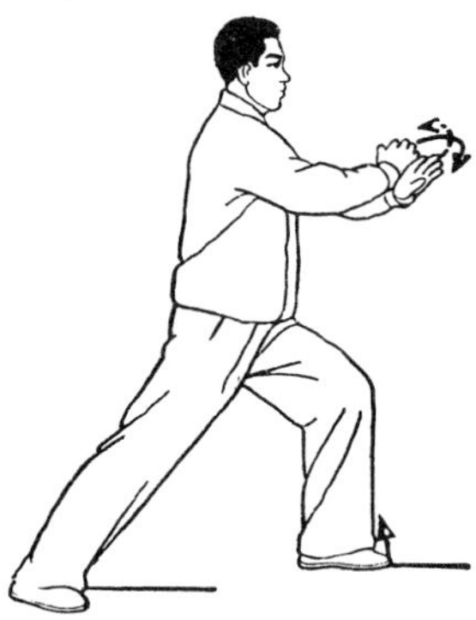

Abb. 186

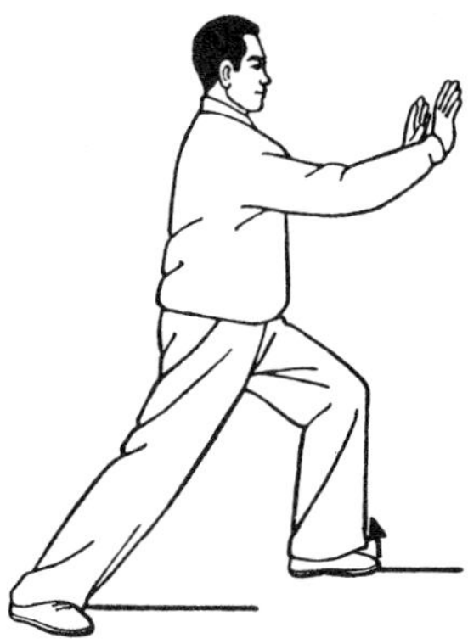

Abb. 187

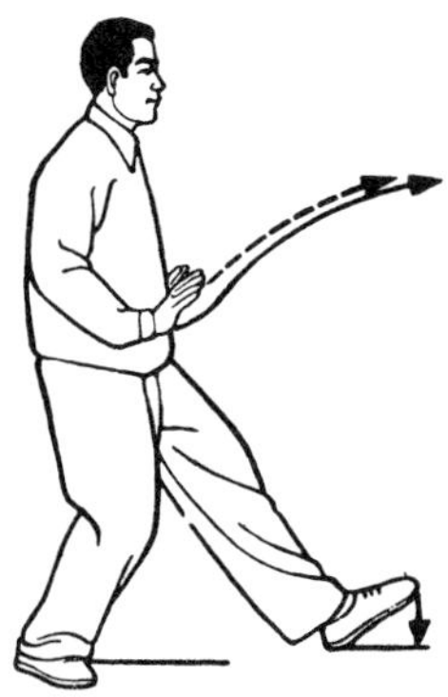

Abb. 188

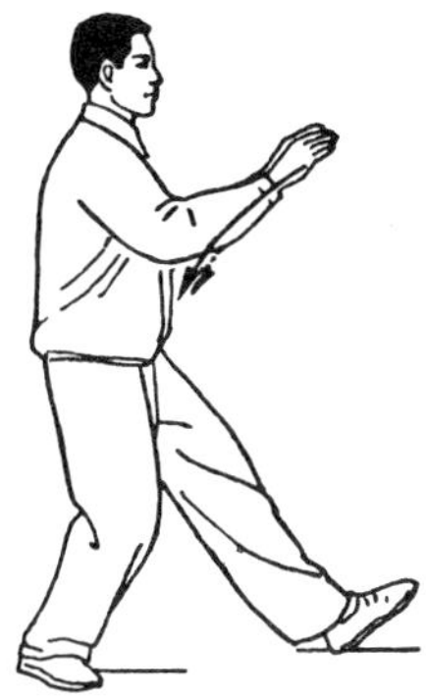

Abb. 189

Oberkörper leicht nach rechts drehen (auf etwa 11 Uhr, von der Schlußposition 9 Uhr der vorigen Bewegungsfolge), gleichzeitig die rechte Hand zur Seite führen und bis in Schulterhöhe heben. Die Handfläche zeigt nach oben (Abb. 177).
Den Körper nun noch weiter nach rechts drehen (12 Uhr) und vor der rechten Brusthälfte in die bereits beschriebene Ballhalteposition gehen. Die rechte Hand ist dabei oben. Gleichzeitig wird das Gewicht auf das rechte Bein verlagert. Den linken Fuß neben den rechten ziehen und mit den Zehenspitzen auf dem Boden abstellen. Auf die rechte Hand blicken (Abb. 178, 179).
Jetzt den Oberkörper leicht nach links drehen (11 Uhr). Mit dem linken Fuß einen Schritt vorwärts machen (er zeigt dann auf etwa 8 Uhr). Den Oberkörper weiter auf 10 Uhr drehen, das linke Knie beugen, um einen Verbeugungsschritt einzuleiten, während das rechte Bein gestreckt bleibt. In der Zwischenzeit wird der linke Unterarm in Schulterhöhe ausgestreckt, die Handfläche zeigt nach innen. Die rechte Hand fällt nun langsam nach unten, die Finger zeigen nach vor. Auf den linken Unterarm blicken (Abb. 180 und 181).
Nicht vergessen: Wenn auch der Arm auszustrecken ist, bleibt er doch etwas abgerundet. Die Bewegungen der Hände, die Entspannung der Taille und das Beugen des Knies müssen miteinander im Einklang stehen.
Drehen Sie nun den Oberkörper leicht nach links (9 Uhr) und strecken Sie die linke Hand mit den Handflächen nach unten vorwärts aus. Die rechte Hand wird unter Drehung der Handfläche nach oben geführt, bis sie sich unter dem linken Unterarm befindet. Dann den Oberkörper nach rechts drehen (11 Uhr), beide Arme nach unten führen, als ob man vor dem Bauch einen Bogen zeichnen wollte. Die rechte Hand weiter zur Seite bewegen und in Schulterhöhe mit den Handflächen nach oben ausstrecken. Der rechte Unterarm liegt auf der Brust, die Handfläche nach innen gewandt. Zur selben Zeit verlagern Sie das Gewicht auf Ihr rechtes Bein. Sehen Sie dabei auf die rechte Hand (Abb. 182 und 183).
Jetzt dreht man den Oberkörper leicht nach links (10 Uhr). Den rechten Arm beugen, die rechte Hand vor das linke Handgelenk plazieren. Den Oberkörper in weiterer Folge noch mehr nach links drehen (9 Uhr) und beide Hände langsam nach vor schieben, wobei die Handfläche der rechten Hand nach vor, die der linken Hand nach innen weist. Der linke Arm ist gebeugt. Inzwischen

wird das Gewicht langsam auf das linke Bein verlagert, um einen Verbeugungsschritt einzuleiten. Schauen Sie auf das linke Handgelenk (Abb. 184 und 185). Werden die Hände nach vorne bewegt, bleibt der Oberkörper gerade (das kann gar nicht oft genug betont werden, weil der Übende allzu leicht darauf vergißt). Während Sie die rechte Hand über das linke Handgelenk strecken und sie nach vorne neben die linke Hand führen, drehen Sie beide Handflächen nach unten. Hände etwa schulterbreit auseinandergeben, dabei „zurücksetzen“ und das Gewicht auf das leicht gebogene, rechte Bein verlagern. Die Spitze des linken Fußes leicht anheben. Beide Hände gleichzeitig bis vor den Bauch zurückziehen, wobei die Handflächen nach vor und auch ein wenig nach unten zeigen. Geradeaus schauen (Abb. 186 bis 188).
Das Gewicht langsam auf das linke Bein verlagern, während sich die Hände (mit den Innenflächen nach vorne) schräg nach vor und nach oben bewegen, bis die Handgelenke in Schulterhöhe angelangt sind. Zur selben Zeit führt das gebogene linke Knie einen Verbeugungsschritt aus. Nach vor sehen. In der Schlußstellung schauen Sie wie immer nach 9 Uhr (Abb. 189).

8. Den Vogelschweif von rechts fassen — You Lan Que Wei (umfaßt die Abb. 190 bis 203).

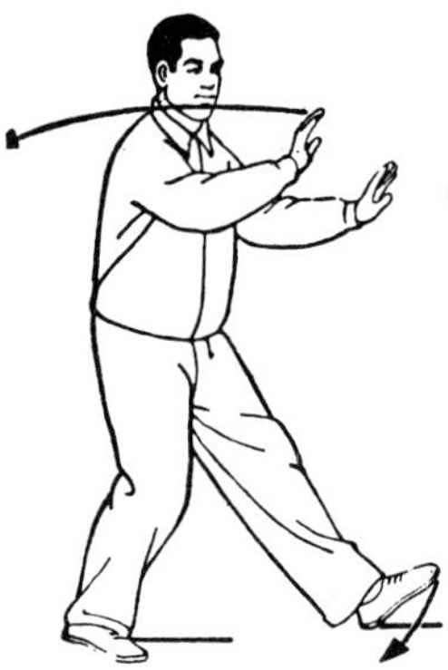

Abb. 190

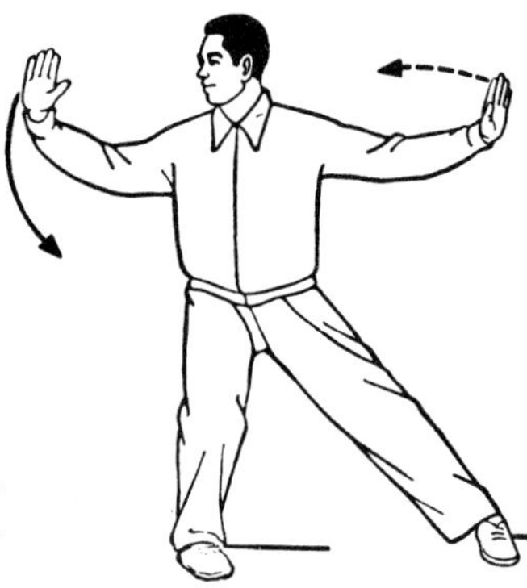

Abb. 191

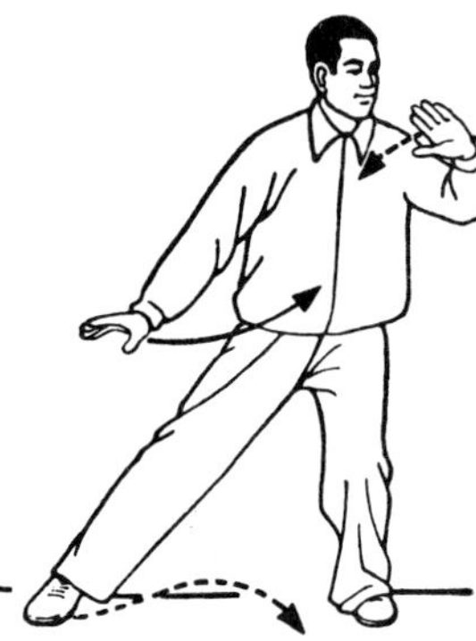

Abb. 192

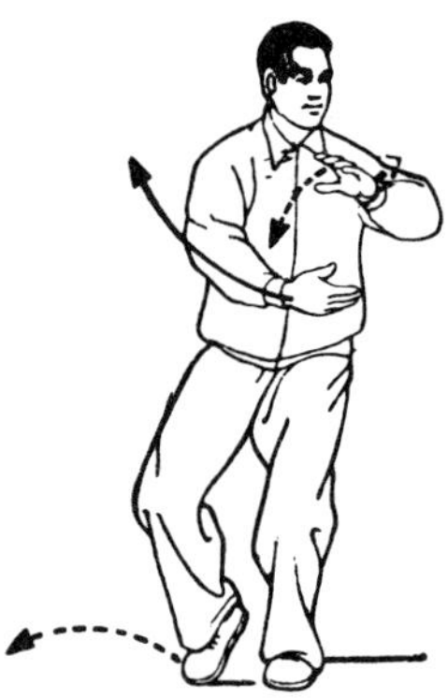

Abb. 193

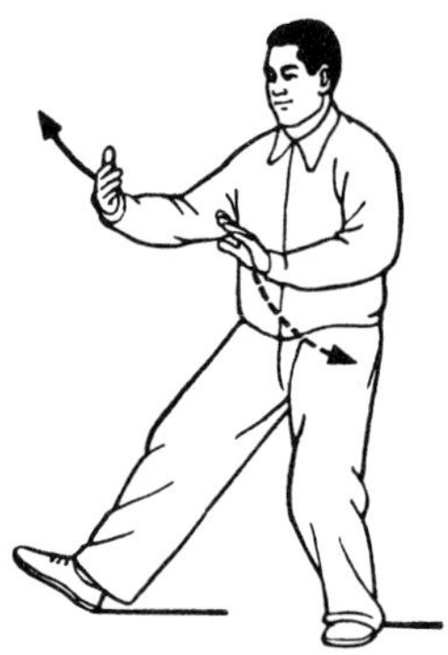

Abb. 194

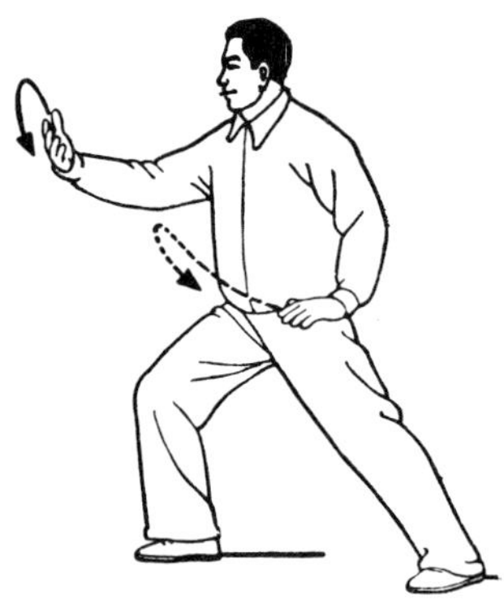

Abb. 195

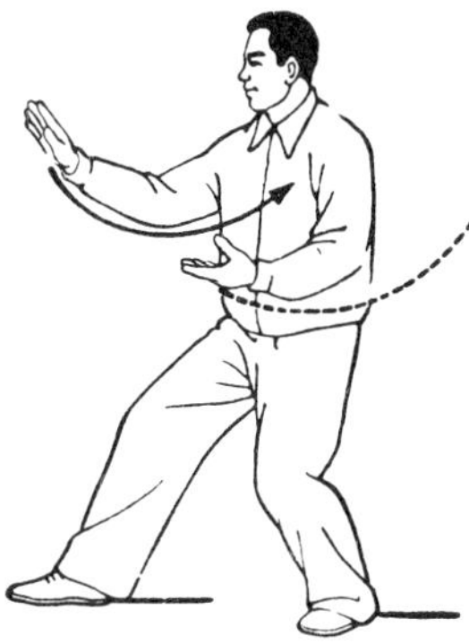

Abb. 196

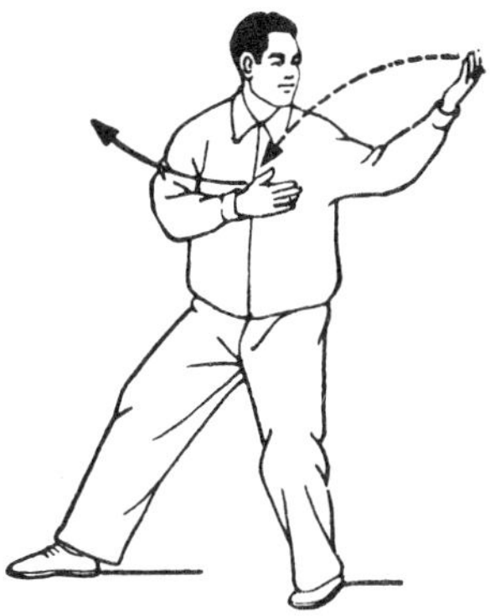

Abb. 197

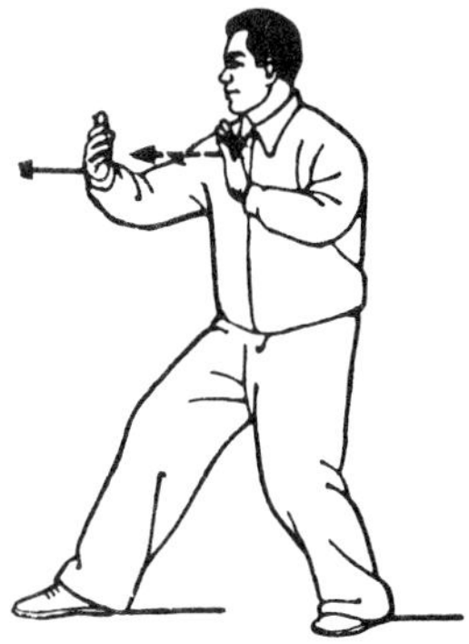

Abb. 198

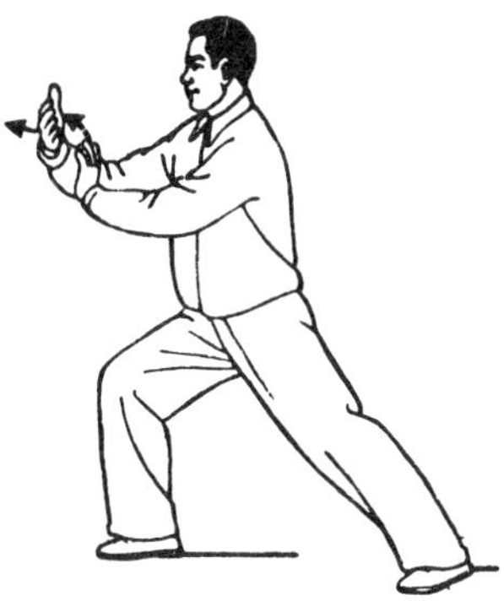

Abb. 199

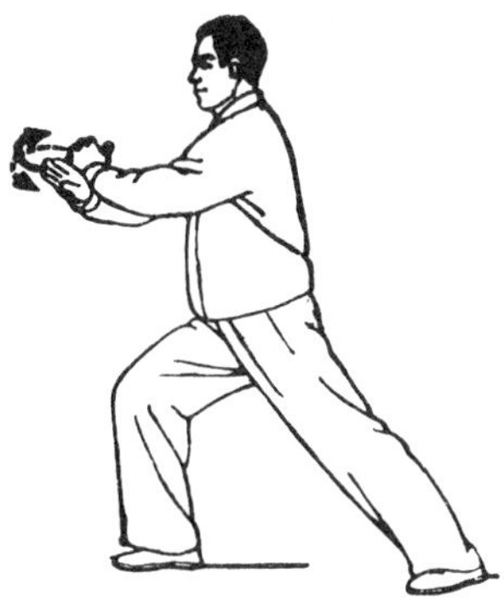

Abb. 200

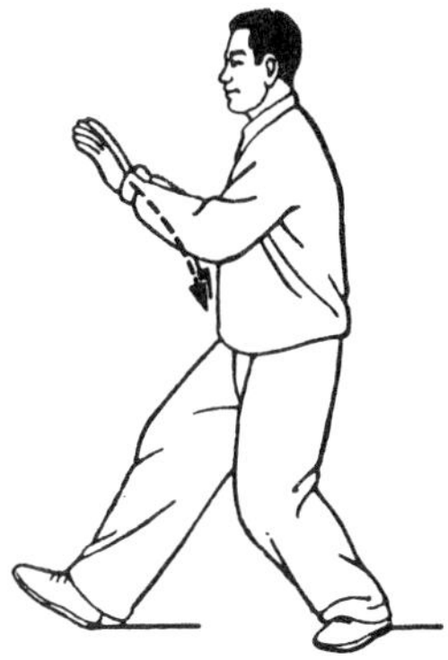

Abb. 201

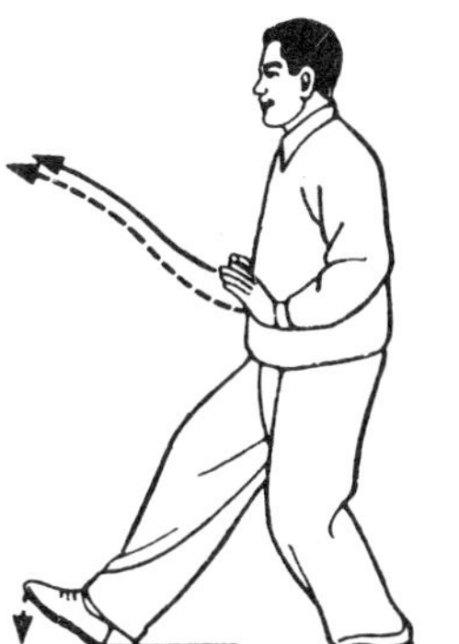

Abb. 202

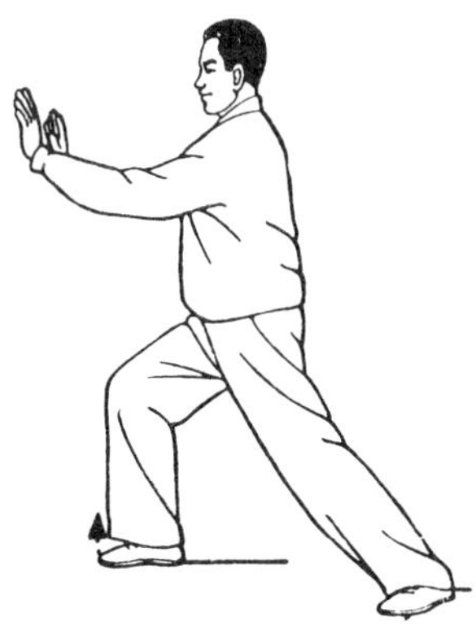

Abb. 203

Zurücksetzen und den Körper nach rechts drehen (12 Uhr). Das Gewicht auf das rechte Bein verlagern, die Spitze des linken Fußes nach innen drehen. Die rechte Hand führt nun in der Horizontalen einen Bogen nach rechts aus, bewegt sich dann am Bauch vorbei bis in Höhe des Rippenbogens. Die Handfläche

zeigt nach oben. Auf diese Weise entsteht eine Ballhalteposition. Die linke Hand ist oben. Das Gewicht wird mittlerweile wieder auf das linke Bein verlagert. Der rechte Fuß wird mit etwas angehobener Ferse neben den linken gesetzt. Auf die linke Hand sehen (Abb. 190 bis 193).
Die auf den Abbildungen 180 bis 189 dargestellen Bewegungsabläufe werden nun seitenverkehrt durchgeführt (Abb. 194 bis 203).
Schlußposition ist diesmal allerdings 3 Uhr!

Serie IV (besteht aus 3 Bewegungsfolgen)
9. Die Peitsche — Dan Bian (umfaßt die Abb. 204 bis 209)

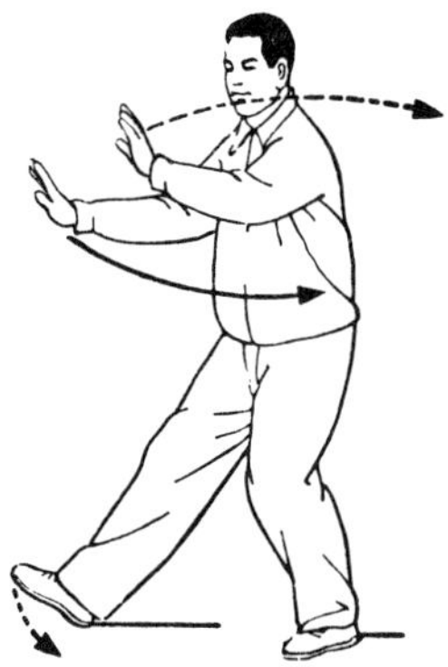
Abb. 204

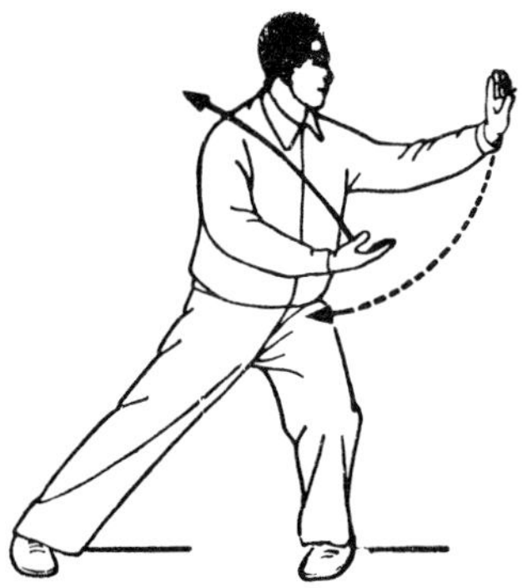
Abb. 205

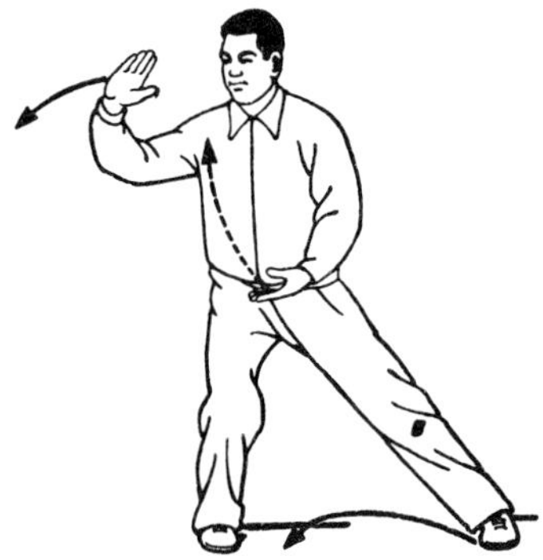
Abb. 206

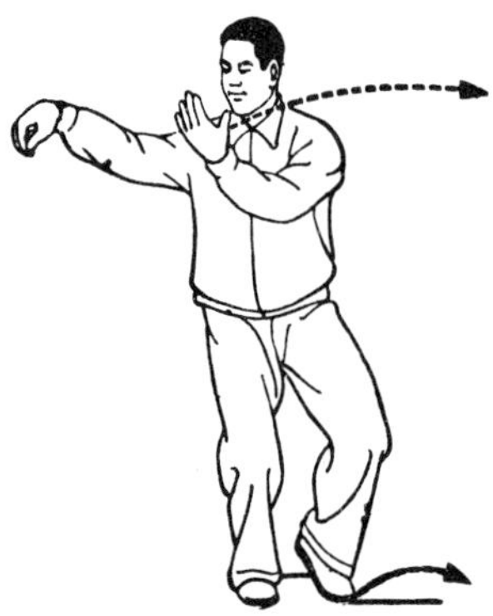
Abb. 207

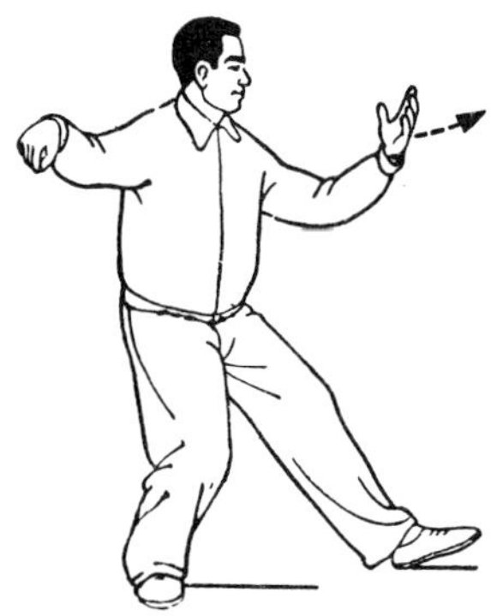
Abb. 208

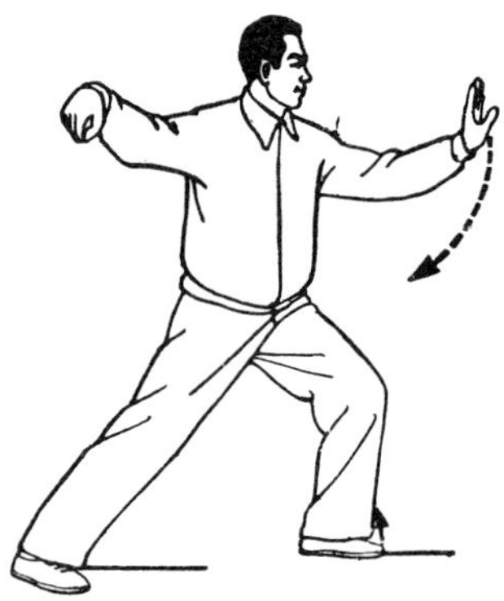
Abb. 209

Zurücksetzen und das Gewicht langsam auf das linke Bein verlagern, während sich die Spitze des rechten Fußes nach innen dreht. Der Körper wendet sich nach links (von 3 Uhr auf etwa 11 Uhr). Beide Hände bewegen sich nach links, wobei die linke Hand oben geführt wird, bis sie seitwärts die Schulterhöhe erreicht hat. Die Handfläche zeigt dabei nach außen. Die rechte Hand liegt mit der Handfläche schräg nach innen vor den linken Rippen. Auf die linke Hand sehen (Abb. 204 und 205).

Den Körper nun wieder nach rechts bewegen (auf etwa 1 Uhr) und das Gewicht dabei auf das rechte Bein verlagern. Den linken Fuß neben den rechten bringen und auf den Zehenspitzen absetzen. Gleichzeitig die rechte Hand im Bogen nach rechts führen, bis sich der Arm in Schulterhöhe befindet. Handfläche nach außen. Während sich jetzt die Finger einkrümmen und die Hand nach unten „abknickt", (es entsteht ein „Haken"), bewegt sich die linke Hand im Bogen am Bauch vorbei (mit der Handfläche nach innen) bis vor die rechte Schulter. Auf die linke Hand sehen (Abb. 206 und 207).

Den Körper auf 10 Uhr nach links drehen und mit dem linken Fuß einen Schritt in Richtung 9 Uhr machen. Das linke Knie zum Verbeugungsschritt einknicken lassen. Während so das Gewicht auf das linke Bein verlagert wird, dreht man die linke Handfläche nach außen. Die Fingerspitzen befinden sich in Augenhöhe, der Ellbogen ist leicht angewinkelt. Nun nach vor stoßen und auf die linke Hand sehen (Abb. 208 und 209).

Wieder soll ins Gedächtnis gerufen werden: Oberkörper bleibt aufrecht, die Taille entspannt. Der Ellbogen soll leicht nach unten gebogen sein. Die Schultern nicht hochziehen. Die linke Handfläche dreht sich in dem Moment, in dem die linke Hand nach vor stößt. Aber nicht schnell und aprupt drehen! In der Schlußposition sieht man wieder etwa nach 9 Uhr.

10. Die Wolkenhände — Yün Shou (umfaßt die Abb. 210 bis 224)

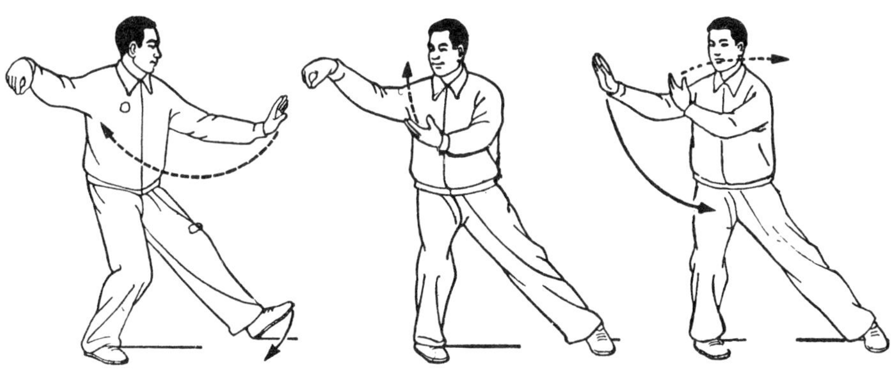

Abb. 210 *Abb. 211* *Abb. 212*

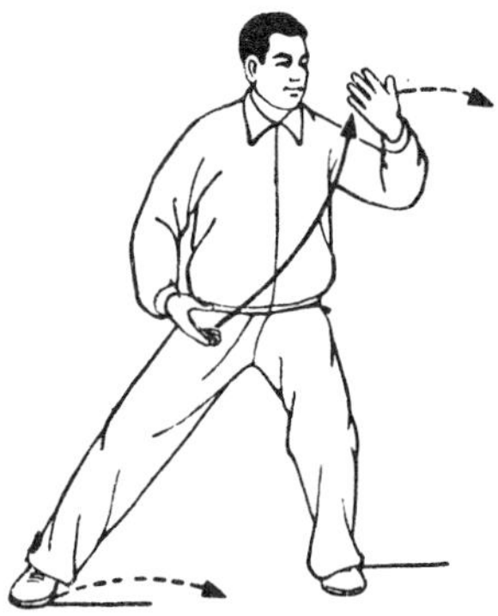

Abb. 213

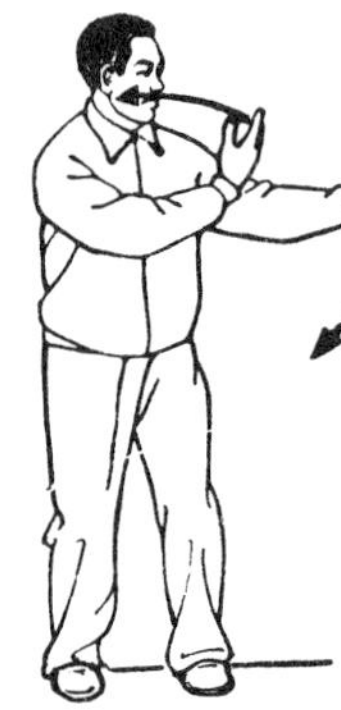

Abb. 214

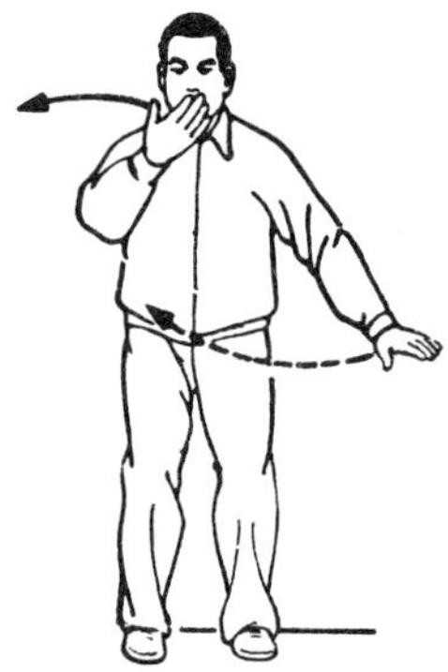

Abb. 215

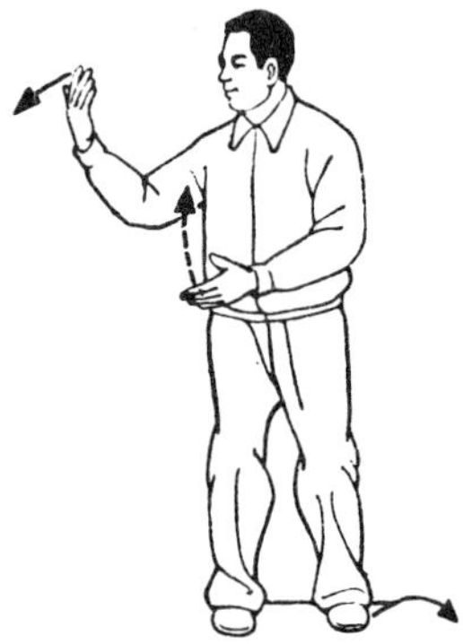

Abb. 216

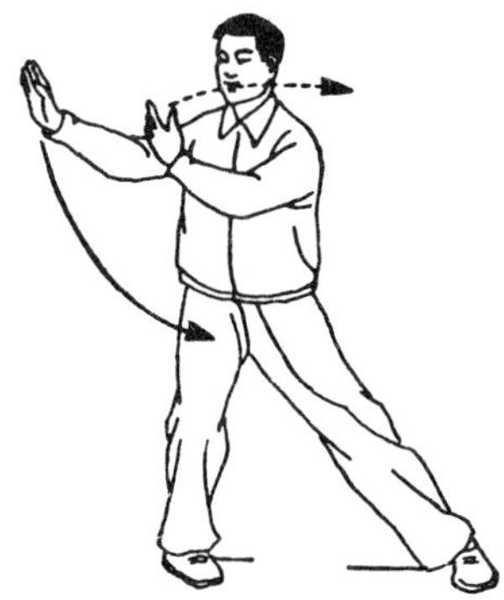

Abb. 217

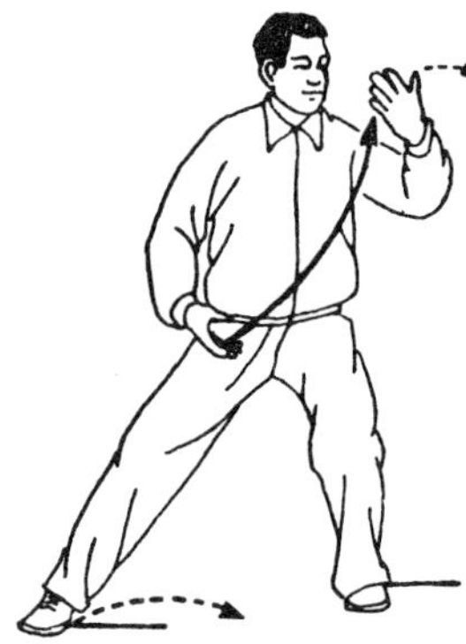

Abb. 218

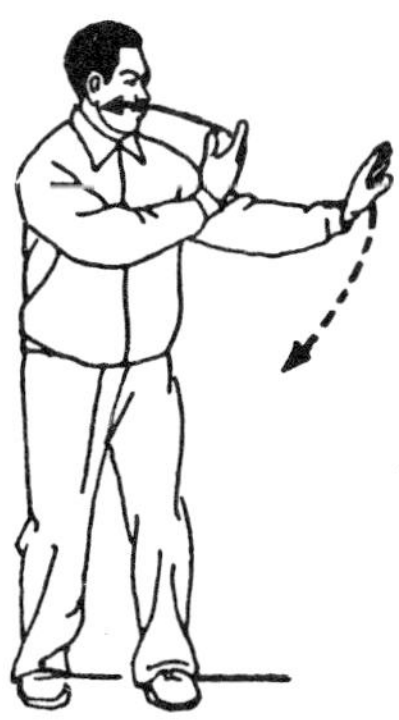

Abb. 219

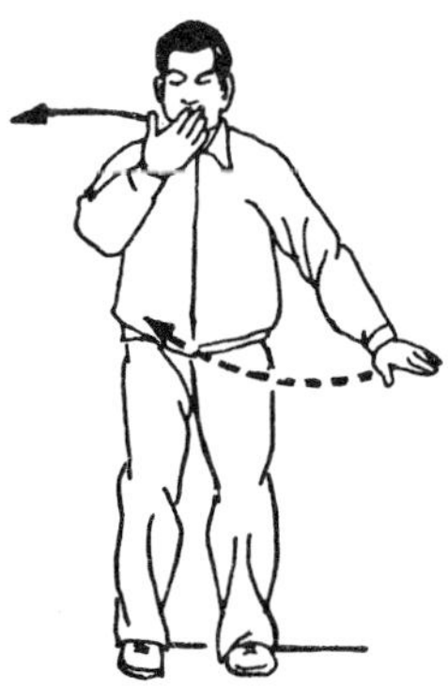

Abb. 220

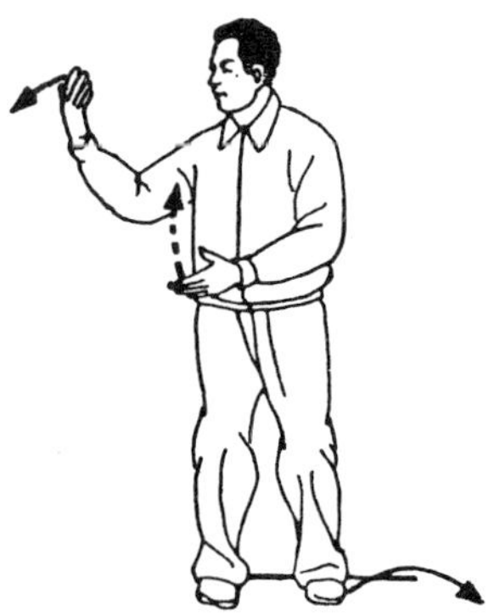

Abb. 221

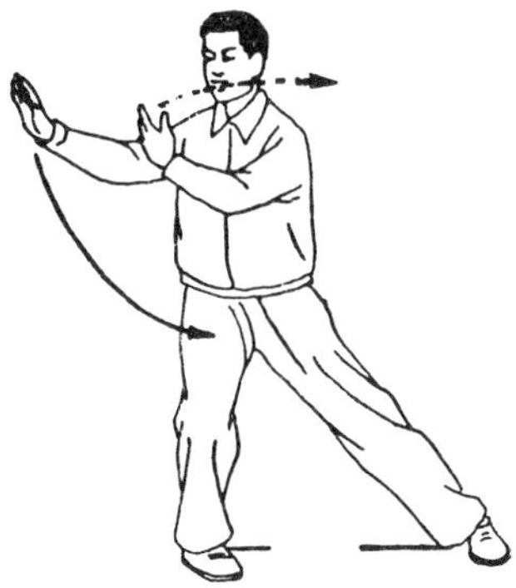

Abb. 222

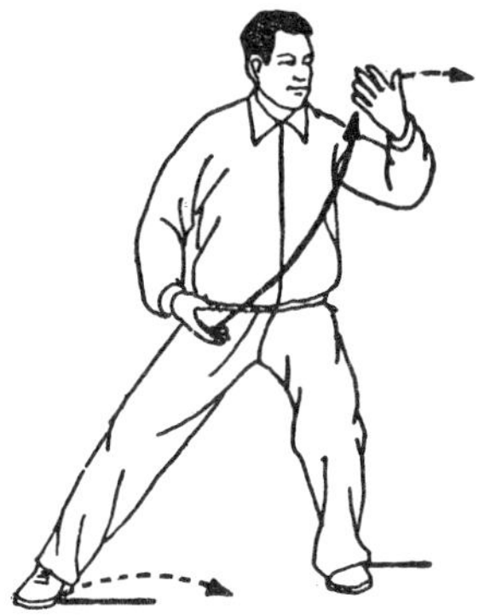

Abb. 223

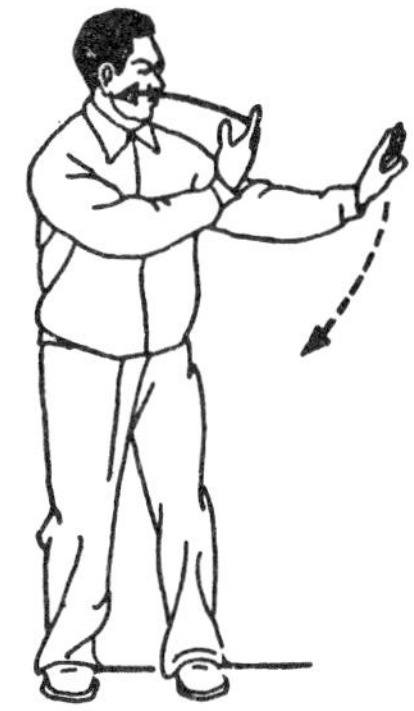

Abb. 224

Das Gewicht auf das rechte Bein verlagern und den Körper allmählich nach rechts drehen (1.30 Uhr). Die Spitze des linken Fußes anheben und nach innen drehen. Die linke Hand (mit schräg nach oben gedrehter Innenfläche) im Bogen am Bauch vorbei bis vor die rechte Schulter führen. Zur selben Zeit öffnet man die rechte Hand (den vorhin beschriebenen „Haken“) wieder und dreht die Handfläche nach außen. Dabei auf die linke Hand blicken (Abb. 210 bis 212).
Den Oberkörper langsam nach links drehen (auf 11 Uhr), das Gewicht auf das linke Bein verlagern. Die linke Hand fährt im Bogen am Gesicht vorbei, wobei sich die Handfläche langsam nach außen dreht. Die rechte Hand bewegt sich im Bogen am Bauch vorbei bis zur linken Schulter. Die Handfläche zeigt schräg nach innen. In der Zwischenzeit wird der rechte Fuß neben den linken Fuß gebracht (Abstand zirka 20 Zentimeter). Auf die rechte Hand sehen (Abb. 213 und 214).
Den Oberkörper jetzt leicht nach rechts drehen (2 Uhr) und das Gewicht auf das rechte Bein verlagern. Die rechte Hand bewegt sich weiter nach rechts (Handfläche zeigt noch immer nach außen), während sich die linke Hand im Bogen am Bauch vorbei auf Schulterhöhe begibt (Handfläche nach innen gerichtet). Auf die linke Hand schauen (Abb. 215 bis 217).
Nun werden die Bewegungen auf den Abbildungen 213 bis 217 wiederholt (Abb. 218 bis 222) und dann erneut die Übungen der Abbildungen 213 und 214 durchgeführt (Abb. 223 und 224).
Die Wirbelsäule dient als Achse für alle Bewegungen des Oberkörpers; Hüfte und Taille müssen daher entspannt bleiben. Plötzliches Fallenlassen oder Aufrichten ist zu vermeiden. Schritte sollen langsam und gleichmäßig ausgeführt werden. Schlußposition: 10.30 Uhr.

11. Die einzelne Peitsche — Danbian (umfaßt die Abb. 225 bis 229)

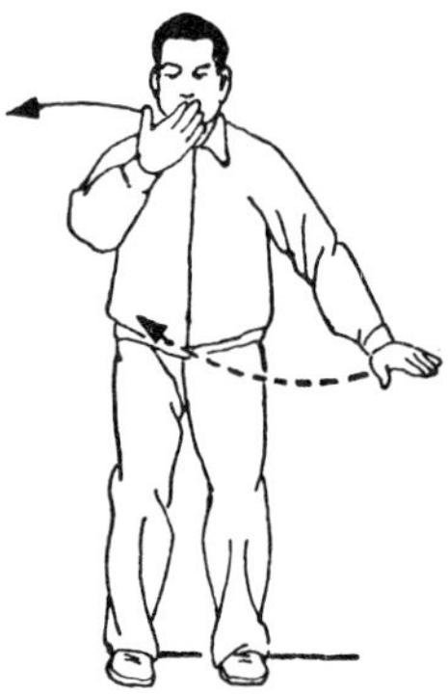

Abb. 225

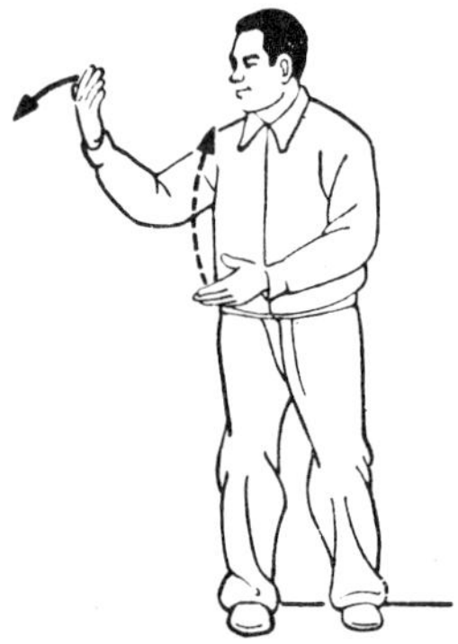

Abb. 226

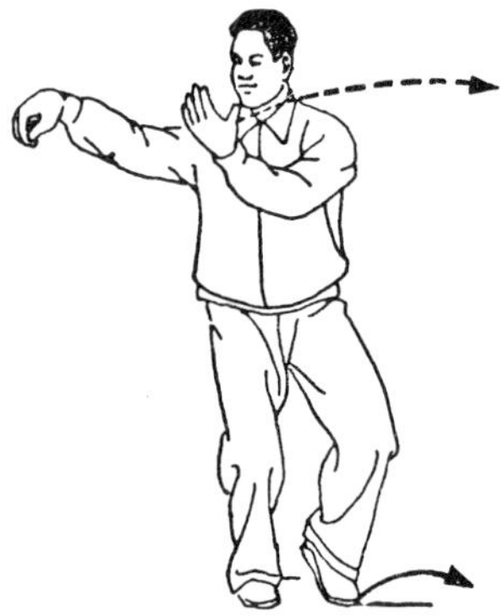

Abb. 227

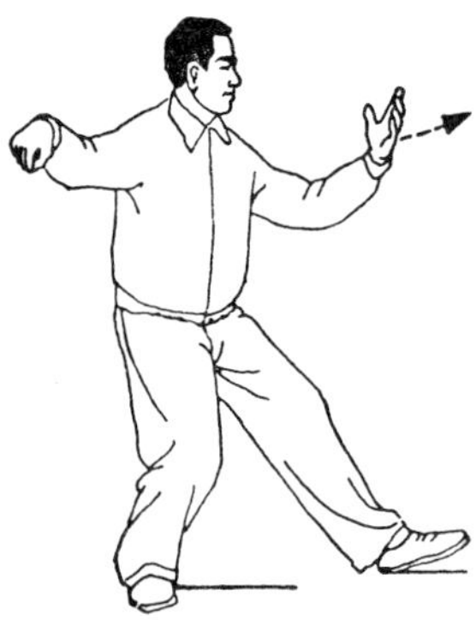

Abb. 228

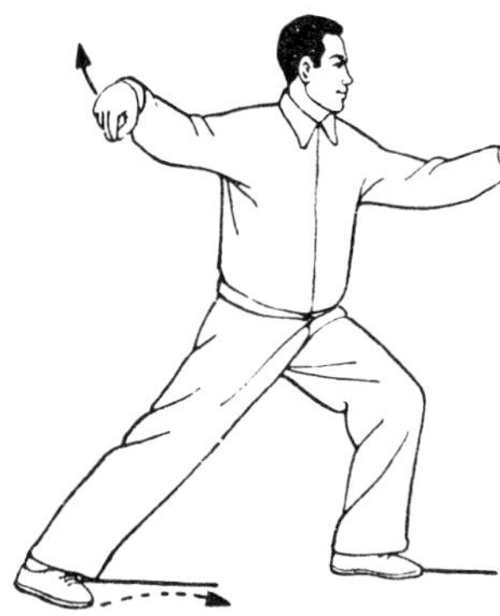

Abb. 229

Den Oberkörper nach rechts auf 1 Uhr drehen. Die rechte Hand bewegt sich gleichzeitig nach rechts und bildet in einer etwas über Schulterhöhe befindlichen Lage einen „Haken“ (vergleichen Sie bitte mit der vorhergehenden Übung), während die linke Hand im Bogen am Bauch vorbei mit nach innen zeigender Handfläche bis in Schulterhöhe geführt wird. Das Gewicht wird auf das rechte Bein verlagert, der linke Fuß ruht mit der Spitze auf dem Boden. Auf die linke Hand sehen (Abb. 225 bis 227).
Nun werden dieselben Bewegungen, wie in Bewegungsfolge 9 dargestellt, ausgeführt. Die Bewegung auf den Abbildungen 228 und 229 entspricht also jenen auf den Bildern 208 und 209. Die Schlußposition: 8.30 Uhr.

Serie V (besteht aus 4 Bewegungsfolgen)
12. Auf hohem Roß — Gao Tan Ma (umfaßt die Abb. 230 und 231)

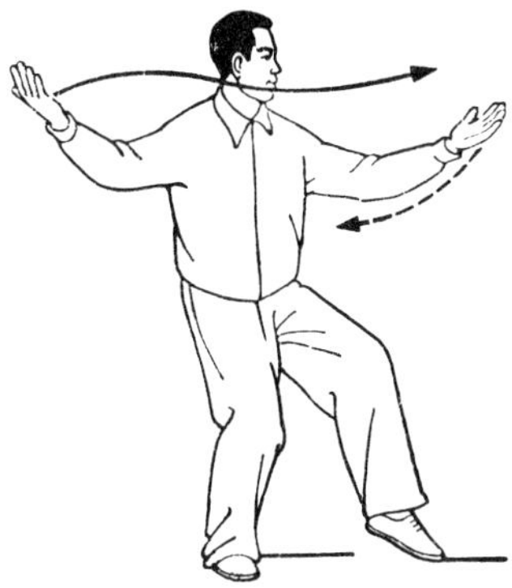

Abb. 230

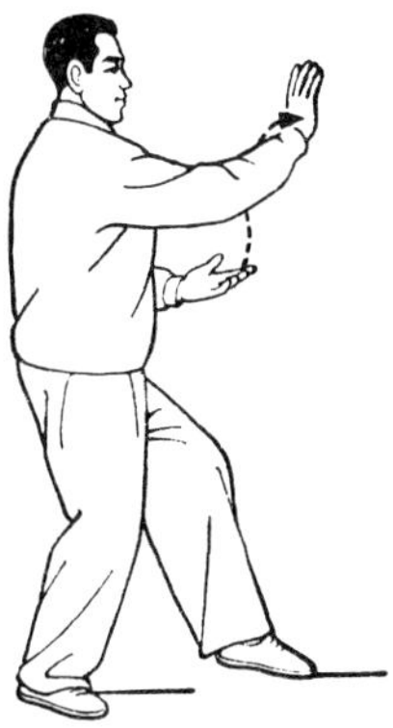

Abb. 231

Der rechte Fuß macht einen halben Schritt nach vor, dann wird das Gewicht auf das rechte Bein verlagert. Die rechte Hand nun wieder öffnen und mit leicht gebogenem Ellbogen beide Handflächen nach oben drehen. Der Körper wendet sich währenddessen leicht nach rechts (10 Uhr), wobei die rechte Ferse allmählich gehoben wird und so einen leeren Schritt einleitet. Nach links vorne schauen (Abb. 230).
Den Körper leicht nach links drehen (9 Uhr), die rechte Hand zum rechten Ohr ziehen und nun mit nach vorne zeigender Handinnenfläche sowie nach oben gerichteten Fingen in Augenhöhe nach vorne stoßen. Die linke Hand senken, bis sie vor der linken Hüfte liegt. Die Handfläche zeigt nach oben. Gleichzeitig den linken Fuß nach vorne bringen, die Fußspitze steht auf dem Boden. Auf die rechte Hand sehen (Abb. 231).
Die Schultern niedrig halten, den rechten Ellbogen etwas nach unten durchdrücken. Bei der Gewichtsverlagerung den Körper niemals aufrichten oder beugen! Schlußposition: 9 Uhr.

13. Der rechte Beinstoß — You Deng Jiao (umfaßt die Abb. 232 bis 237)

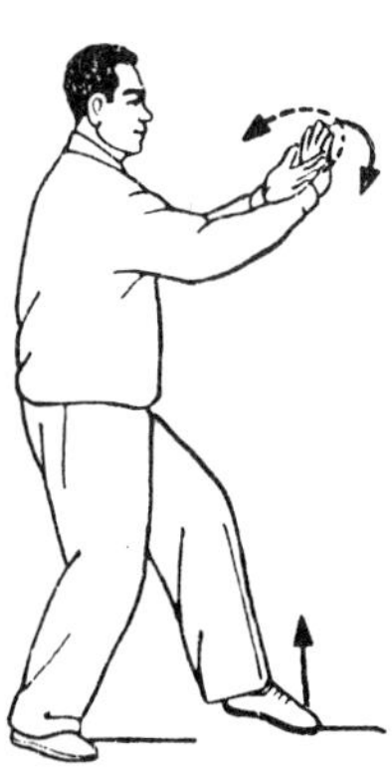

Abb. 232

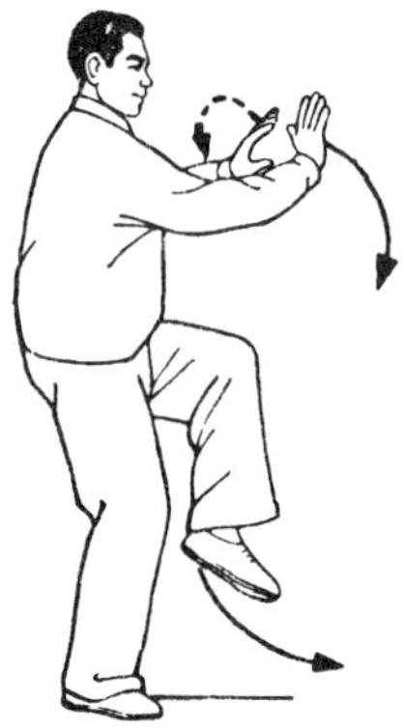

Abb. 233

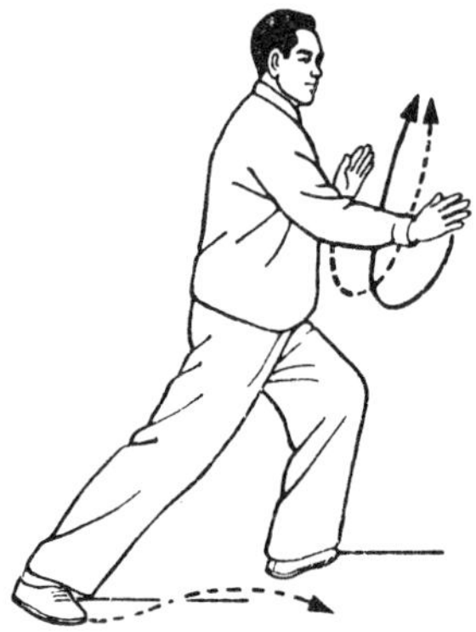

Abb. 234

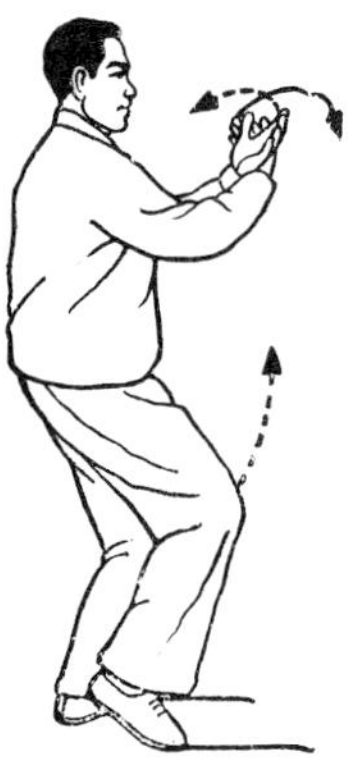

Abb. 235

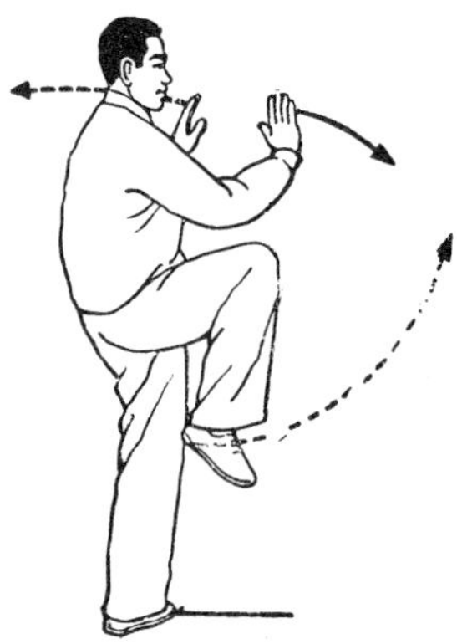

Abb. 236

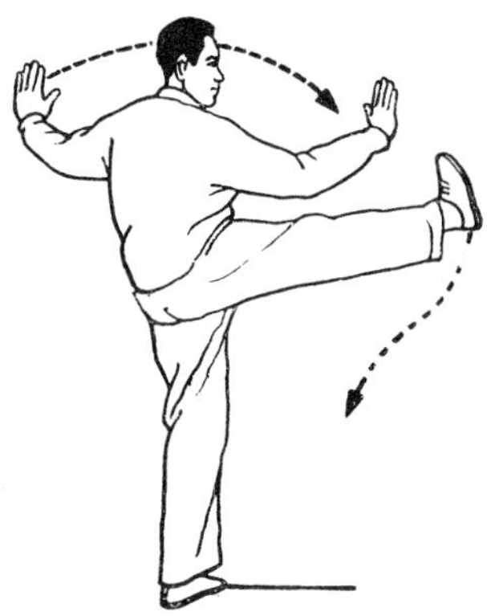

Abb. 237

Der linke Arm wird gestreckt; die Handfläche der linken Hand ruht auf dem Handgelenk der rechten Hand; sie zeigt nach oben. Führen Sie nun die Hände, mit schräg nach unten weisender Handfläche im Bogen an die jeweilige Seite. Gleichzeitig machen Sie mit dem linken Fuß einen Schritt vorwärts in Richtung 8 Uhr. Die Zehen zeigen bei diesem linken Verbeugungsschritt leicht nach außen. Geradeaus blicken (Abb. 232 bis 234).
Beide Hände beschreiben nun ihren Bogen weiter (erst nach außen, dann nach innen und oben), bis sie sich vor der Brust mit nach innen zeigenden Handflächen kreuzen. Die linke Hand liegt dabei wieder über dem rechten Handgelenk. Gleichzeitig muß der rechte Fuß neben den linken geführt werden — mit der Spitze auf dem Boden abstellen. Geradeaus auf die rechte Hand schauen (Abb. 235).

Die Hände auseinander und in Schulterhöhe zur Seite bewegen und mit leicht angewinkelten Ellbogen sowie nach außen zeigenden Handflächen strecken. Zur selben Zeit wird das rechte Bein angehoben, im Knie gebeugt und dann allmählich nach vor in Richtung 10 Uhr ausgestreckt. Auf die rechte Hand sehen (Abb. 236 und 237).

Achtung auf das Gleichgewicht! Die Handgelenke in Höhe der Schultern belassen. Beim Tritt mit dem rechten Fuß ist das linke Bein leicht angewinkelt. Die Kraft für den Tritt soll in der Ferse liegen. Die nach oben weisenden Zehen deuten dabei auch leicht nach innen. Die Trennung der Hände erfolgt gleichzeitig mit dem Tritt. Der rechte Arm liegt parallel zum rechten Bein. Schlußposition: 9 Uhr.

14. Mit beiden Fäusten die Ohren des Gegners treffen — Shuang Feng Guan (umfaßt die Abb. 238 bis 241)

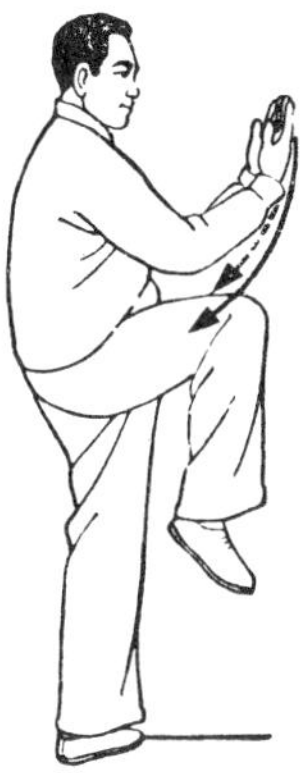

Abb. 238

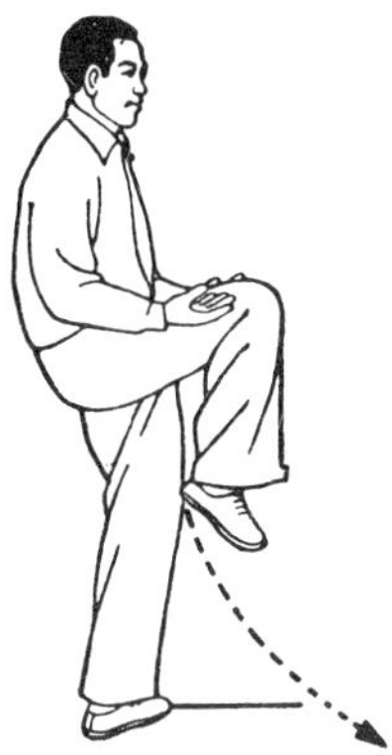

Abb. 239

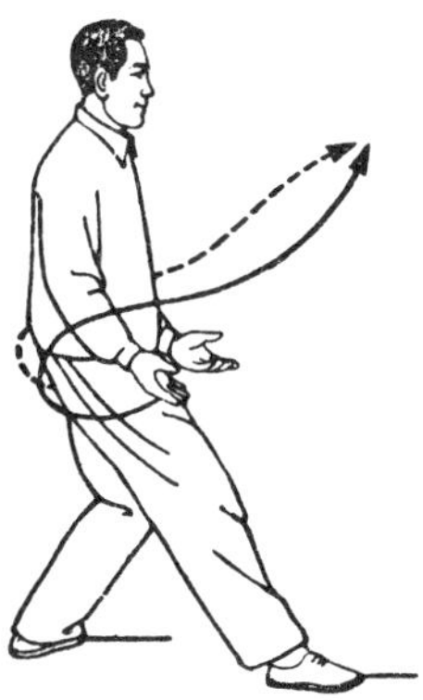

Abb. 240

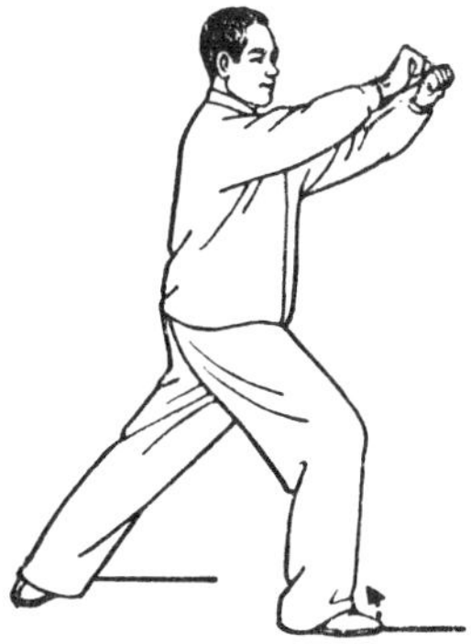

Abb. 241

Den rechten Fuß zurückziehen und so in Schwebe halten, daß der Oberschenkel waagrecht nach vorne zeigt. Die linke Hand nach oben und dann hinunter zur rechten Hand führen, bis beide Hände vor der Brust liegen. Die Handflächen zeigen nach oben. Nun vollführen beide Hände eine halbkreisförmige Bewegung an die beiden Seiten des rechten Knies. Geradeaus schauen (Abb. 238 und 239).

Der rechte Fuß wird nun langsam rechts vor dem linken abgesetzt, während das Gewicht in einem Verbeugungsschritt auf das rechte Bein verlagert wird. Gleichzeitig beide Hände senken und dabei allmählich zur Faust ballen. Dann die Fäuste im Bogen nach oben führen, bis sie einander etwa in Ohrhöhe vor dem Gesicht mit schräg nach oben weisenden Knöcheln gegenüberliegen. Der Zwischenraum zwischen den Fäusten beträgt etwa 20 Zentimeter. Auf die rechte Faust sehen (Abb. 240 und 241).

Kopf und Nacken gestreckt und aufrecht halten. Hüfte und Taille wie immer entspannt lassen. Die Fäuste dürfen nur locker geballt werden, die Schultern niedrig halten. Ellbogen leicht anwinkeln — sie sollen dabei in einer natürlichen Lage bleiben. In der Schlußposition steht man in Richtung 10 Uhr.

15. Der linke Beinstoß — Zuo Deng Jiao (umfaßt die Abb. 242 bis 247)

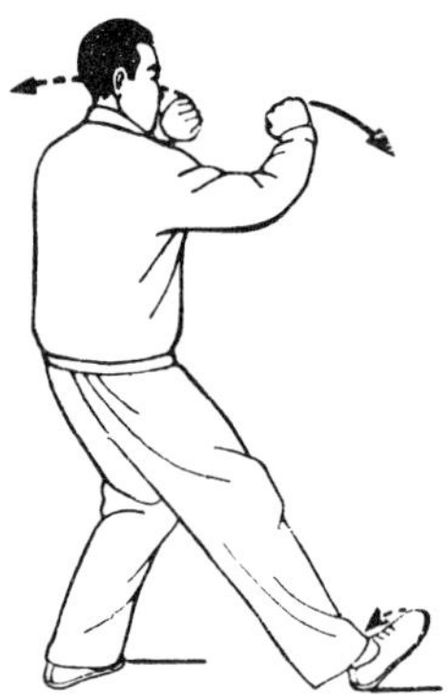

Abb. 242

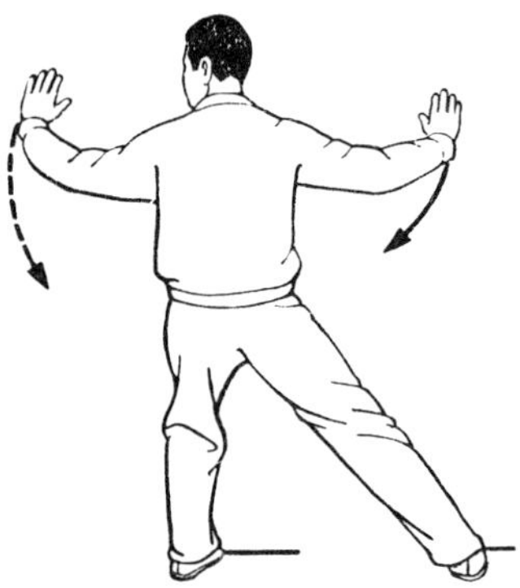

Abb. 243

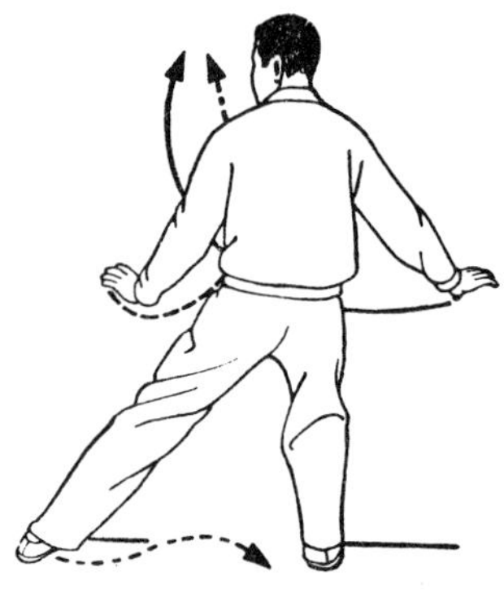

Abb. 244

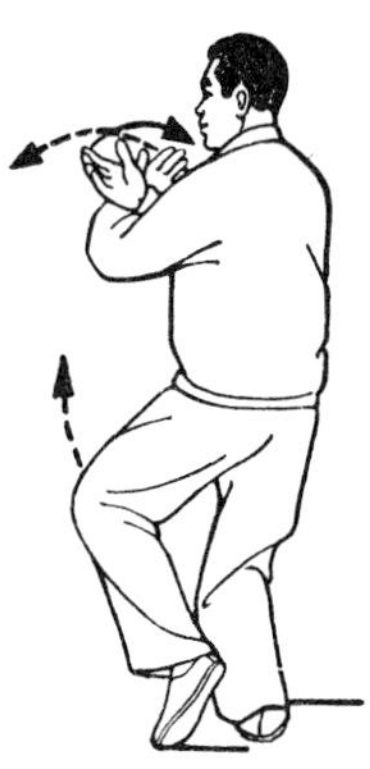

Abb. 245

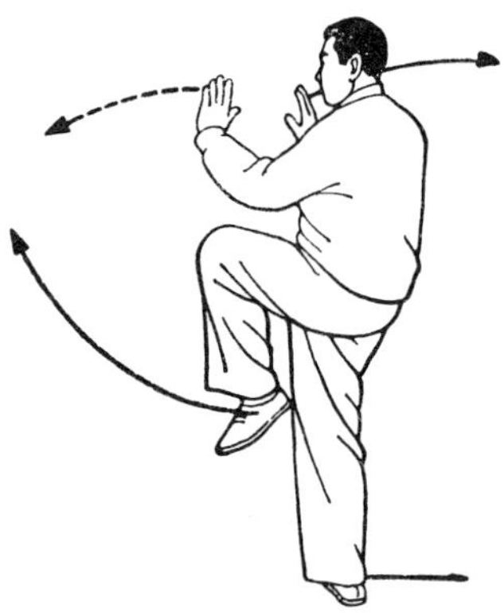

Abb. 246

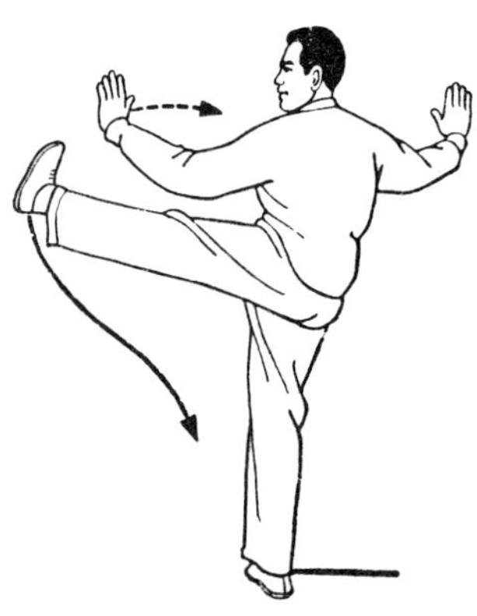

Abb. 247

Das linke Bein beugen und zurücksetzen. Den Körper nach links auf 6 Uhr drehen, wobei die Spitze des rechten Fußes nach innen zeigt. Gleichzeitig die Faust öffnen und die Hände in einer halbkreisförmigen Bewegung voneinander trennen. Die Arme leicht über Schulterhöhe zur Seite strecken, die Handflächen zeigen nach vorne. Auf die linke Hand sehen (Abb. 242 und 243).
Das Gewicht nun auf das rechte Bein verlagern. Den linken Fuß neben den rechten führen und mit der Spitze auf den Boden stellen. Gleichzeitig beide Hände im Bogen nach unten zur Seite und dann nach vorne innen führen, bevor sie sich erneut vor der Brust kreuzen. Die linke Hand liegt auf dem Gelenk der rechten Hand, beide Handflächen zeigen nach innen. Auf die linke Hand schauen (Abb. 244 und 245).
Die Hände voneinander trennen und seitlich in Schulterhöhe ausstrecken, wobei die Ellbogen leicht angewinkelt sind und die Innenflächen nach außen zeigen. Zur selben Zeit das linke Bein mit angewinkeltem Knie heben, dann den Fuß allmählich in Richtung 4 Uhr nach vorne stoßen. Auf die linke Hand sehen (Abb. 246 und 247). Der Bewegungsablauf entspricht jenem auf den Abbildungen 235 bis 237, wird aber seitenverkehrt durchgeführt. Schlußposition: 4 Uhr.

Serie VI (besteht aus 2 Bewegungsfolgen)

16. Den Körper nach unten drücken und auf dem linken Bein stehen — Zuo Xiashi Duli (umfaßt die Abb. 248 bis 254)

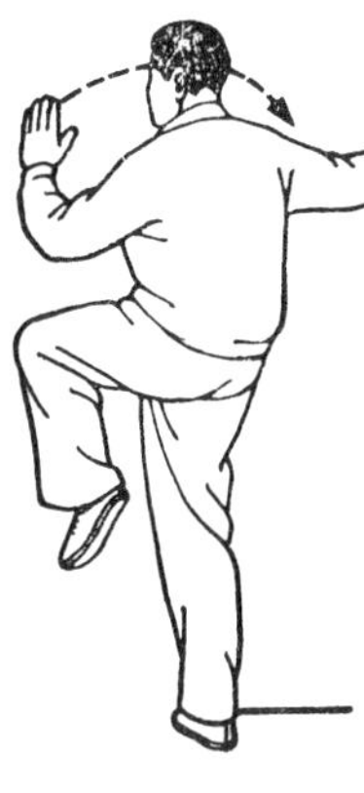

Abb. 248

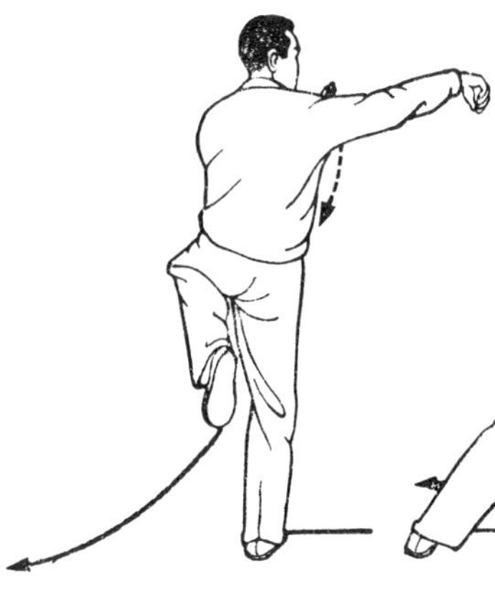

Abb. 249

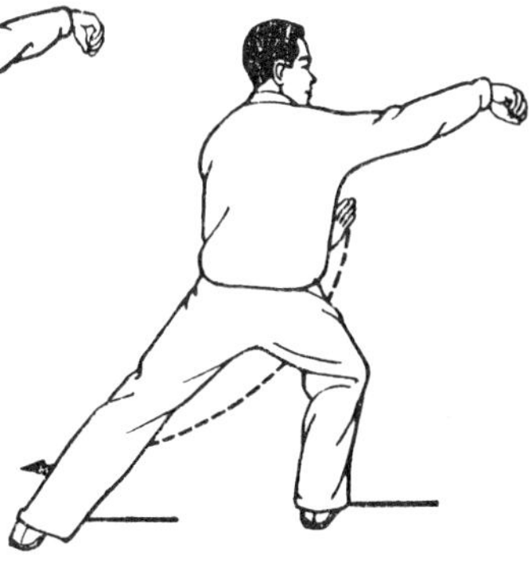

Abb. 250

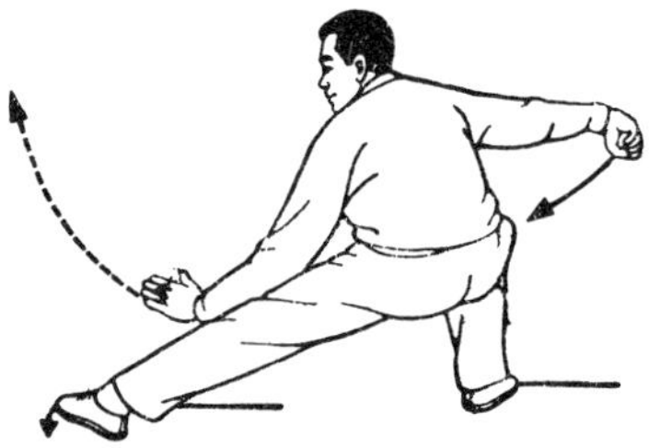

Abb. 251

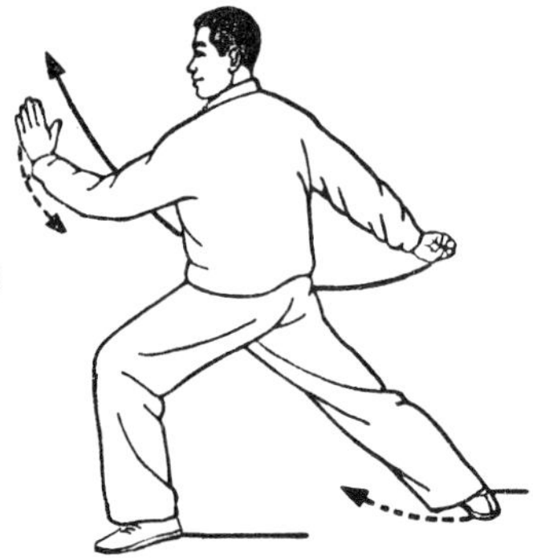

Abb. 252

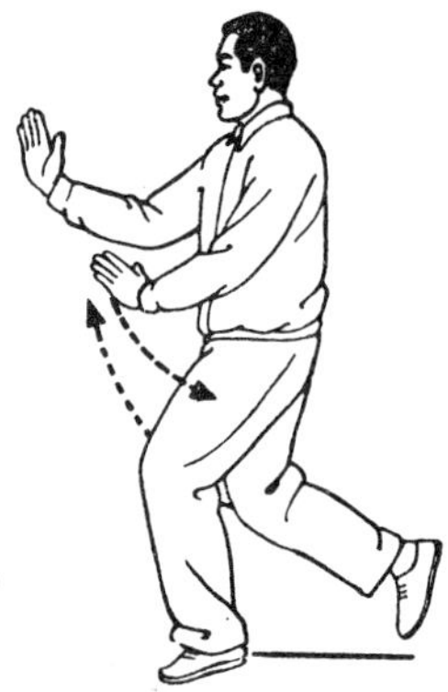

Abb. 253

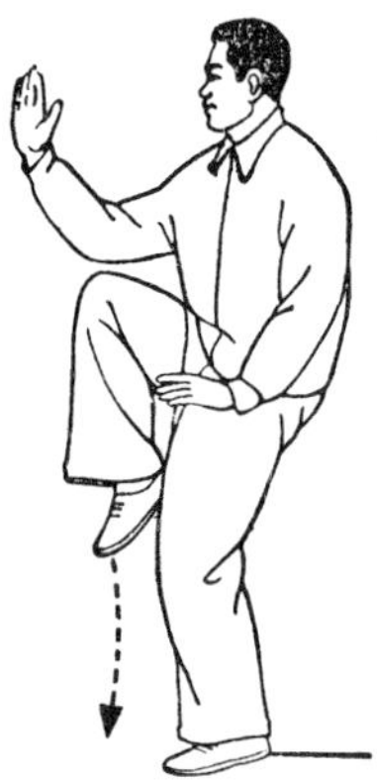

Abb. 254

Den linken Fuß nun zurückziehen und in der Schwebe halten, so daß der Oberschenkel geradeaus nach vorne zeigt. Den Oberkörper nach rechts auf 7 Uhr drehen. Mit der rechten Hand einen „Haken" bilden; gleichzeitig die linke Handfläche nach oben drehen und im Bogen zur rechten Seite führen, bis die linke Hand mit schräg nach innen weisender Handfläche die rechte Schulter erreicht hat. Auf die rechte Hand sehen (Abb. 248 und 249).
Auf dem rechten Bein langsam in die Hocke gehen und das linke Bein zur Seite strecken (3 Uhr). Die linke Hand entlang der Innenseite des linken Beines ausstrecken, die Handfläche zeigt nach vorne. Auf die linke Hand sehen (Abb. 250 und 251).
Wenn das rechte Bein zur Gänze gebeugt ist, werden die Zehen des rechten Fußes leicht nach außen gedreht; das linke Bein wird mit leicht nach innen gebogener Spitze ausgestreckt. Beide Fußsohlen ruhen flach auf dem Boden. Die Spitze des linken Fußes liegt in einer Linie mit der Ferse des rechten Fußes. Den Oberkörper nicht zu weit nach vorne beugen.
Nun mit der Ferse als Angelpunkt die linke Fußspitze leicht nach außen drehen, so daß sie auf einer Höhe mit dem ausgestrekten Bein liegt. Während jetzt das rechte Bein gestreckt und das linke gebeugt wird, dreht man die rechte Fuß-

spitze nach innen. Das Gewicht auf das linke Bein verlagern. Den Oberkörper leicht nach links drehen (4 Uhr) und dann in einer Vorwärtsbewegung allmählich heben. Gleichzeitig den linken Arm weiter ausstrecken — die Handfläche zeigt nach rechts — und die rechte Hand hinter den Rücken bewegen. Dabei werden die Finger zur Faust geballt. Auf die linke Hand sehen (Abb. 252).
Den rechten Fuß vorsichtig anheben und das rechte Knie so beugen, daß der Oberschenkel waagrecht liegt. Gleichzeitig die rechte Faust öffnen und die Hand am rechten Bein vorbei nach oben schwingen, bis sich der durchgebogene Ellbogen genau über dem rechten Knie befindet. Die Finger zeigen dabei nach oben, die Handfläche nach links. Die linke Hand mit der Innenfläche nach unten neben die linke Hüfte placieren. Auf die rechte Hand sehen (Abb. 253 und 254).
Den Oberkörper unbedingt aufrecht halten! Das Standbein ist leicht angewinkelt. Wenn der rechte Fuß gehoben wird, sollte die Fußspitze in natürlicher Haltung nach unten zeigen. Die Schlußposition: 3 Uhr.

17. Den Körper nach unten drücken und auf dem rechten Bein stehen — You Xiashi Duli (umfaßt die Abb. 255 bis 261)

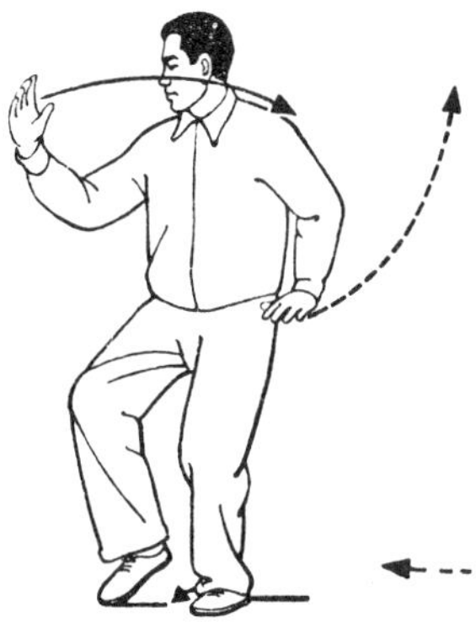

Abb. 255

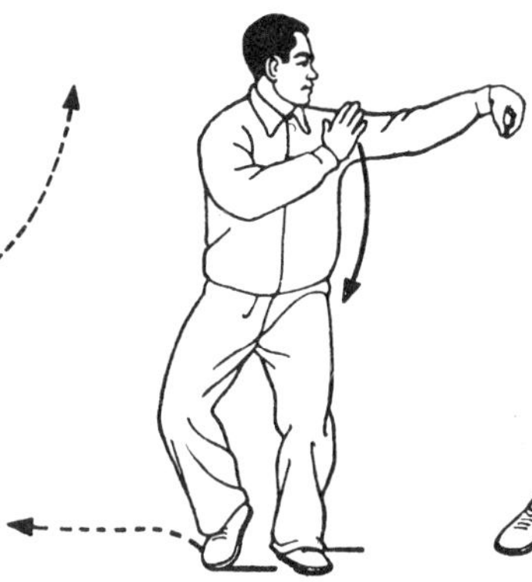

Abb. 256

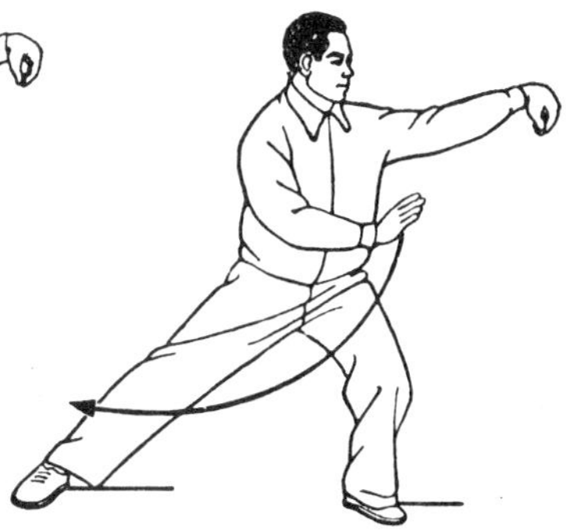

Abb. 257

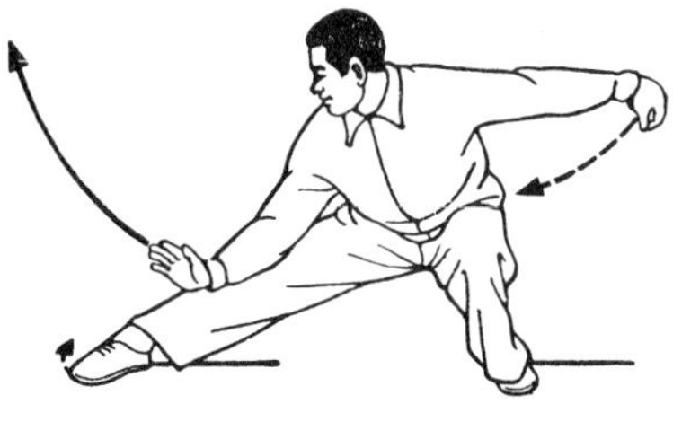

Abb. 258

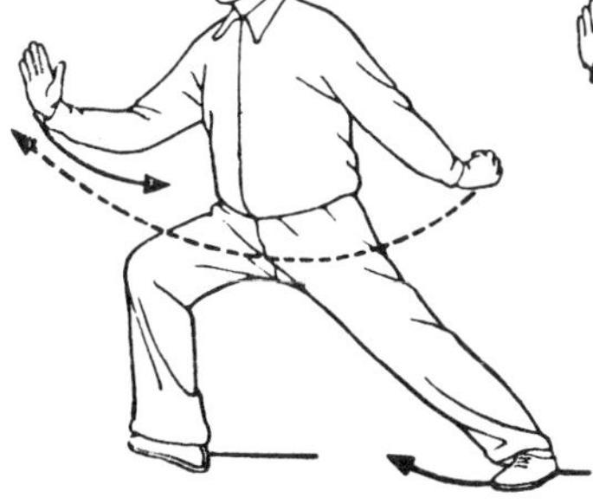

Abb. 259

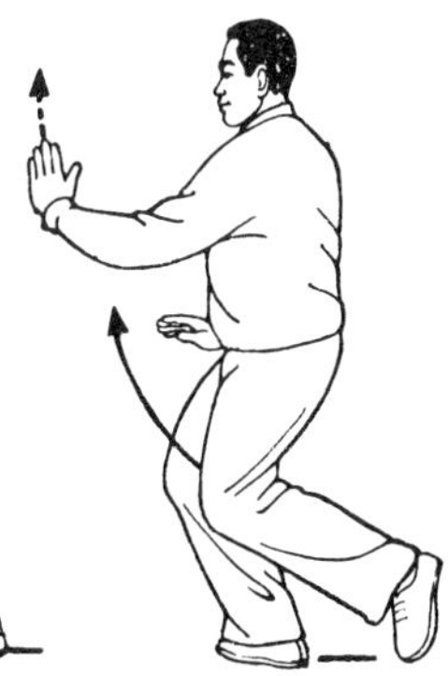

Abb. 260

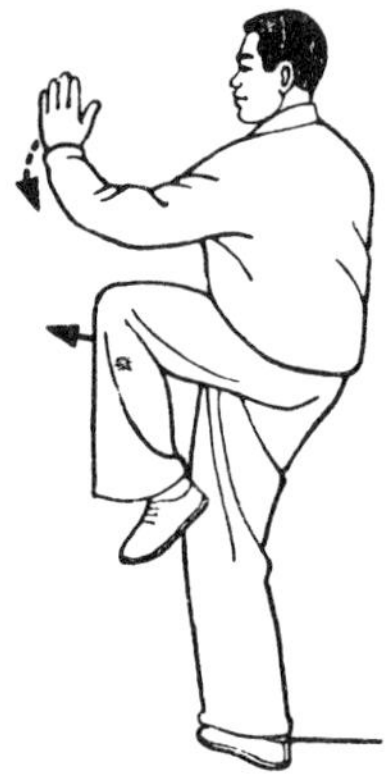

Abb. 261

Den rechten Fuß mit den Zehenspitzen vor den linken stellen. Mit den Zehenspitzen des linken Fußes als Drehpunkt, den Körper nach links auf 12 Uhr drehen, gleichzeitig die linke Hand an der Seite bis in Schulterhöhe heben und einen „Haken" bilden. Die rechte Hand bewegt sich im Einklang mit der Körperdrehung im Bogen vor die linke Schulter. Die Finger zeigen nach oben. Dabei auf die linke Hand sehen (Abb. 255 und 256).
Jetzt folgen Wiederholungen aus der vorigen Folge: Führen Sie nun die Bewegungen auf den Abbildungen 250 bis 254 seitenverkehrt durch (Abb. 257 bis 261). Immer daran denken: Den rechten Fuß leicht anheben, bevor das rechte Bein angewinkelt und zur Seite gestreckt wird. Schlußposition: 3 Uhr.

Serie VII (besteht aus 3 Bewegungsfolgen)
18. Das Schiffchen eines Webstuhls nach beiden Seiten führen — Zuo Yuo Chuan So (umfaßt die Abb. 262 bis 272)

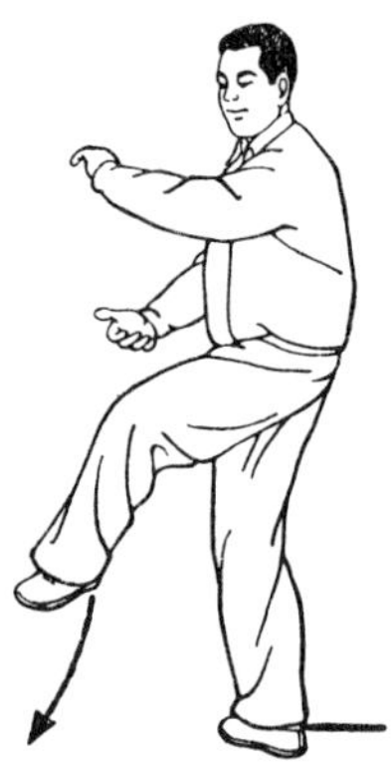

Abb. 262

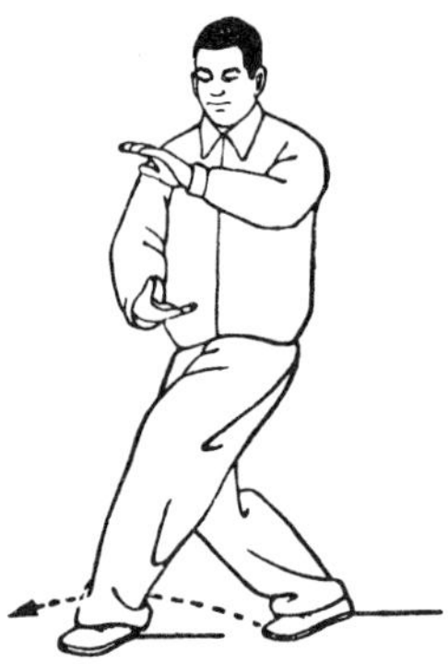

Abb. 263

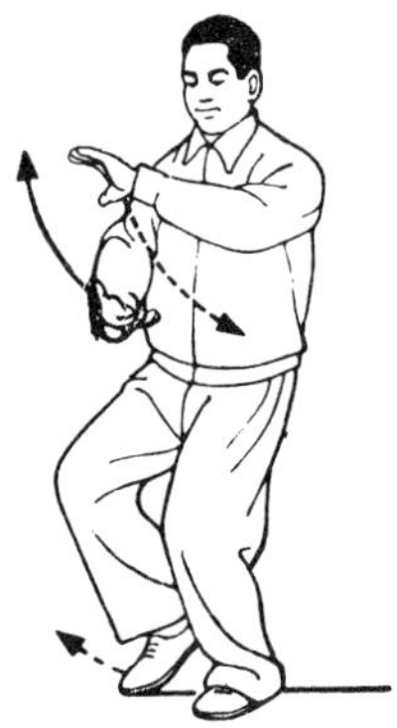

Abb. 264

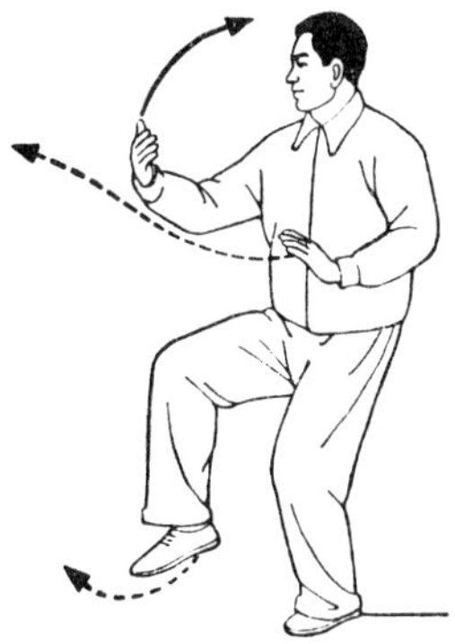

Abb. 265

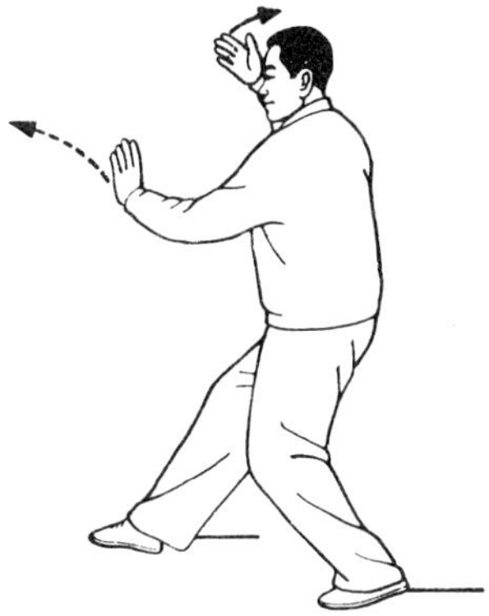

Abb. 266

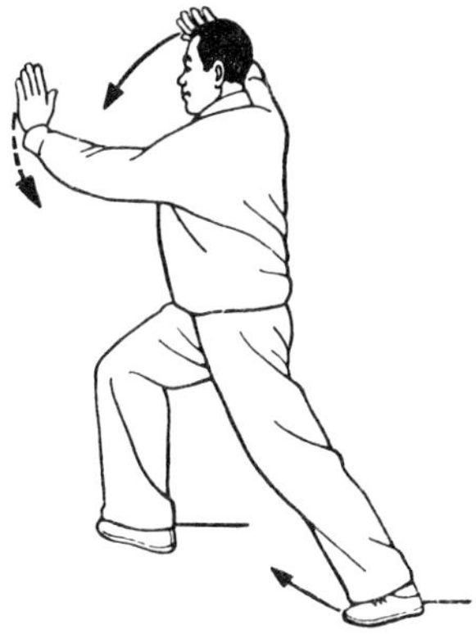

Abb. 267

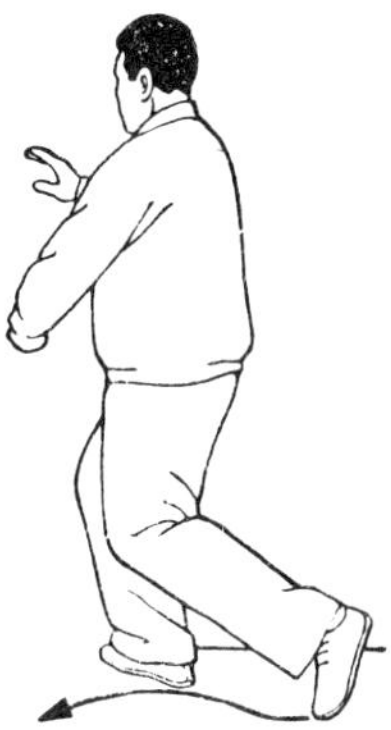

Abb. 268

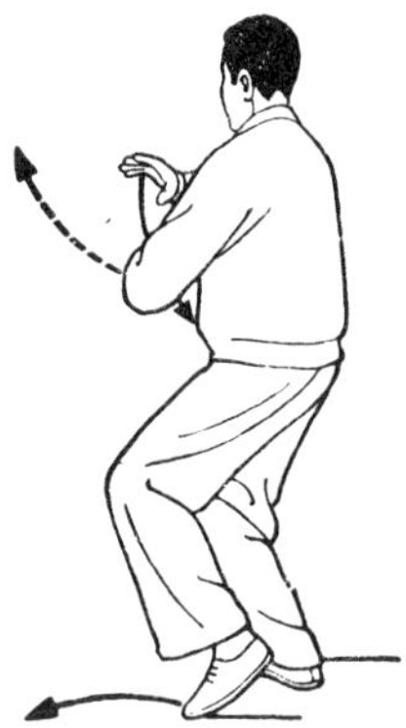

Abb. 269

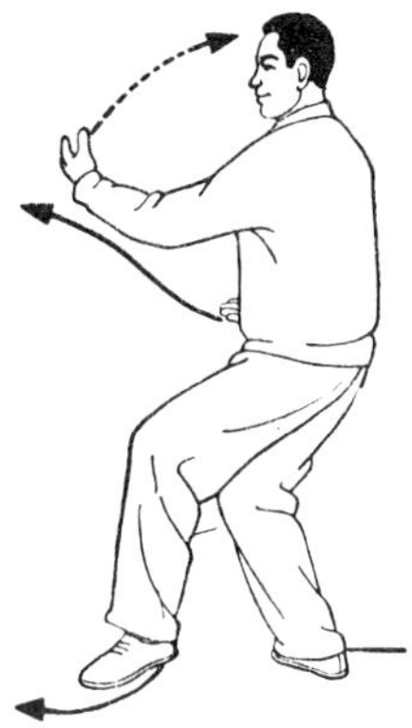

Abb. 270

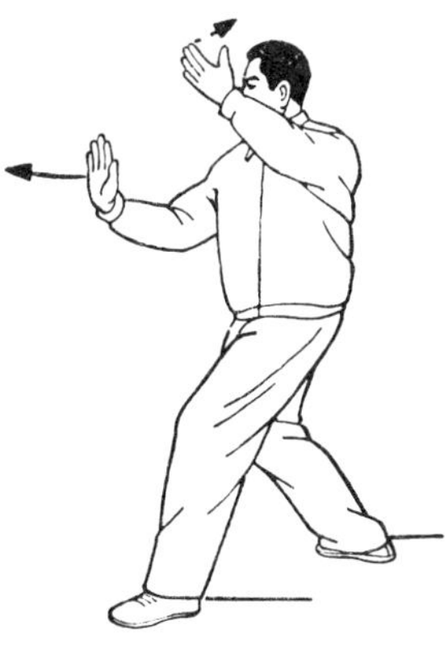

Abb. 271

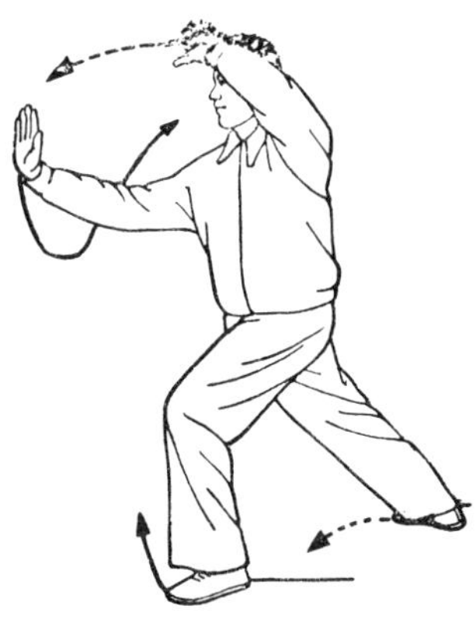

Abb. 272

Den Körper nach links auf 1 Uhr drehen. Der linke Fuß senkt sich mit nach außen zeigender Spitze vor dem rechten. Nun werden beide Knie gebeugt, bis ein „Sitz auf gekreuzten Beinen“ entsteht. Zur selben Zeit begeben sich die Hände vor der linken Brust in die Ballhalteposition. Die linke Hand ist oben. Dann den rechten Fuß neben den linken placieren und mit den Zehenspitzen auf den Boden stellen. Auf den linken Unterarm sehen (Abb. 262 bis 264).
Der Körper dreht sich jetzt nach rechts (4 Uhr), der rechte Fuß macht einen Schritt vorwärts in Richtung 5 Uhr, um einen Verbeugungsschritt einzuleiten. Gleichzeitig führen Sie die rechte Hand mit schräg nach oben weisender Handfläche bis knapp über die rechte Schläfe. Die linke Hand bewegt sich hingegen zuerst nach links unten und stößt dann mit nach vorne zeigender Handfläche vor- und aufwärts. Auf die linke Hand sehen (Abb. 265 bis 267).
Den Körper nun leicht nach rechts drehen (5 Uhr) und das Gewicht etwas nach hinten verlagern. Die Zehen des rechten Fußes werden dabei ein wenig nach außen gedreht. Dann das Gewicht auf das rechte Bein zurückverlagern. Den linken Fuß mit den Zehen auf dem Boden neben den rechten stellen und zur selben Zeit mit der rechten Hand vor der rechten Brusthälfte in die Ballhalteposition gehen. Auf den rechten Unterarm sehen (Abb. 268 und 269).
Jetzt Wiederholung: Die Bewegungen auf den Abbildungen 265 bis 267 werden nochmals — seitenverkehrt — durchgeführt (Abb. 270 bis 272).
Wenn die Hand nach vorne stößt, auf keinen Fall vorbeugen. Auch die Schulter darf nicht angespannt werden. Beim Verbeugungsschritt beträgt der seitliche Abstand zwischen den beiden Fersen rund 30 Zentimeter. In der Schlußposition stehen Sie in Richtung 2 Uhr.

19. Die Seenadel vom Meeresgrund holen — Hai Di Zhen (umfaßt die Abb. 273 und 274)

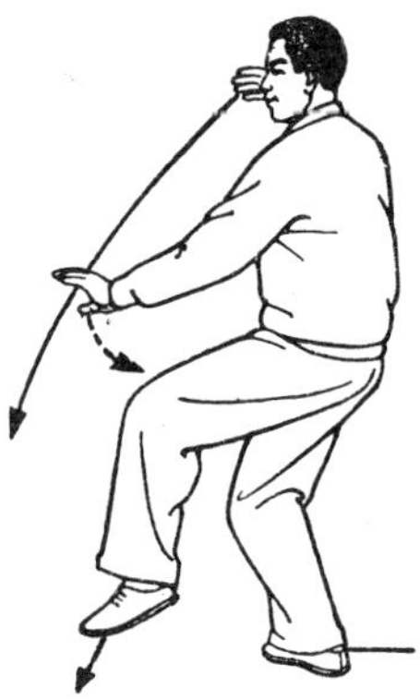

Abb. 273

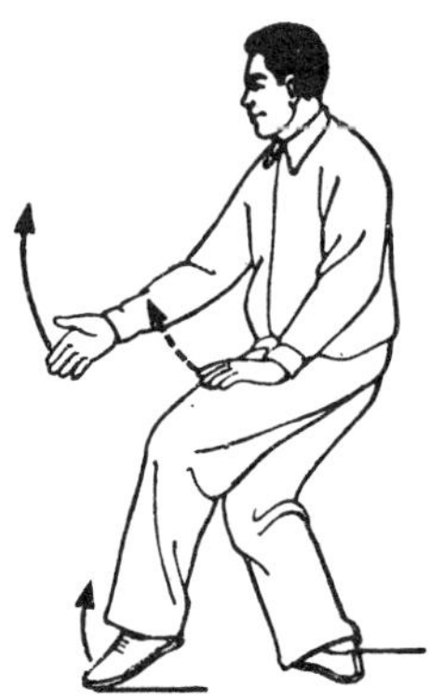

Abb. 274

Der rechte Fuß macht einen halben Schritt vorwärts. Dann das Gewicht auf das rechte Bein verlagern, den linken Fuß ein kleines Stück nach vorne schieben und mit der Spitze absetzen (ein sogenannter „linksseitiger leerer Schritt“). Den Körper gleichzeitig nach rechts wenden (4 Uhr). Die rechte Hand wird vor dem Körper zunächst gesenkt und dann bis neben das rechte Ohr angehoben und bei gleichzeitiger Körperdrehung auf 2 Uhr schräg nach unten vor den Körper geführt. Die Handfläche zeigt dabei nach links, die Finger zeigen schräg nach unten. Zur selben Zeit bewegt sich die linke Hand im Bogen nach vorne unten, bis sie — mit der Innenfläche nach unten und den Fingern nach vorne — bei der linken Hüfte einhält. Nach vor auf den Boden sehen (Abb. 273 und 274).
Den Körper erst leicht nach rechts, dann nach links drehen. Nicht zu weit nach vor lehnen. Der Kopf muß aufrecht gehalten werden, das Gesäß wird eingezogen. Das linke Bein ist bei dieser Übung leicht gebeugt. Schlußposition: 3 Uhr.

20. Arme schwingen — Shan Tong Bi (umfaßt die Abb. 275 bis 277)

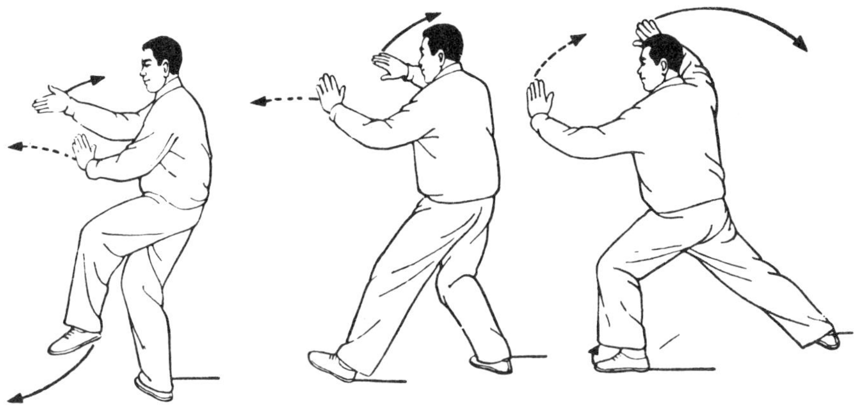

Abb. 275 *Abb. 276* *Abb. 277*

Den Körper leicht nach rechts drehen (4 Uhr). Der linke Fuß macht nun einen Schritt vorwärts und leitet einen Verbeugungsschritt ein. Gleichzeitig den rechten Arm (Ellbogen angewinkelt) emporheben, bis die Hand knapp über der rechten Schläfe liegt. Die Handfläche schräg nach oben drehen, der Daumen soll dabei nach unten weisen. Linke Hand leicht anheben und mit nach vorne zeigender Innenfläche in Nasenhöhe vorstoßen. Auf die linke Hand sehen (Abb. 275 bis 277). Der seitliche Abstand zwischen den Fersen beträgt 10 Zentimeter. Schlußposition: 3 Uhr.

Serie VIII (besteht aus 4 Bewegungsfolgen)

21. Körper wenden und Fauststoß — Zhuan Sheng Banlan Chui (umfaßt die Abb. 278 bis 284)

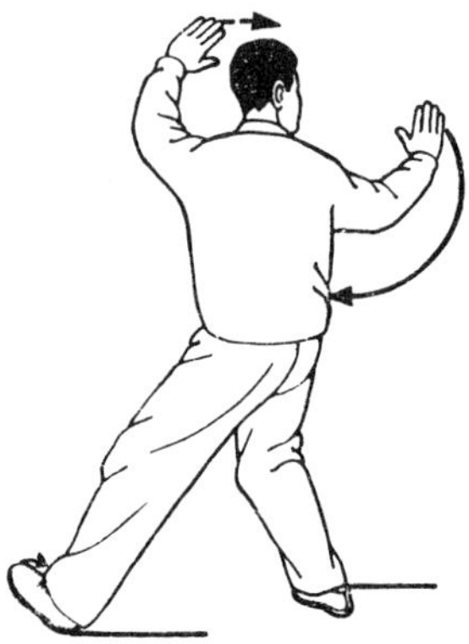

Abb. 278

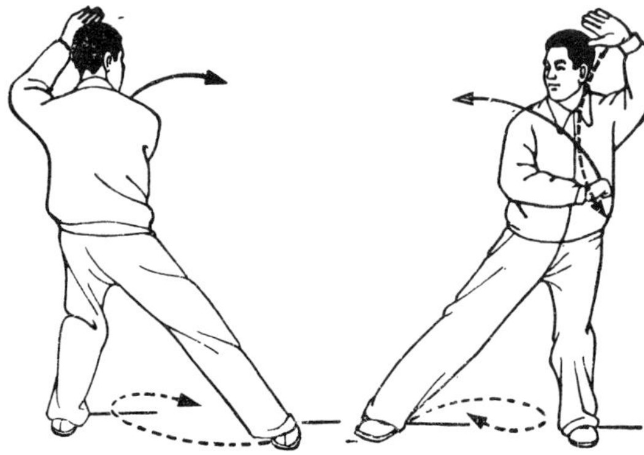

Abb. 279

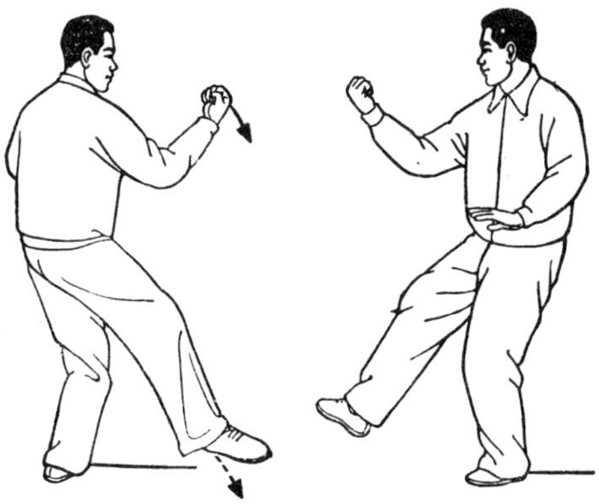

Abb. 280

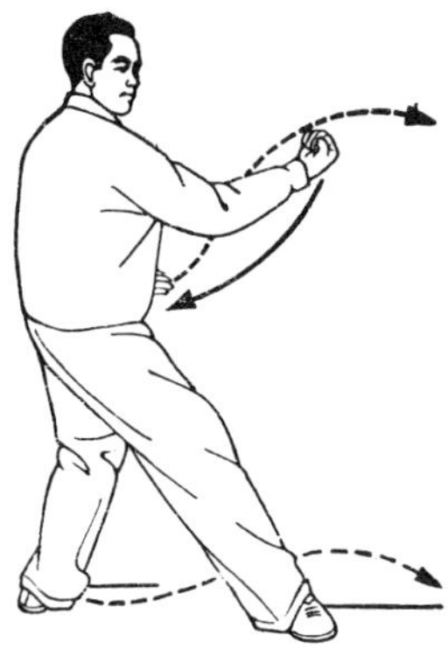

Abb. 281

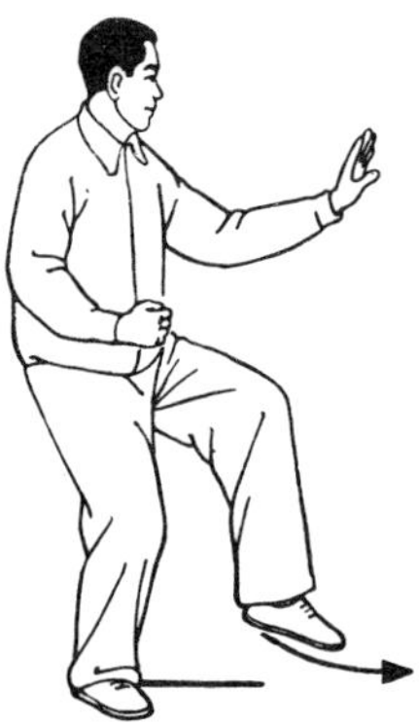

Abb. 282

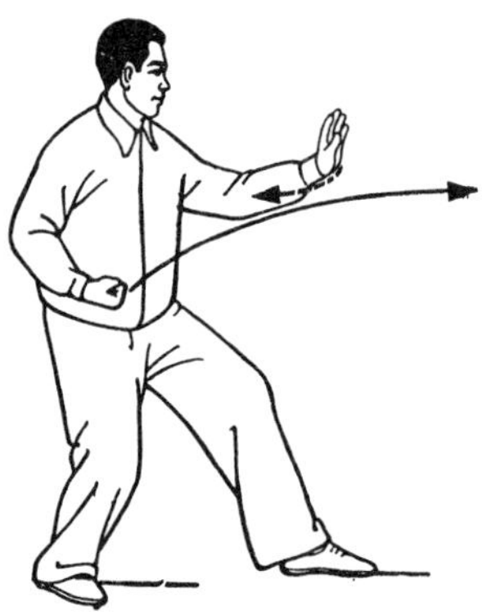

Abb. 283

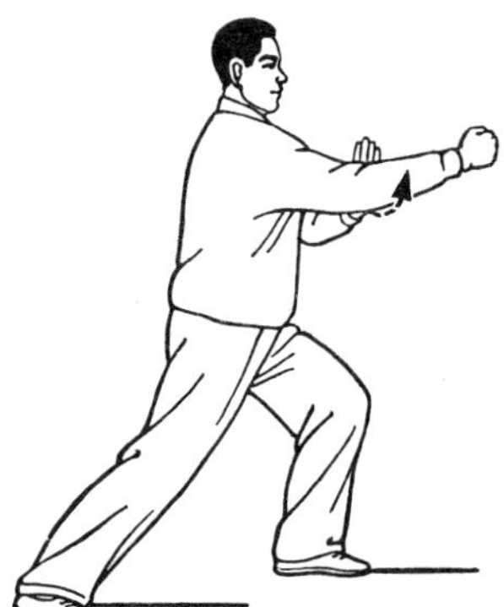

Abb. 284

Zurücksetzen und das Gewicht auf das rechte Bein verlagern. Drehen Sie den Körper nach rechts (6 Uhr) und die Zehen des linken Fußes nach innen. Das Gewicht auf das linke Bein zurückverlagern. Gleichzeitig mit der Körperdrehung wird die rechte Hand im Bogen nach rechts unten geführt, zur Faust geballt und mit dem Handrücken nach oben, am Bauch vorbei, vor die rechten Rippen gebracht. Im selben Moment heben Sie den linken Arm bis über den Kopf (die Handfläche zeigt dabei schräg nach oben). Geradeaus sehen (Abb. 278 und 279).
Den Körper auf 8 Uhr drehen, die rechte Faust (mit dem Handrücken nach unten) vor die Brust stoßen. Parallel dazu die linke Hand vor die linke Hüfte führen — die Handfläche zeigt nach unten, die Finger zeigen nach vor. Gleichzeitig den rechten Fuß zurückziehen und mit nach außen gedrehten Zehen einen Schritt vorwärts machen, ohne daß der Fuß jedoch den Boden berührt. Auf die rechte Faust sehen. (Abb. 280 und 281)
Das Gewicht auf das rechte Bein verlagern und mit dem linken Fuß einen Schritt vorwärts machen. Die linke Hand führen Sie von der linken Seite her mit einer halbkreisförmigen Bewegung nach vorne oben (die Handfläche zeigt dabei etwas nach unten). Die rechte Faust wird in einer sanften Kurve mit dem Handrücken nach unten an die rechte Taille zurückgezogen. Auf die linke Hand sehen (Abb. 282 und 283).
Das linke Bein beugen und einen Verbeugungsschritt machen. Gleichzeitig stößt die rechte Hand in Brusthöhe nach vor (mit dem Handrücken nach rechts). Die linke Hand hinter den rechten Unterarm zurückziehen. Auf die rechte Faust sehen (Abb. 284).
Die rechte Hand darf nur ganz locker zur Faust geballt werden — nicht verkrampfen! Während die Faust zurückgezogen wird, dreht man den Unterarm zuerst nach innen, dann nach außen. Beim Vorwärtsstoßen der Faust sollte die rechte Schulter der Bewegung folgen und sich leicht strecken. Schlußposition: 9 Uhr.

22. Dicht verschließen, Blockade — Ru Feng Sibi (umfaßt die Abb. 285 bis 290)

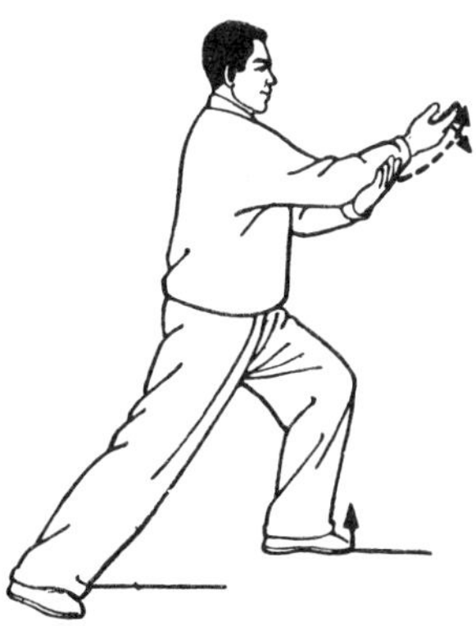

Abb. 285

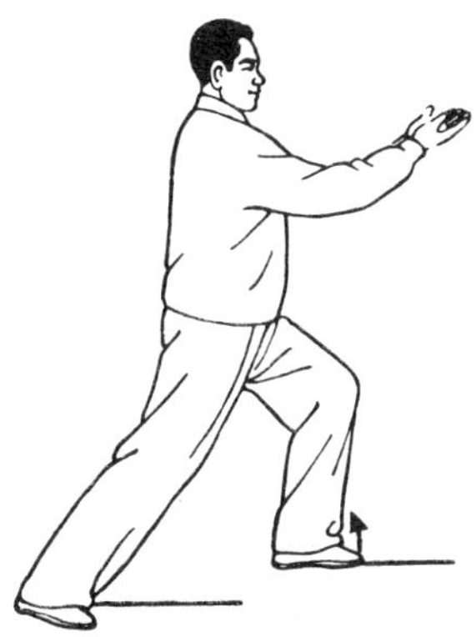

Abb. 286

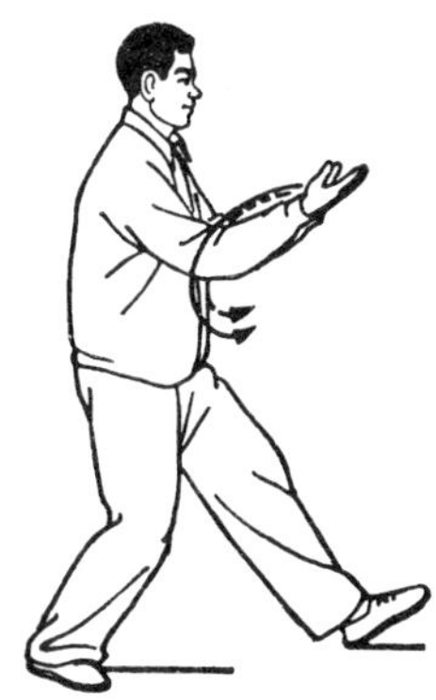

Abb. 287

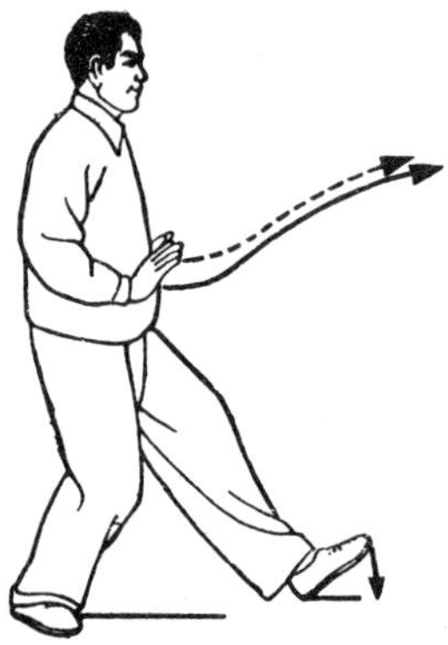

Abb. 288

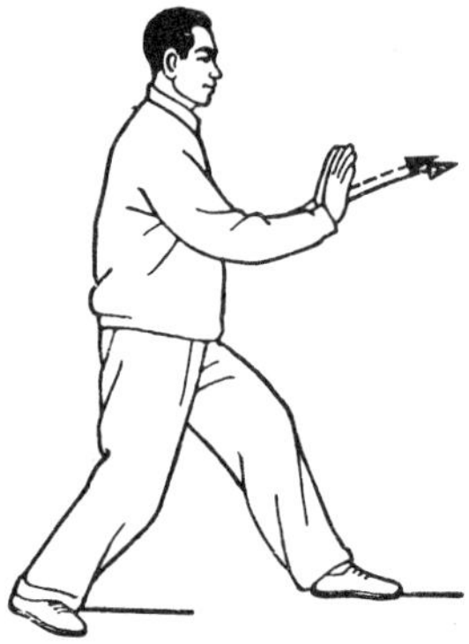

Abb. 289

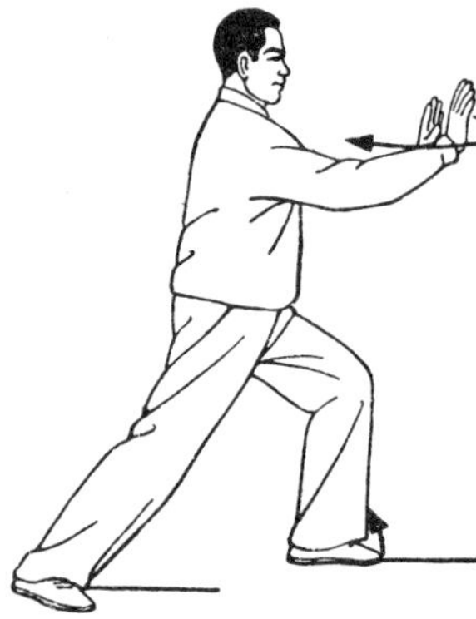

Abb. 290

Strecken Sie die linke Hand von ihrer Position unter dem rechten Handgelenk nach vorne aus, und öffnen Sie gleichzeitig die rechte Faust. Die Handfläche wird nach oben gedreht, die Hände trennen sich und werden langsam zurückgezogen. Nun zurücksetzen und dabei die linke Fußspitze anheben. Dann das Gewicht auf das rechte Bein verlagern. Geradeaus schauen (Abb. 285—287). Die nach vorne geöffneten Hände vor der Brust zuerst senken, dann wiederum nach vorne und oben zu stoßen. Diese Bewegung endet, wenn sich die Handgelenke in Schulterhöhe befinden. Die Handflächen zeigen immer nach vorne. Zur selben Zeit das linke Bein beugen. Sie machen nun wieder einmal einen Verbeugungsschritt. Zwischen den Händen hindurchschauen (Abb. 288 bis 290). Beim Zurücksetzen nicht nach hinten lehnen, die Gesäßmuskeln bleiben gespannt. Die ausgestreckten Hände sollten nicht mehr als Schulterbreite voneinander entfernt sein. In der Schlußposition stehen Sie in Richtung 9 Uhr.

23. Kreuzen der Arme — Shi Zi Shou (umfaßt die Abb. 291 bis 295)

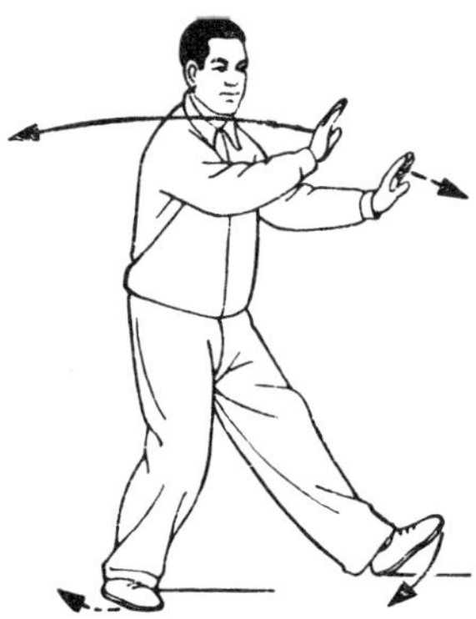

Abb. 291

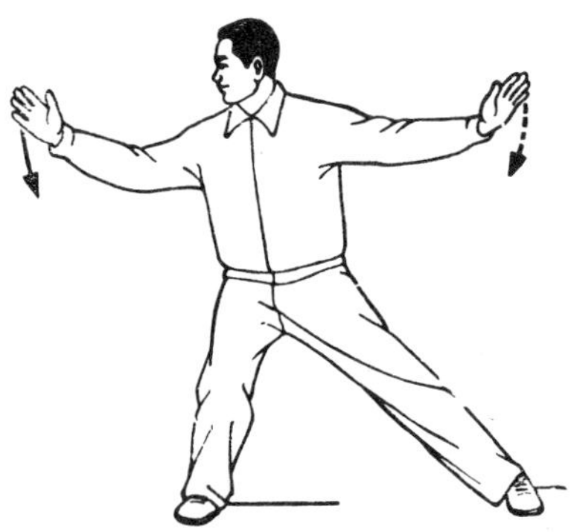

Abb. 292

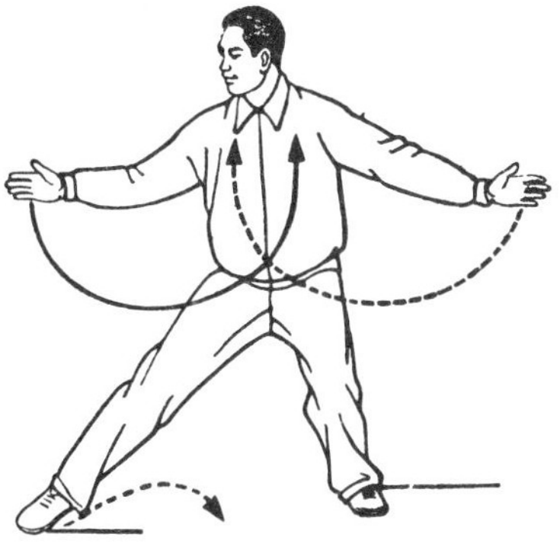

Abb. 293

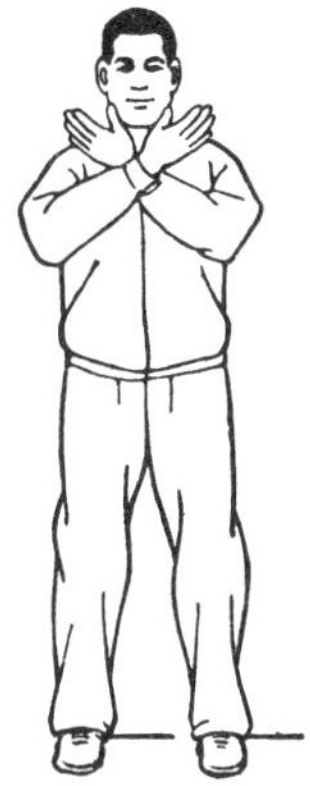

Abb. 294

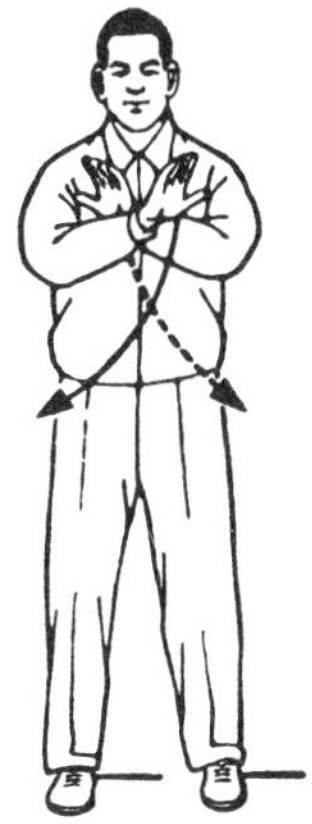

Abb. 295

Rechtes Knie beugen und zurücksetzen. Das Gewicht wird dabei auf das rechte Bein verlagert. Der Körper dreht sich nach rechts (1 Uhr), die Zehen des linken Fußes zeigen nach innen. Im Zuge der Körperdrehung bewegen sich die Hände in einem halbkreisförmigen Bogen zur Seite bis in Schulterhöhe. Die Innenflächen zeigen nach vor, die Ellbogen sind leicht angewinkelt. In der Zwischenzeit wenden Sie die rechte Fußspitze leicht nach außen. Das Gewicht nun nach rechts verlagern und einen Verbeugungsschritt zur Seite machen. Dabei auf die rechte Hand schauen (Abb. 291 und 292).
Das Gewicht jetzt langsam auf das linke Bein verlagern. Die rechte Fußspitze nach innen drehen. Dann den rechten Fuß parallel neben den linken, etwa schulterbreit voneinander entfernt, stellen. Dabei die Beine allmählich strecken. Gleichzeitig beide Hände nach unten führen und vor dem Bauch kreuzen. Die gekreuzten Hände bis auf Halshöhe heben. Die rechte Hand liegt dabei außen, beide Handflächen weisen nach innen. Geradeaus schauen (Abb. 293 und 294). Nicht vergessen: Wenn sich die Hände kreuzen oder wieder trennen, nicht nach vor beugen! Wenn die Füße in parallele Stellung gebracht werden, den Körper natürlich aufrecht halten. Kopf oben, das Kinn leicht angezogen — wie in der Einleitung ausführlich beschrieben. Die Arme in einer etwas gerundeten, bequemen Haltung belassen. Schlußposition: 12 Uhr.

24. Endstellung — Shou Shi (umfaßt die Abb. 296 und 297)

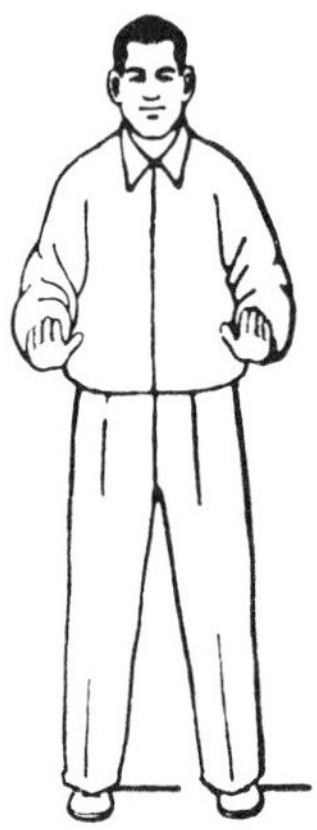

Abb. 296

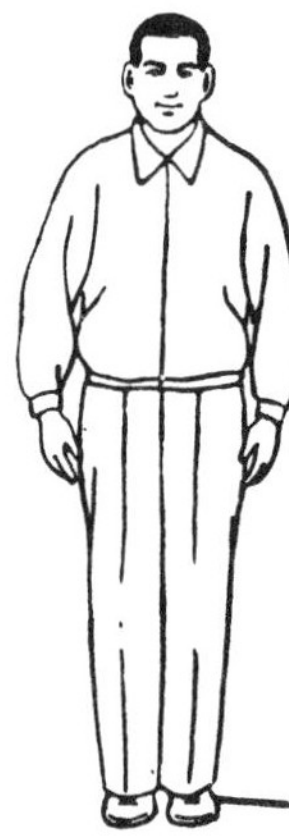

Abb. 297

Beide Handflächen nach vorne unten drehen. Die Hände werden dabei gleichzeitig neben die Hüfte gebracht. Geradeaus schauen (Abb. 296 und 297). Vergessen Sie nicht — den ganzen Körper entspannt lassen! Wenn die Hände gesenkt werden, besonders auf tiefe Entspannung konzentrieren. Nachdem der Atem wieder gleichmäßig geworden ist, den linken Fuß neben den rechten stellen.

Machen Sie nach dem Übungsprogramm einen kurzen Spaziergang — erst dann erlangen Sie die angestrebte Erholung.

DIE AKUPRESSURPUNKTE,
zusammengestellt nach den einzelnen Beschwerden

SCHLAFLOSIGKEIT

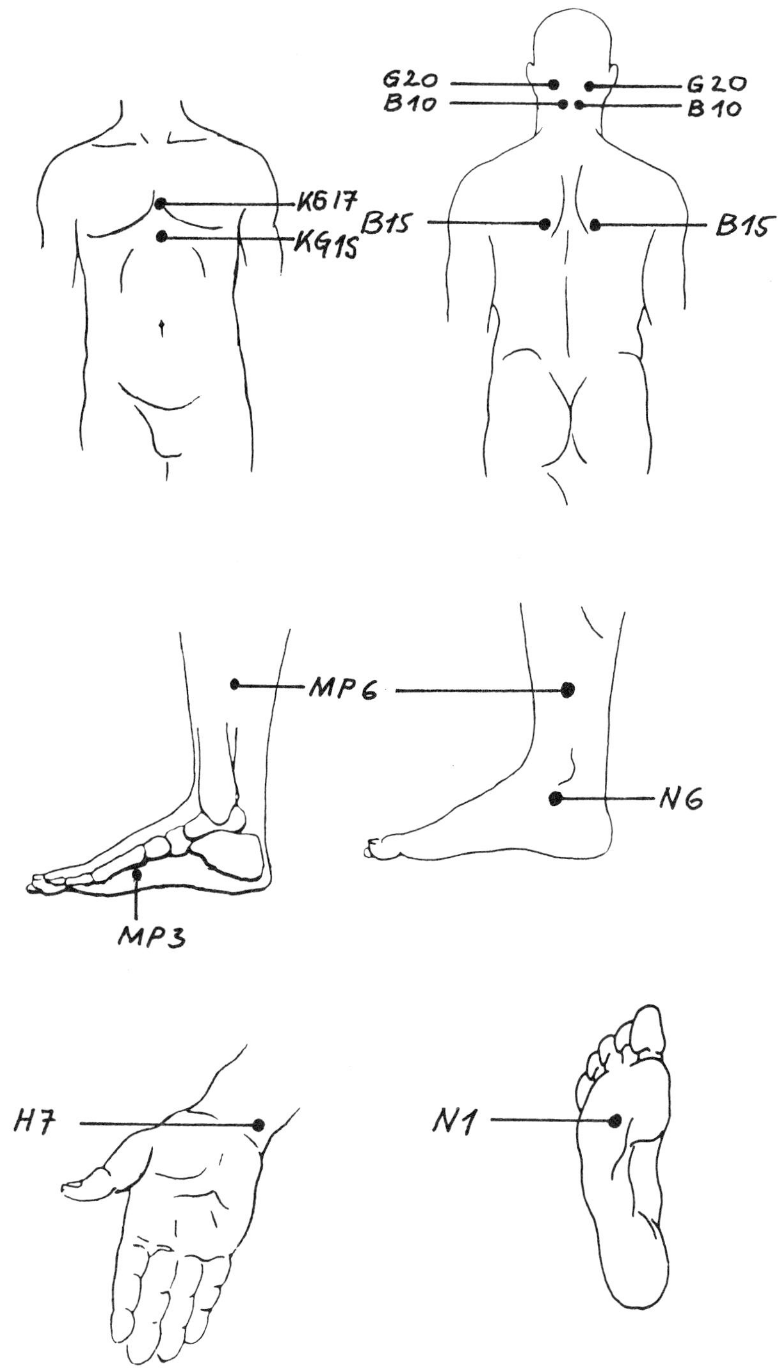

ÜBERGEWICHT

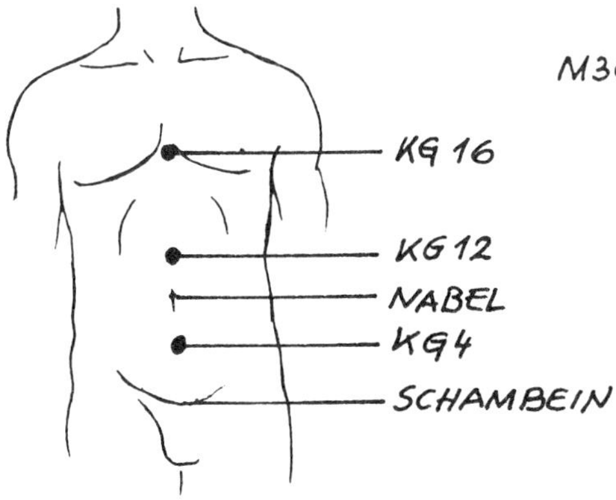

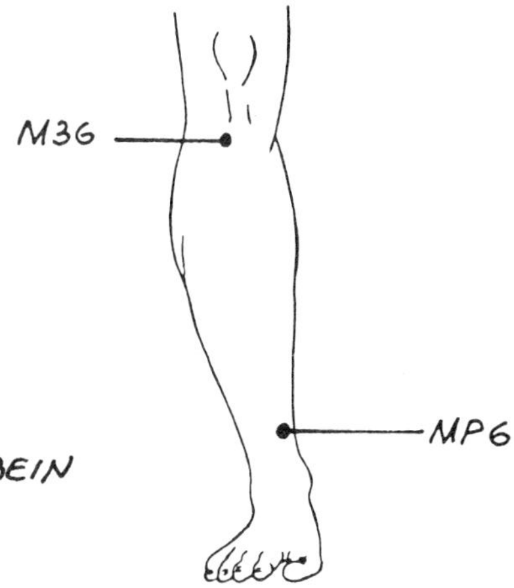

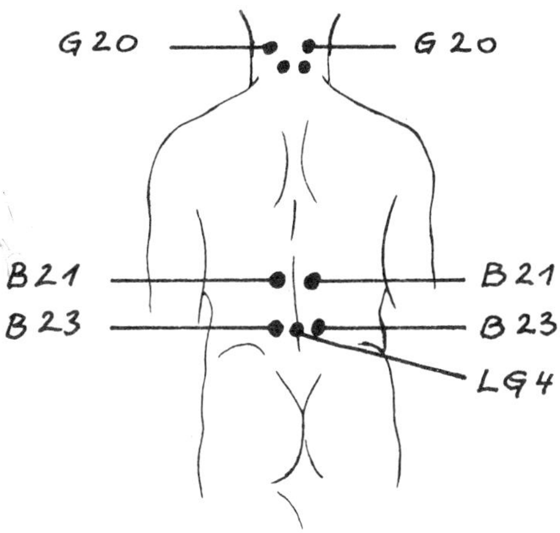

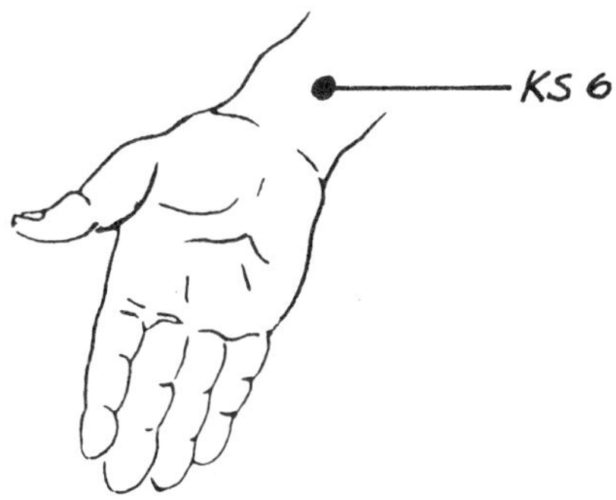

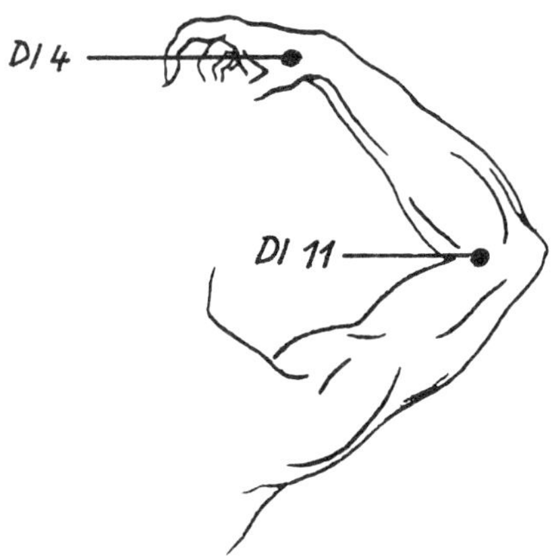

NIEDRIGER BLUTDRUCK

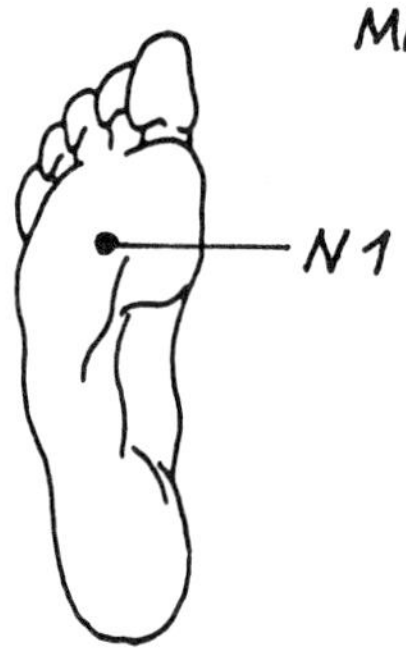

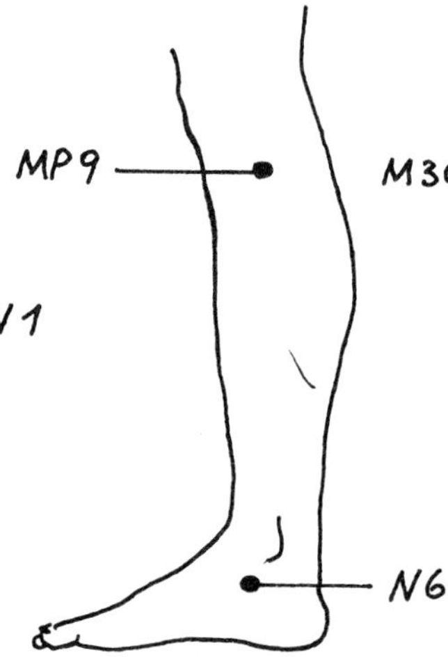

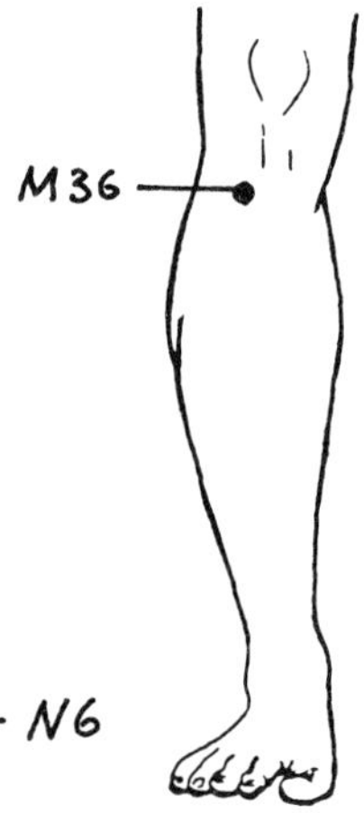

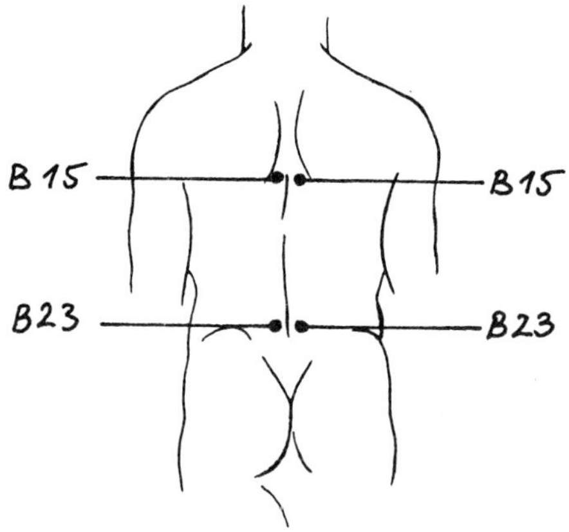

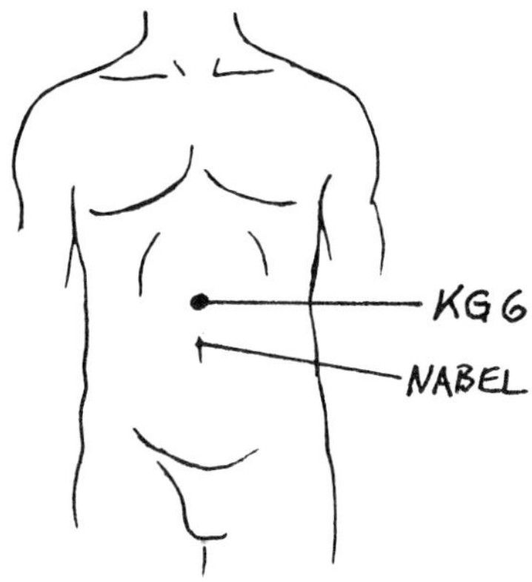

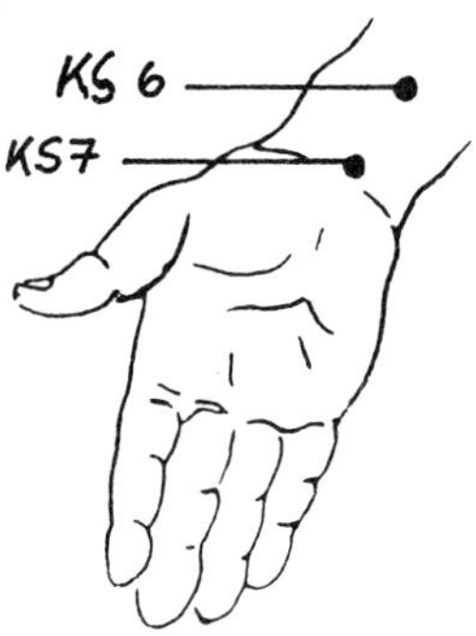

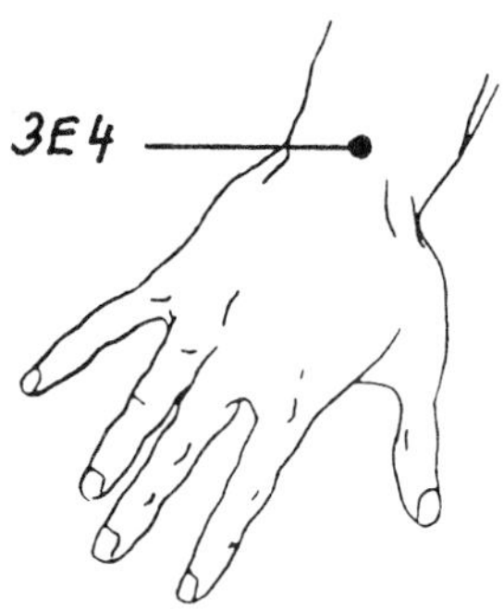

HERZKLOPFEN

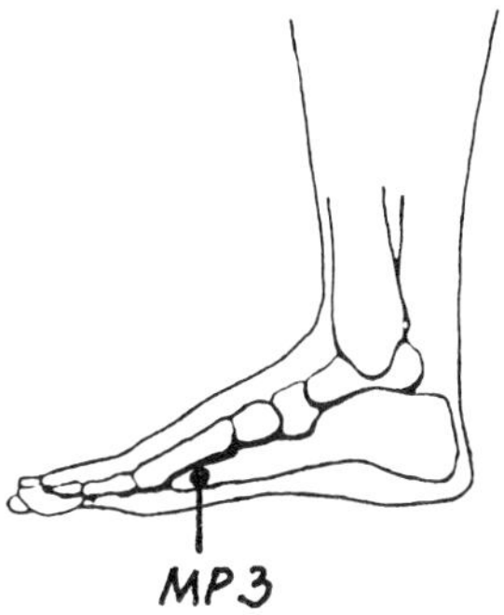

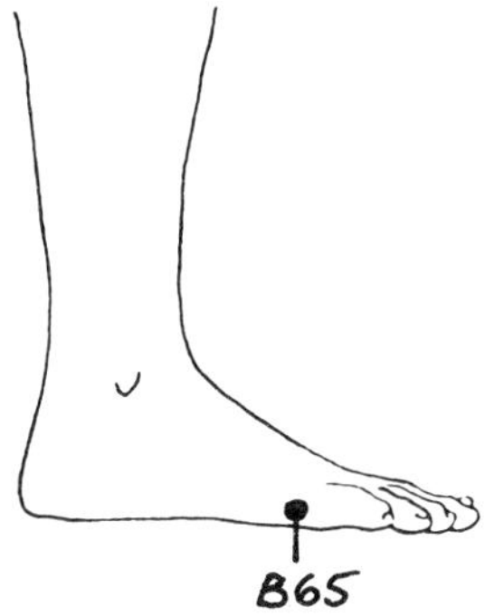

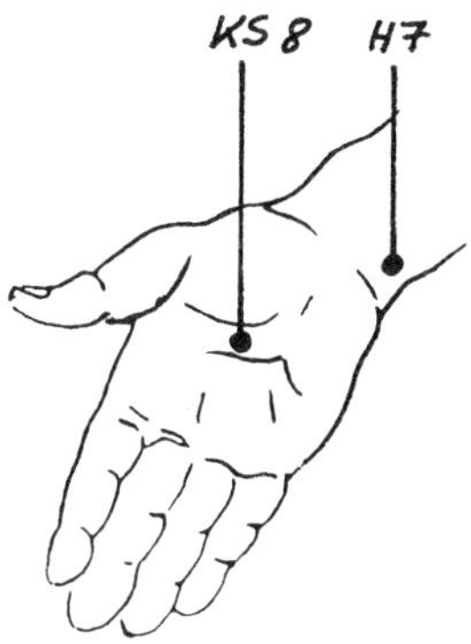

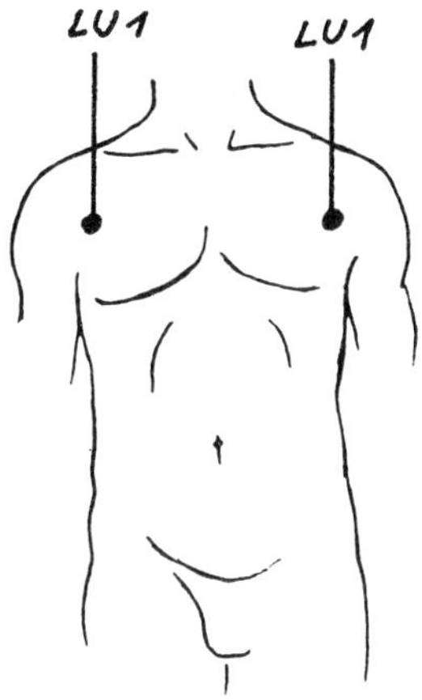

DEPRESSIONEN, ANTRIEBSSCHWÄCHE

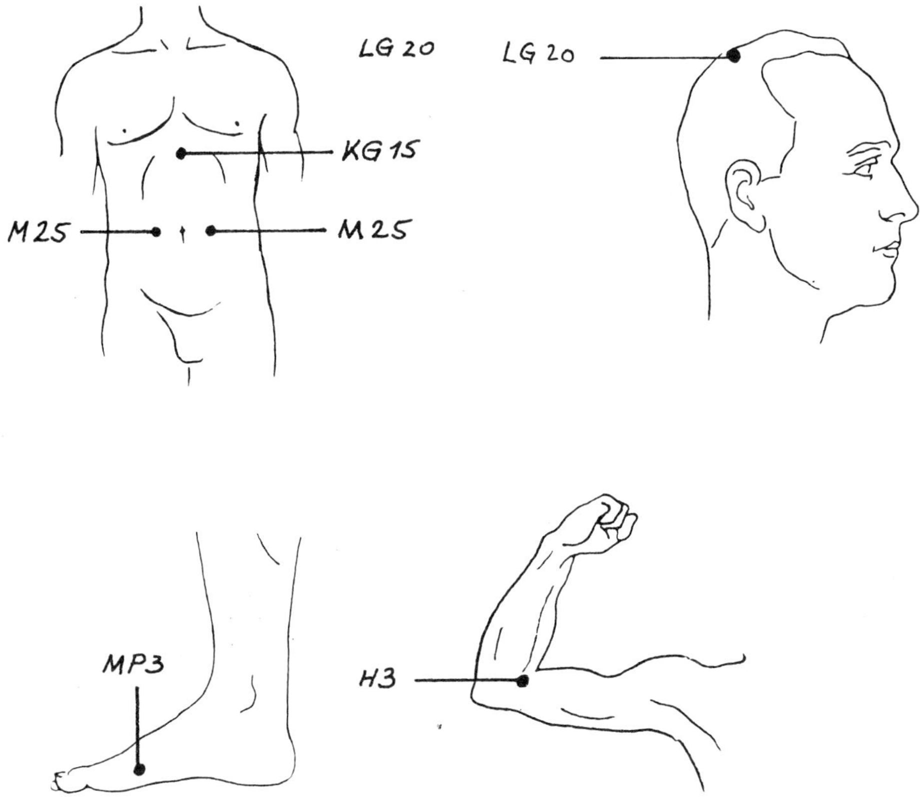

NIKOTINSUCHT

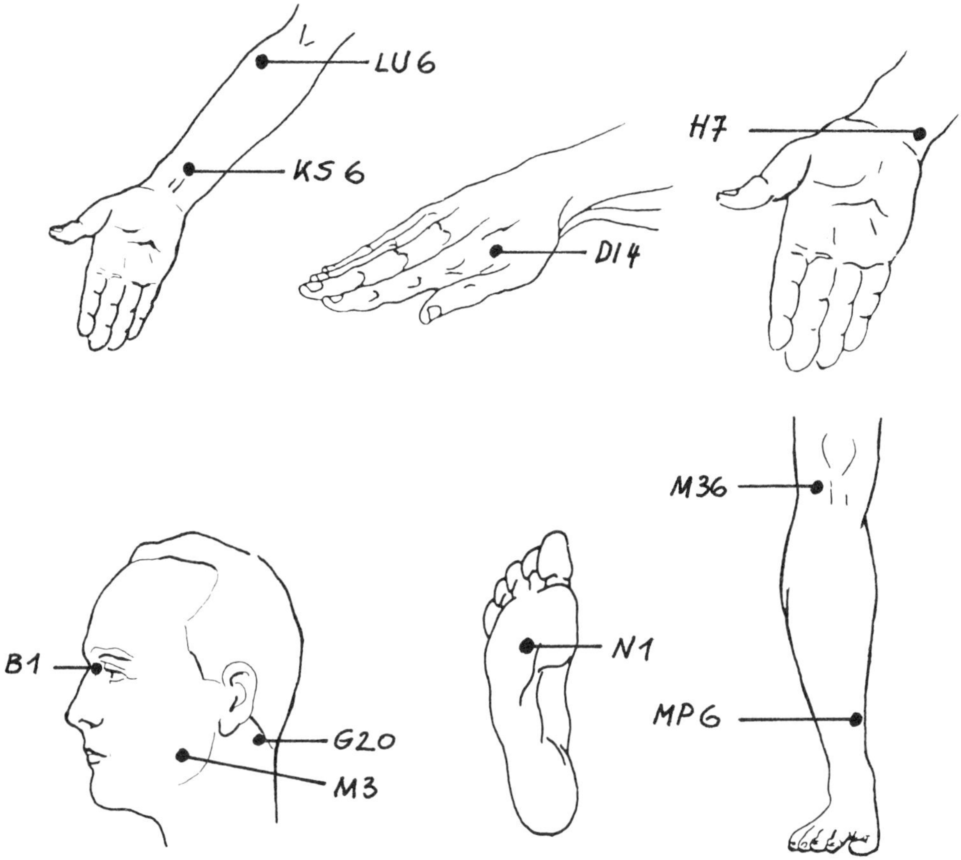

HAARAUSFALL

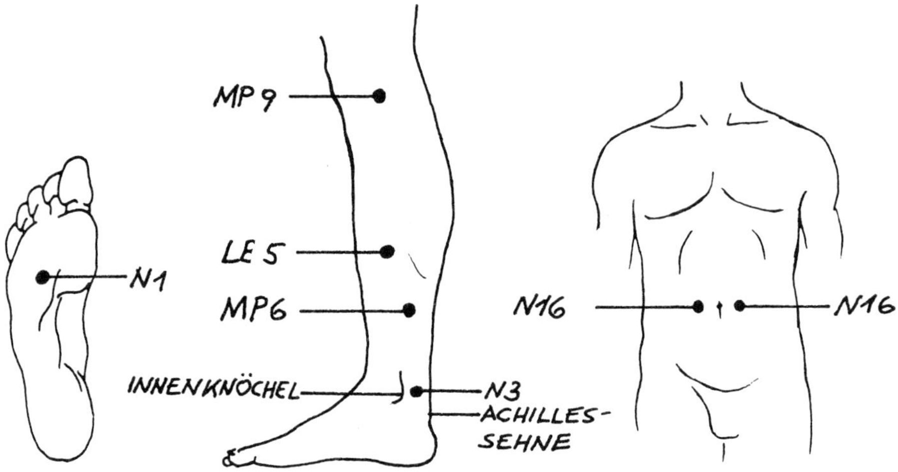

SEEKRANKHEIT

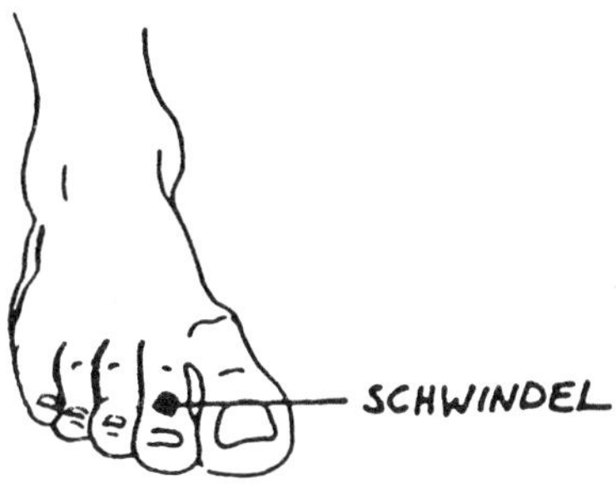

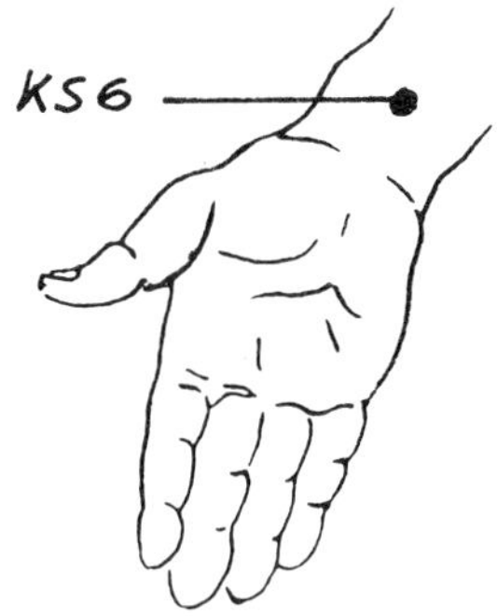

WECHSELBESCHWERDEN

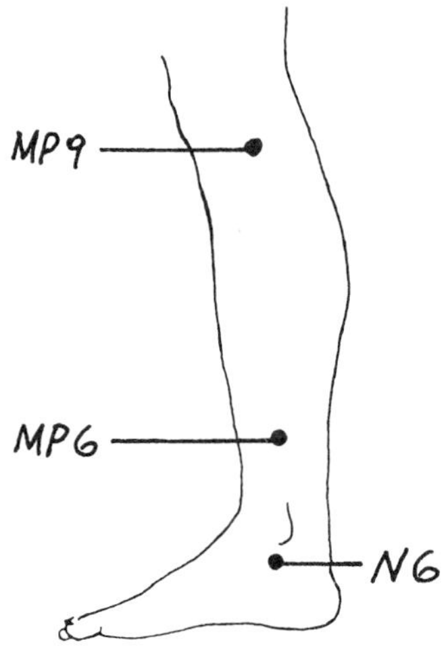

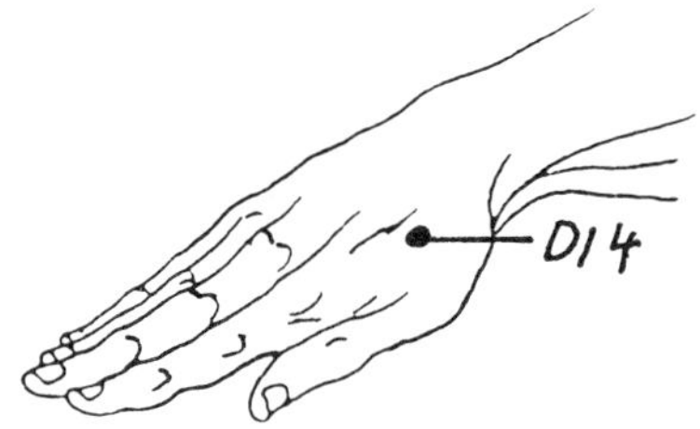

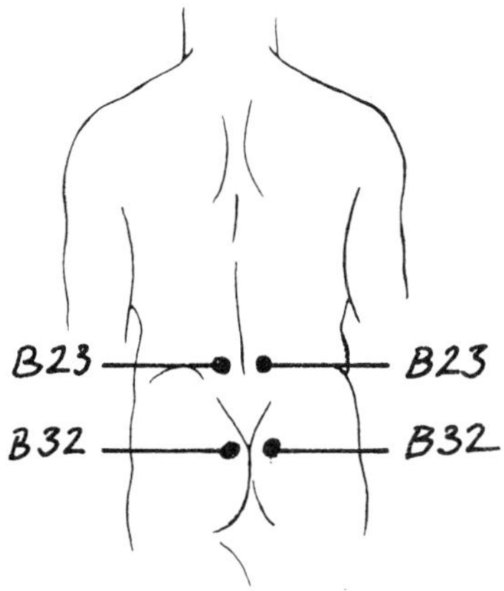

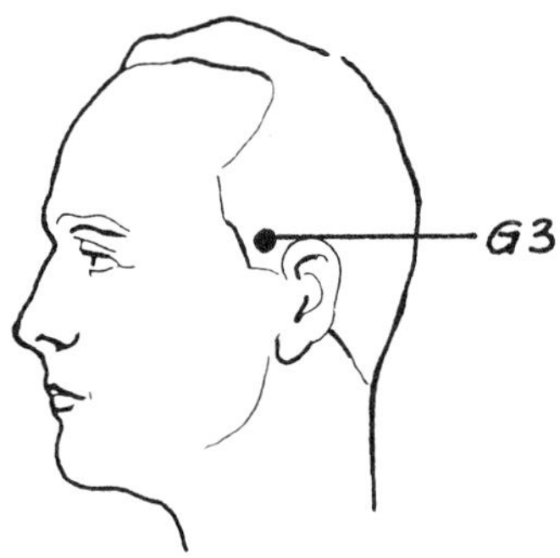

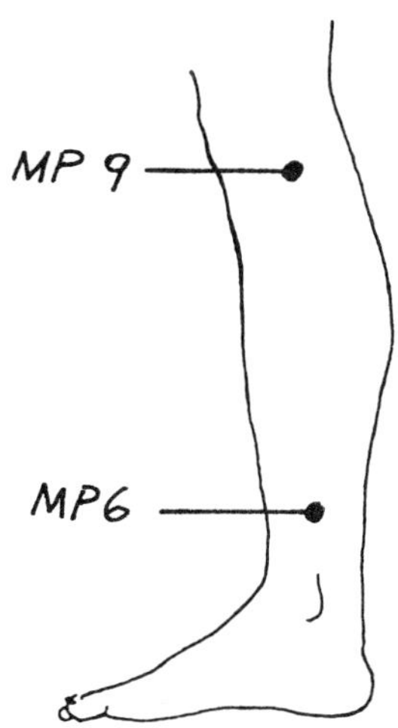

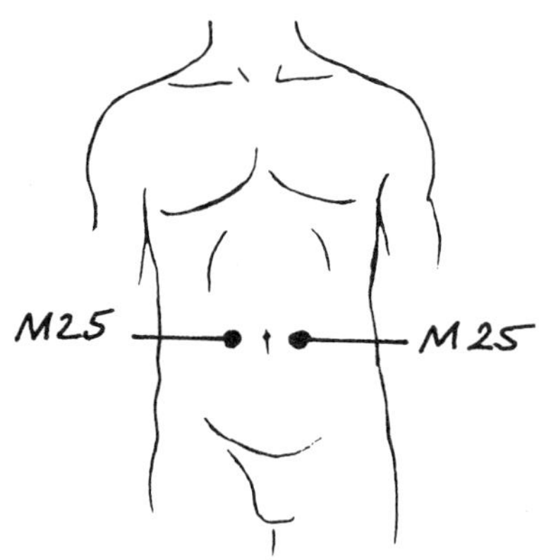

KOPFSCHMERZ

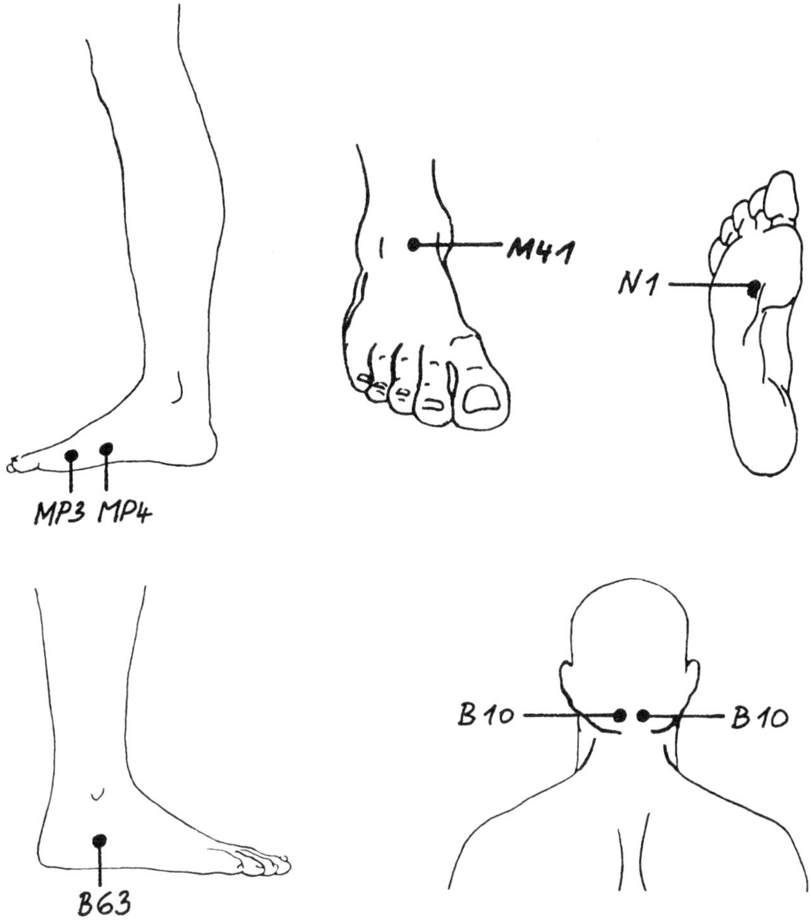

AUGENPROBLEME

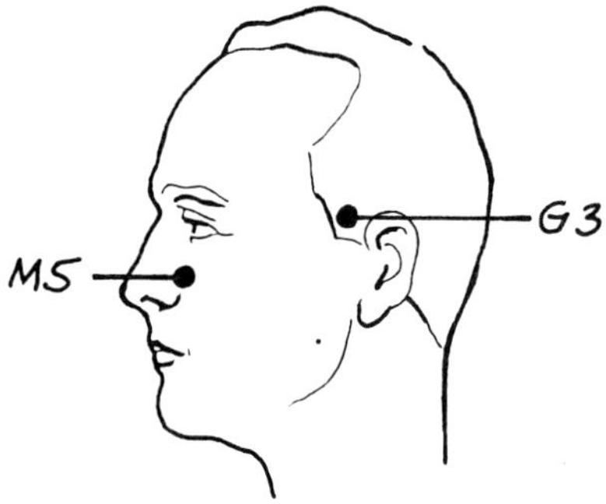

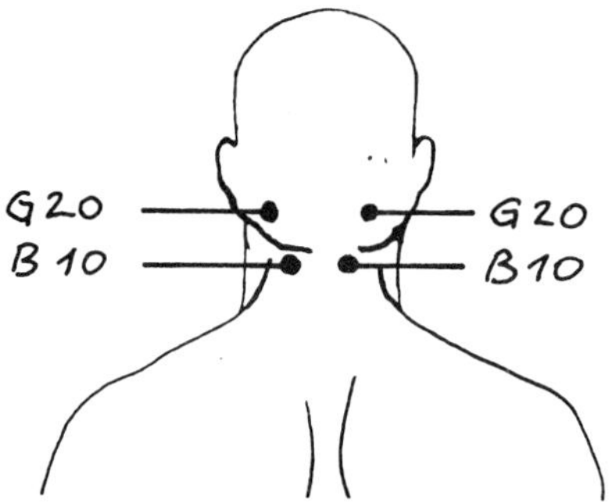

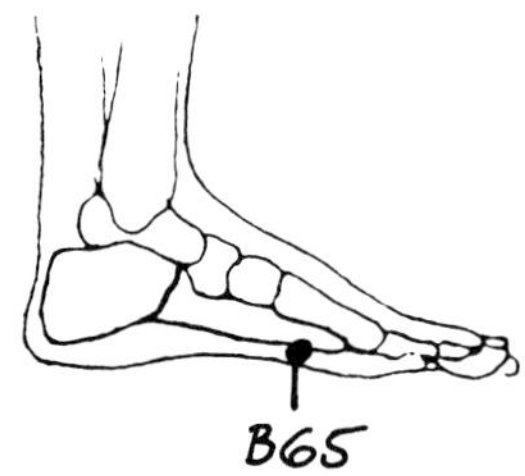

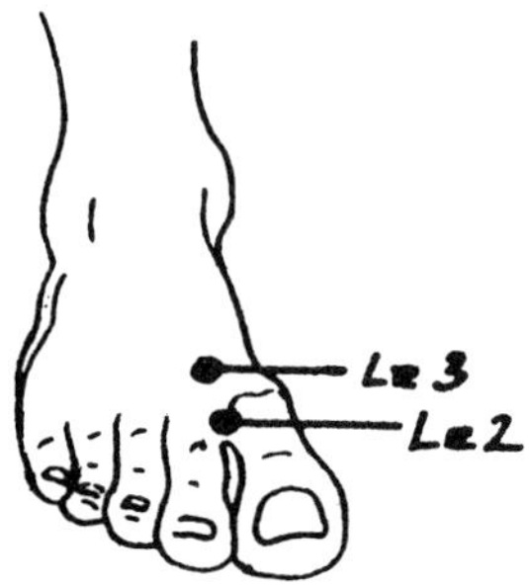

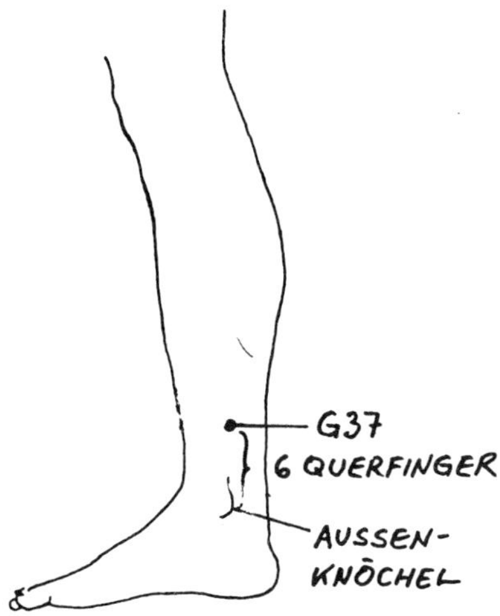

ZAHNSCHMERZEN

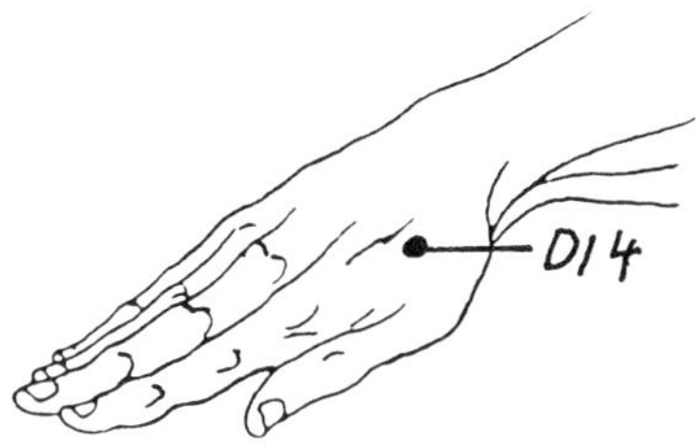

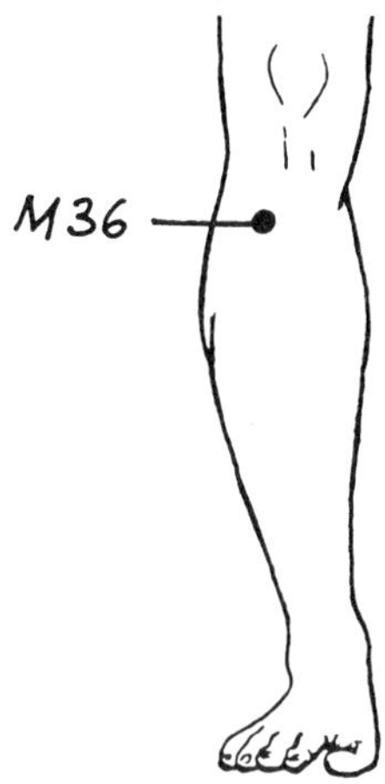

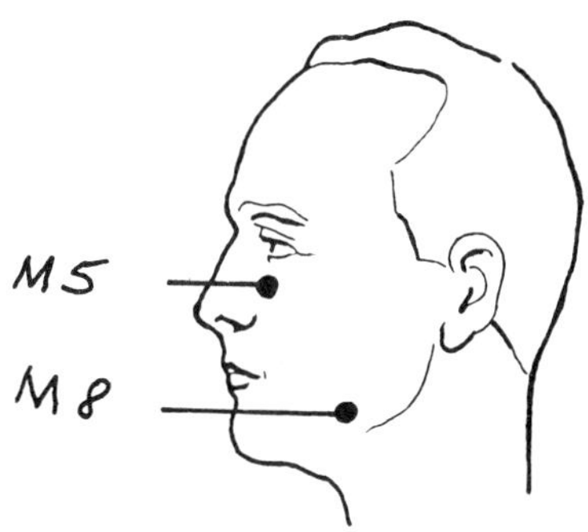

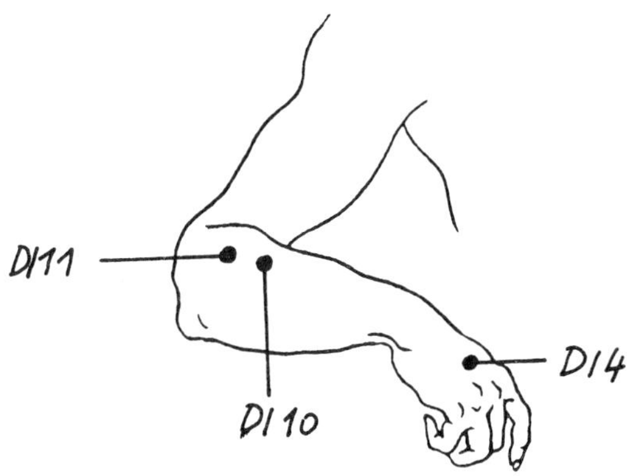

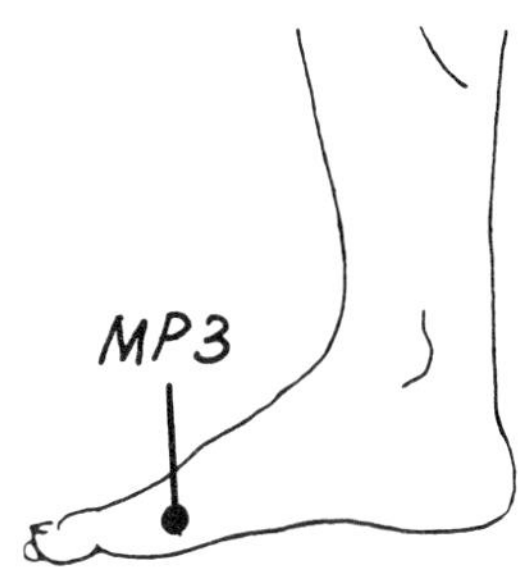

ERKÄLTUNG, HALSSCHMERZEN

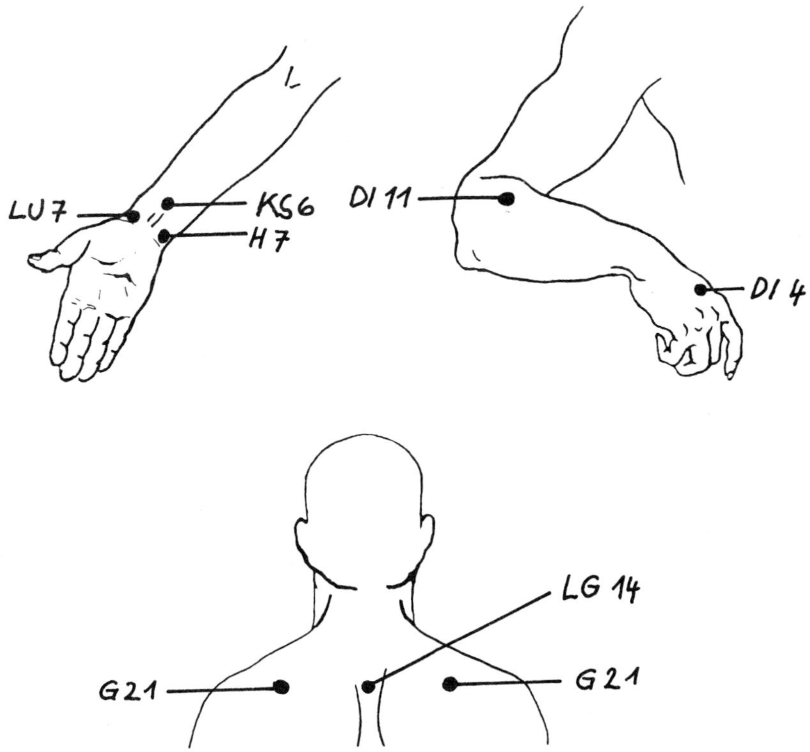

RHEUMATISCHE BESCHWERDEN

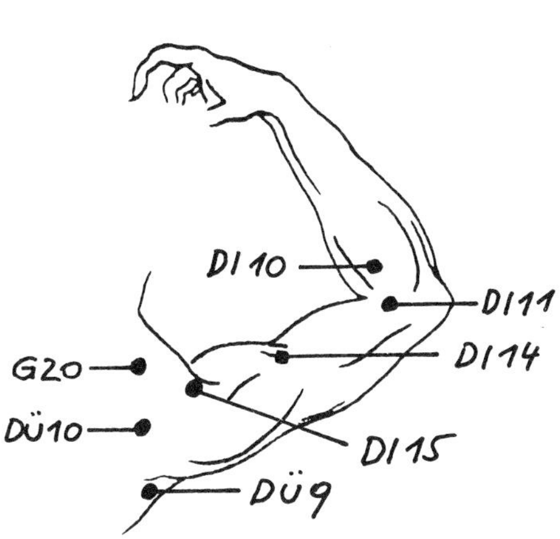

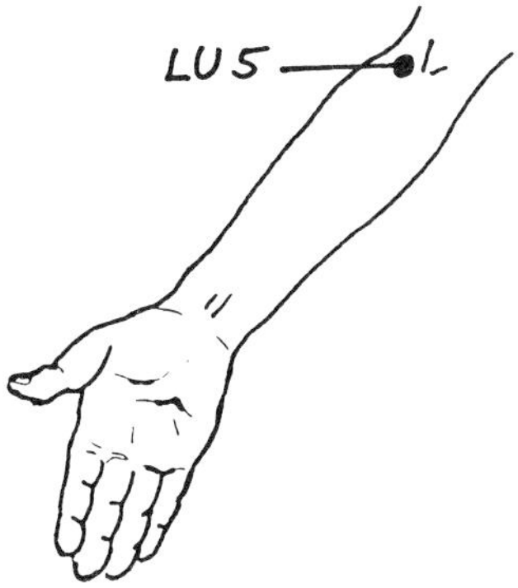

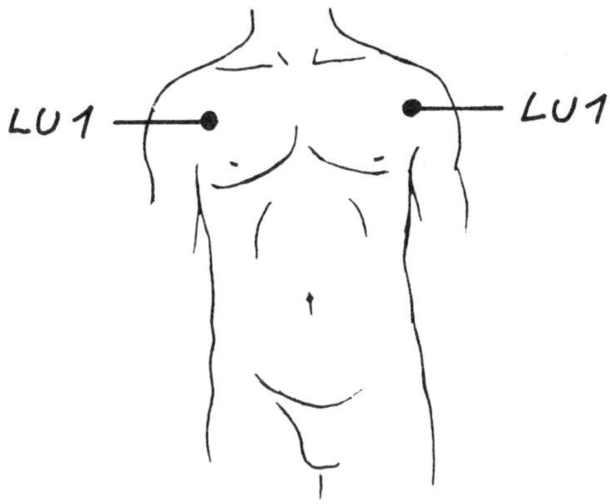

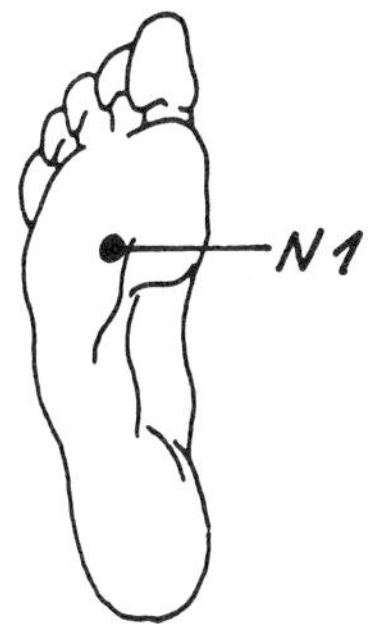

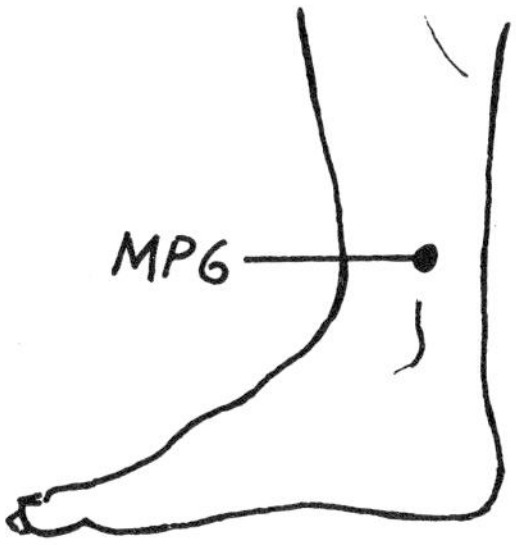

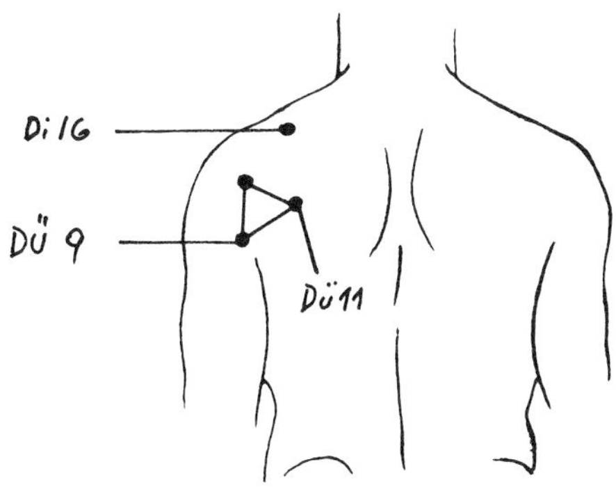

RÜCKGRATSCHMERZEN

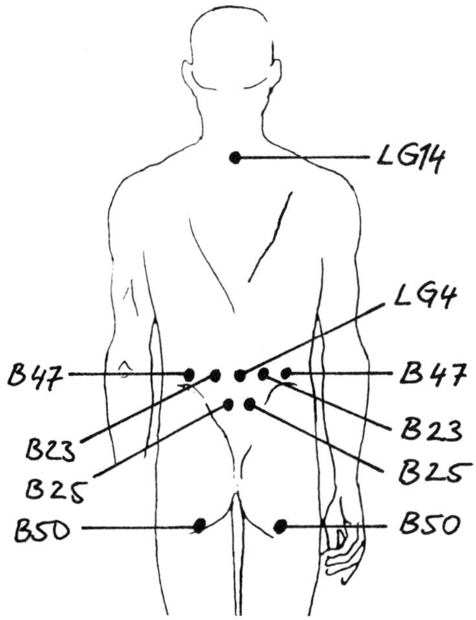

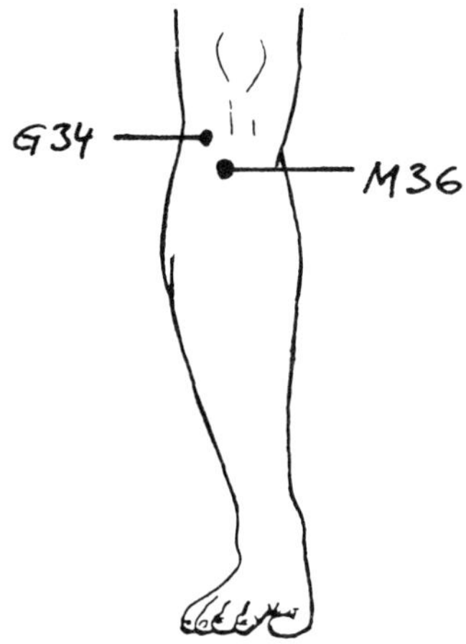

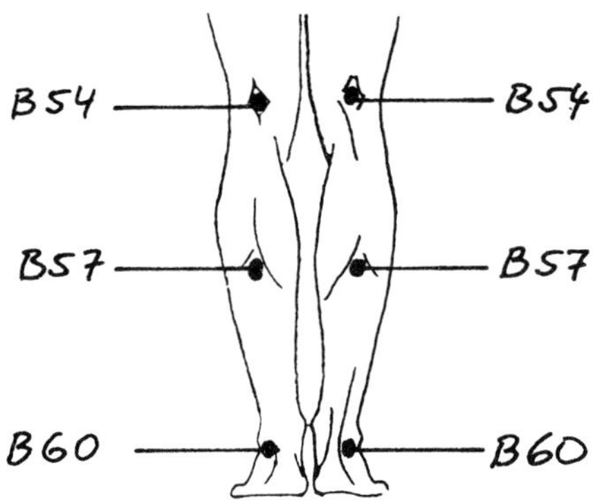

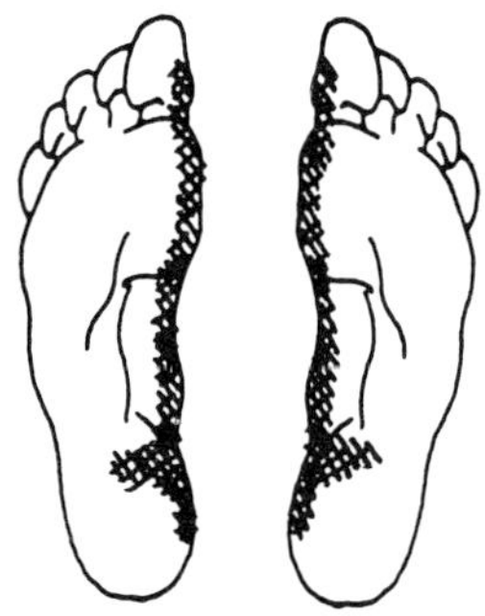

SEXUALSTÖRUNGEN

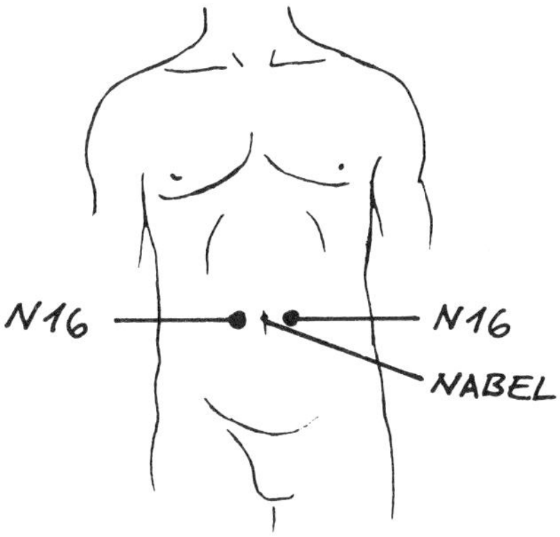

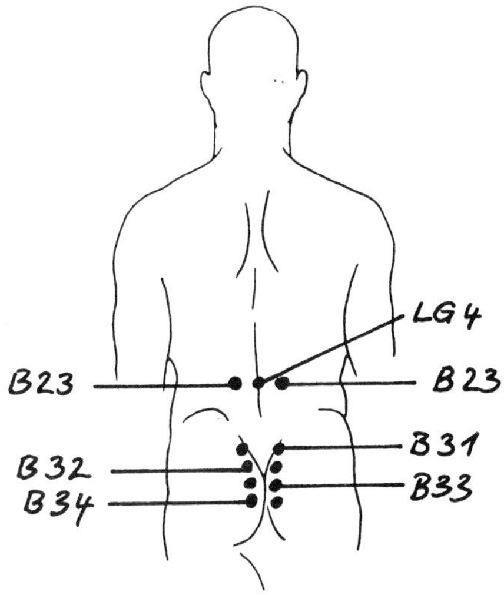

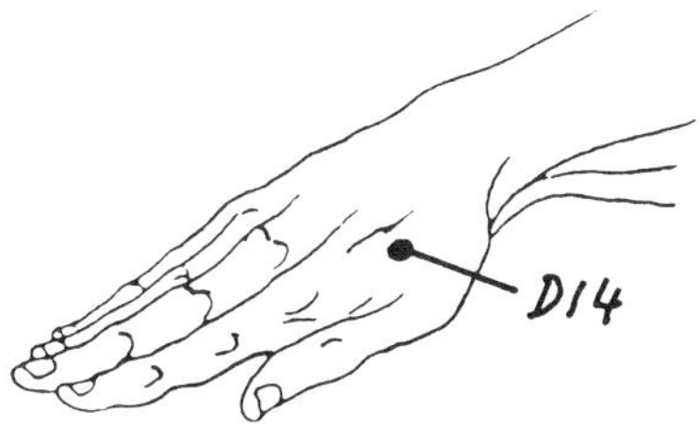

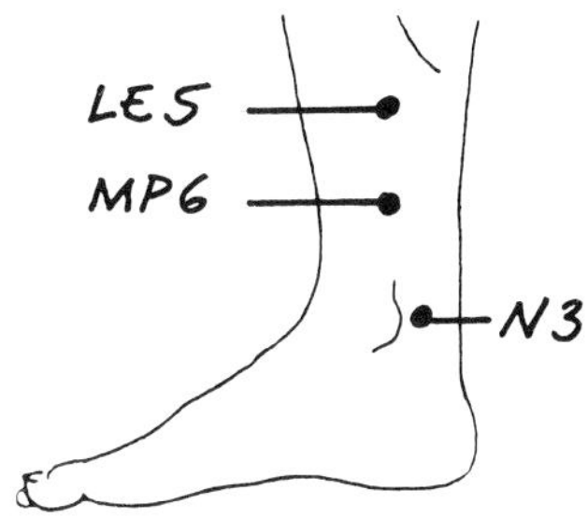

MAGENBESCHWERDEN

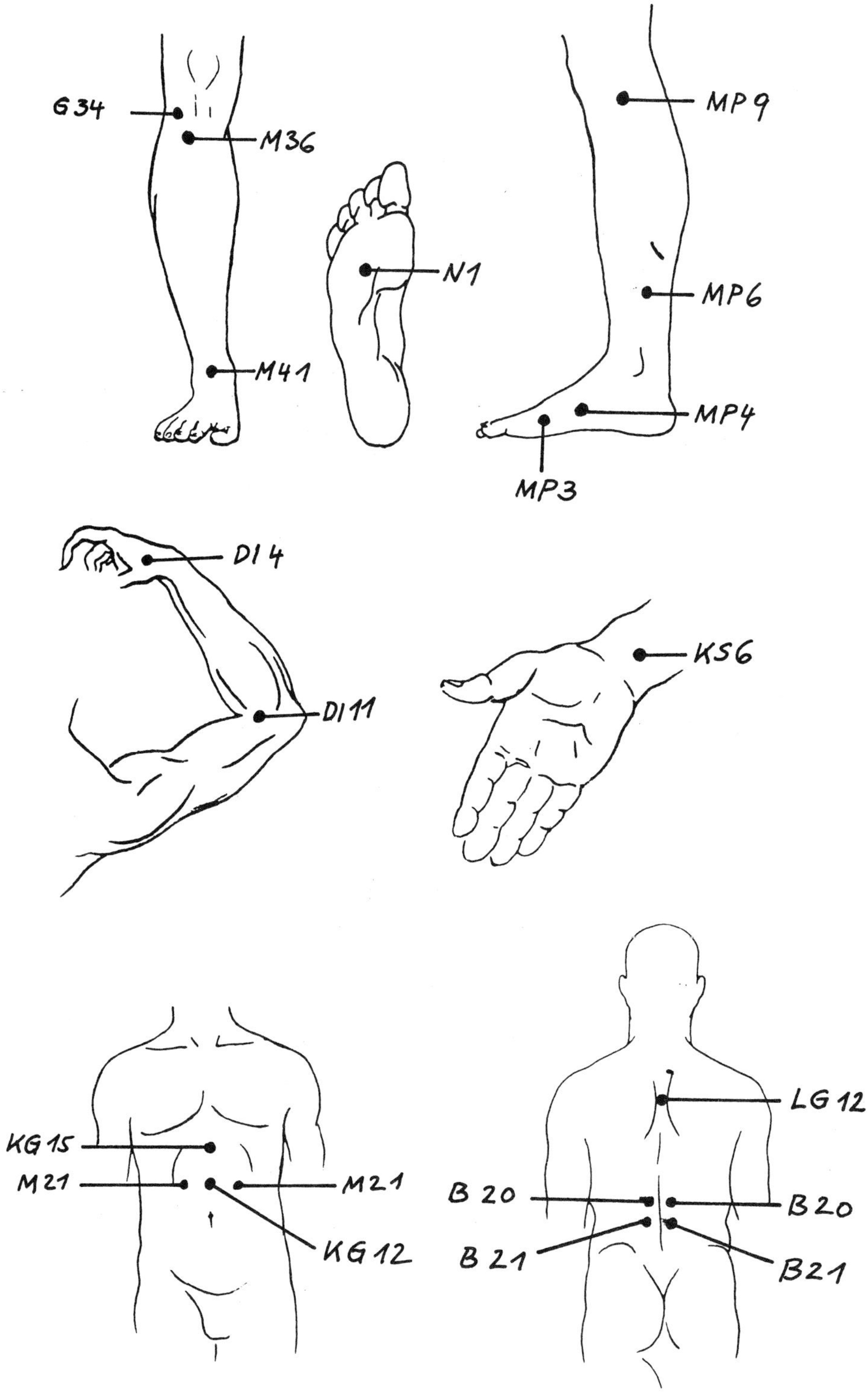

VERSTOPFUNG UND DURCHFALL

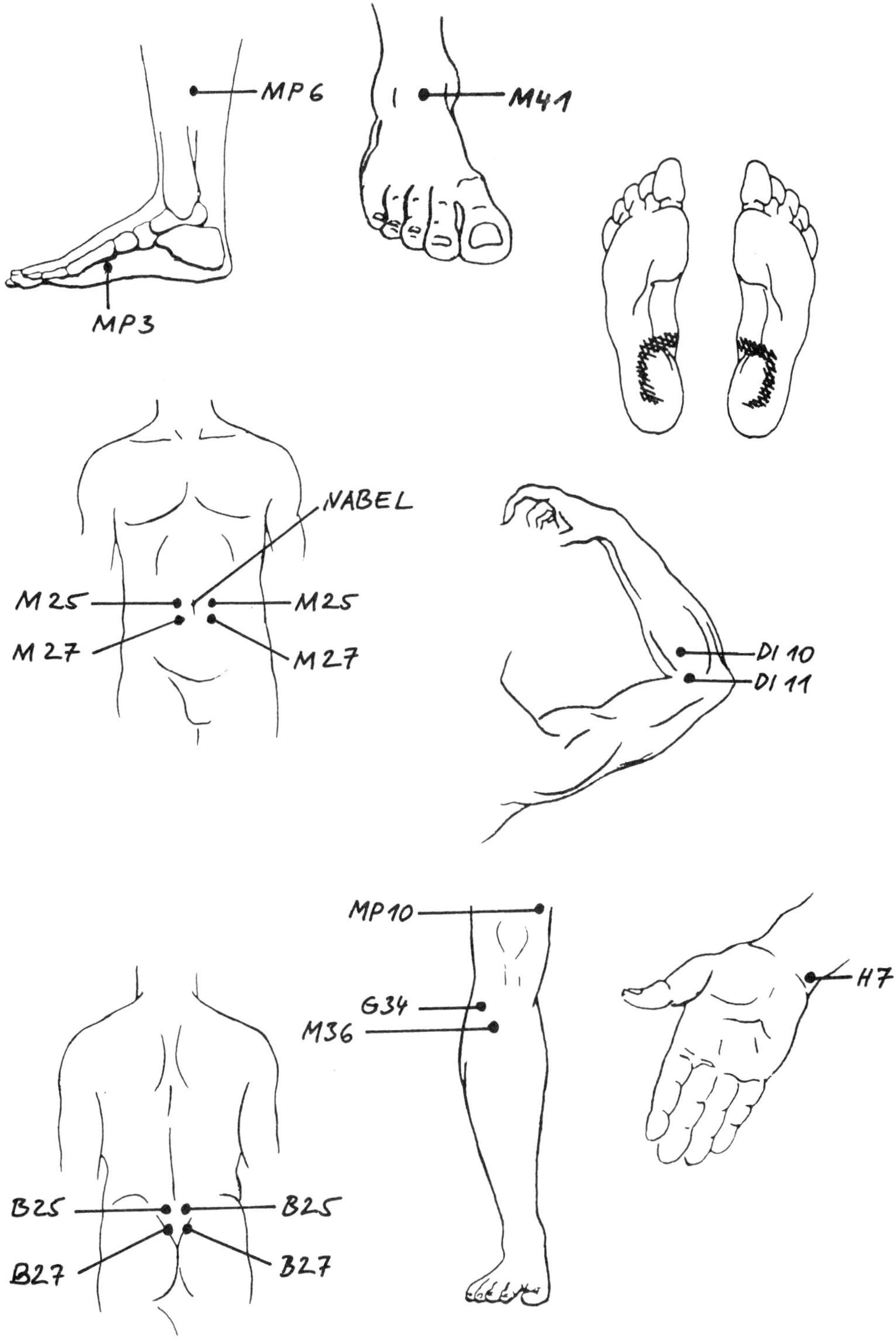

DURCHBLUTUNGSSTÖRUNGEN

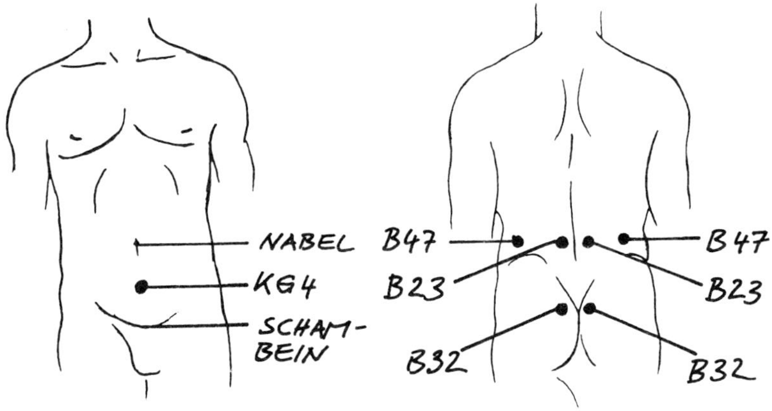

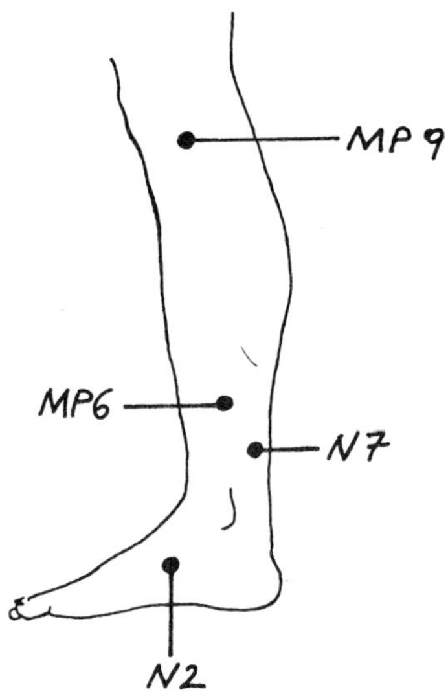

Register

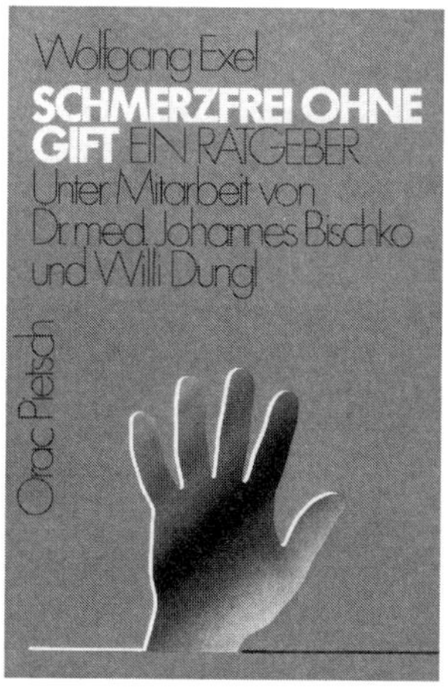

Wolfgang Exel
SCHMERZFREI OHNE GIFT EIN RATGEBER
Unter Mitarbeit von Dr. med. Johannes Bischko und Willi Dungl
Orac Pietsch

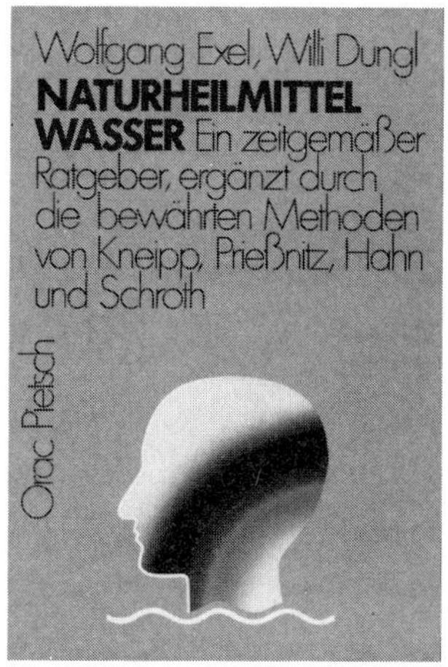

Wolfgang Exel, Willi Dungl
NATURHEILMITTEL WASSER Ein zeitgemäßer Ratgeber, ergänzt durch die bewährten Methoden von Kneipp, Prießnitz, Hahn und Schroth
Orac Pietsch

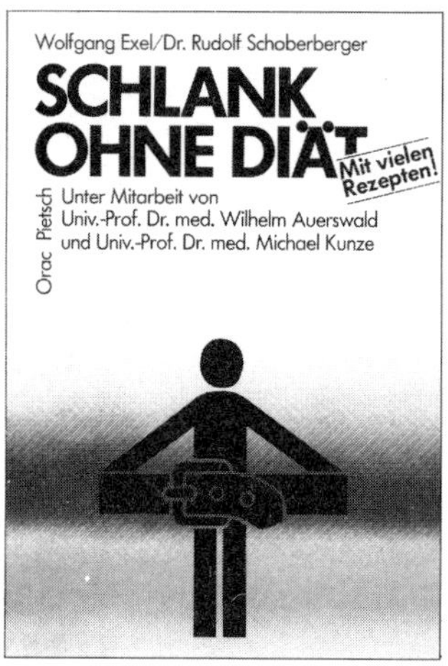

Wolfgang Exel/Dr. Rudolf Schoberberger
SCHLANK OHNE DIÄT
Mit vielen Rezepten!
Unter Mitarbeit von Univ.-Prof. Dr. med. Wilhelm Auerswald und Univ.-Prof. Dr. med. Michael Kunze
Orac Pietsch